# 数据—价值—驱动：
# 医疗服务资源均等化

赵林度　著

科 学 出 版 社
北 京

# 内 容 简 介

本书共分四部分 8 章，围绕数据—价值—驱动：医疗服务资源均等化问题，介绍了医疗服务资源数据价值生成与实现、医疗服务资源精准配置数据观、医疗服务资源数据资产精益管理价值观、医疗服务资源数据价值理论、医疗服务资源数据权利理论、医疗服务资源数据驱动理论、医疗服务资源均等化跨域策略和医疗服务资源均等化跨国策略等内容。在"人人享有基本医疗卫生服务"的目标驱动下，本书从理论创新的视角探索医疗服务资源均等化的新路径，试图为医疗服务资源均等化决策者提供一种可行的理论方法——"数据—价值—驱动"的医疗服务资源均等化理论。

本书可以作为高等院校健康管理、医疗服务资源管理及相关专业，特别是管理科学与工程、工商管理等专业的教师、学生的教科书和参考书，也可以作为从事医疗服务产业、远程医疗产业政策研究人员的工具书。

### 图书在版编目（CIP）数据

数据—价值—驱动：医疗服务资源均等化 / 赵林度著. —北京：科学出版社，2019.7

ISBN 978-7-03-060999-1

Ⅰ. ①数… Ⅱ. ①赵… Ⅲ. ①医疗卫生服务—资源配置—研究—中国 Ⅳ. ①R199.2

中国版本图书馆 CIP 数据核字（2019）第 068242 号

责任编辑：陶 璇 / 责任校对：王晓茜
责任印制：霍 兵 / 封面设计：无极书装

科 学 出 版 社 出版
北京东黄城根北街 16 号
邮政编码：100717
http://www.sciencep.com

三河市春园印刷有限公司 印刷
科学出版社发行 各地新华书店经销

\*

2019 年 7 月第 一 版　开本：720×1000　1/16
2019 年 7 月第一次印刷　印张：20 1/4
字数：420 000

**定价：182.00 元**
（如有印装质量问题，我社负责调换）

# 前　言

中国只有建立自己的数据资源体系，才能形成自己的话语体系，在涉及人类生命健康安全的健康医疗大数据领域更应如此。"数据—价值—驱动"的医疗服务资源均等化理论，能够充分融合人类智慧与人工智能、实体资源与虚拟资源，为实现全民健康覆盖提供准确感知个体、群体、区域和国家健康状态的"脉象"，驱动着医疗服务资源向着均衡配置、均等享受的目标流动。本书基于健康医疗数据脉象价值，重点从理论创新的视角探索医疗服务资源均等化的途径，致力于以新的生产力和新的生成关系创建医疗服务领域创新发展的路径。

本书共四部分 8 章，具体内容安排如下。

本书第一部分为基础篇。第 1 章介绍了医疗服务资源数据和健康医疗数据价值的基本概念，重点阐述了健康医疗数据价值生成和价值实现原理，分析了个人健康数据、医学知识数据的价值生成和价值实现的原理，生动形象地展现了健康医疗数据价值和价值增值的有效路径，为基于"数据—价值—驱动"的医疗服务均等化理论创新奠定基础。

本书第二部分为观念篇。第 2、3 章介绍了医疗服务资源数据观和价值观，重点介绍了医疗服务资源精准配置数据观和医疗服务资源数据资产精益管理价值观。较深入地探讨了基于数据观的医疗服务资源精准配置和基于数据观的医疗服务资源配置评价，以及个人健康数据资产价值、医学知识数据资产价值和健康医疗数据资产价值观，从数据观和价值观挖掘新的生产力和生产关系。

本书第三部分为理论篇。第 4~6 章介绍了医疗服务资源数据价值理论、数据权利理论和数据驱动理论，致力于从理论创新的视角构建"数据—价值—驱动"的医疗服务资源均等化理论体系，更充分地挖掘医疗服务资源数据"脉象"价值、保护数据资产、扩展动力源，深入揭示个体、群体、区域和国家的健康状态。

本书第四部分为应用篇。第 7、8 章分别从国内和国际创新应用的视角，介绍了医疗服务资源均等化跨域策略和跨国策略。分别结合"数据—价值—驱动"的医疗服务资源均等化理论，探讨了医疗服务跨域（跨国）体系设计、跨域（跨国）医疗服务资源配置方式和医疗服务资源均等化跨域（跨国）数据策略，以加快推动我国医疗服务资源国内整体优化布局、国际高端优势布局的进程。

本书历时四年，在系统构思、书稿写作和出版过程中，得到了许多同行专家的热情帮助，包括中国健康产业投资基金管理股份有限公司执行总裁周耀平先生、苏州国际发展集团有限公司总经理翟俊生先生、美国普渡大学孔楠博士、德国亚琛工业大学 Yubao Guo 教授和 Michael Herty 教授、美国得克萨斯大学休斯顿健康科学中心生物医学信息学院院长张家杰教授、江苏省人民医院副院长顾民先生和信息中心主任王忠民先生、久康云健康科技股份有限公司董事长朱亚东先生、中青健康产业发展有限公司首席执行官曾刚先生和首席信息官何坚先生。本书出版过程中得到了科学出版社魏如萍编辑的帮助，在此表示衷心的感谢。

在研究成果形成过程中作者得到了同事（孙胜楠、赖明辉、薛巍立）、博士后（周敏、刘兰凤、都牧）、博士研究生（王敏、宫建霞、梁艺馨、刘丽萍、贡喜、任雪杰）和硕士研究生（周莉君、金邹苹、梁泰鹏、许灼炎、谢俐萨、苏程、肖奕婷）的大力支持，特此向他们表示诚挚的谢意。

本书得到了国家自然科学基金项目——基于"健康数据银行"的决策大数据价值生成原理及服务模式研究（71671039）、江苏省重点研发计划（产业前瞻与共性关键技术）项目——基于云计算和大数据的医药 DTP 综合管理关键技术研发（BE2017156）、江苏省社会科学基金重点项目——江苏城乡医疗服务资源均等化研究（13GLA001）、国家自然科学基金重大项目——面向经济、社会和环境协调发展的现代物流管理研究下的"低碳和安全物流运营管理"课题（71390333）、国家自然科学基金重点项目——智能健康信息服务管理（71531004）的资助。

尽管研究和书稿撰写倾注了作者四年的精力和努力，但是面对医疗服务资源均等化永恒的社会主题，还有许多无法准确感知和正确理解的问题，还需要持续不断地学习、探索和深入研究，书中的疏漏和不当之处，恳请读者批评指正。

赵林度

2019 年 5 月

# 目 录

## 第一部分 基 础 篇

### 第1章 医疗服务资源数据价值生成与实现 3
- 1.1 概述 3
- 1.2 健康医疗数据价值 4
  - 1.2.1 健康医疗数据基本概念 5
  - 1.2.2 健康医疗数据价值基本概念 13
- 1.3 健康医疗数据价值生成 19
  - 1.3.1 健康医疗数据价值生成原理 19
  - 1.3.2 个人健康数据价值生成 22
  - 1.3.3 医学知识数据价值生成 26
- 1.4 健康医疗数据价值实现 29
  - 1.4.1 健康医疗数据价值实现原理 30
  - 1.4.2 个人健康数据价值实现 33
  - 1.4.3 医学知识数据价值实现 38
- 1.5 本章小结 42

## 第二部分 观 念 篇

### 第2章 医疗服务资源精准配置数据观 45
- 2.1 概述 45
- 2.2 医疗服务资源配置原则和现状 46
  - 2.2.1 医疗服务资源配置原则 47
  - 2.2.2 医疗服务资源配置现状 50
- 2.3 基于数据观的医疗服务资源精准配置 57
  - 2.3.1 数据驱动的医疗服务资源精准配置原理 58
  - 2.3.2 数据驱动的医疗服务资源精准配置机制 63
- 2.4 基于数据观的医疗服务资源精准配置评价 68
  - 2.4.1 数据驱动的医疗服务资源精准配置评价方法 68
  - 2.4.2 数据驱动的医疗服务资源精准配置评价指标 71

2.5 本章小结 ································································· 76
## 第3章 医疗服务资源数据资产精益管理价值观 ······················· 77
3.1 概述 ····································································· 77
3.2 个人健康数据资产价值 ············································· 79
   3.2.1 个人健康数据资产价值分析 ································ 79
   3.2.2 个人健康数据资产管理、运作和服务 ····················· 84
3.3 医学知识数据资产价值 ············································· 90
   3.3.1 医学知识数据资产价值分析 ································ 90
   3.3.2 医学知识数据资产管理、运作和服务 ····················· 94
3.4 健康医疗数据资产价值观 ·········································· 99
   3.4.1 健康医疗数据资产价值观基本框架 ························ 99
   3.4.2 健康医疗数据资产价值观表现形式 ······················· 103
3.5 本章小结 ······························································ 106

# 第三部分 理 论 篇

## 第4章 医疗服务资源数据价值理论 ····································· 109
4.1 概述 ···································································· 109
4.2 医疗服务资源数据势能理论 ······································ 110
   4.2.1 医疗服务资源数据价值分析 ······························· 111
   4.2.2 医疗服务资源数据势能积蓄 ······························· 114
4.3 医疗服务资源数据动能（脉动）理论 ·························· 119
   4.3.1 医疗服务资源数据势能释放 ······························· 119
   4.3.2 医疗服务资源数据价值脉动 ······························· 126
4.4 医疗服务资源数据价值转换 ······································ 131
   4.4.1 医疗服务资源数据势能价值转换 ························· 131
   4.4.2 医疗服务资源数据动能（脉动）价值转换 ·············· 133
4.5 本章小结 ······························································ 138
## 第5章 医疗服务资源数据权利理论 ····································· 139
5.1 概述 ···································································· 139
5.2 医疗服务资源数据权利属性 ······································ 141
   5.2.1 医疗服务资源数据资产化 ·································· 141
   5.2.2 医疗服务资源数据资产权利双重属性 ···················· 146
   5.2.3 医疗服务资源数据资产经营权属性 ······················· 149
5.3 健康医疗数据主体间的权利关系 ································ 151
   5.3.1 健康医疗数据产权关系 ····································· 152

5.3.2　健康医疗数据产权交易机制 ································································· 154
　　5.3.3　健康医疗数据产权利益均衡机制 ······························································ 160
5.4　新型的健康医疗数据权利理论 ··········································································· 166
　　5.4.1　健康医疗数据资产权利 ············································································· 167
　　5.4.2　健康医疗数据权利理论 ············································································· 172
5.5　本章小结 ·········································································································· 177

# 第6章　医疗服务资源数据驱动理论 ···················································· 178
6.1　概述 ················································································································· 178
6.2　医疗服务静态资源一次配置 ················································································ 180
　　6.2.1　医疗服务静态资源 ···················································································· 181
　　6.2.2　空间公平性和人口公平性 ·········································································· 184
6.3　医疗服务动态资源二次配置 ················································································ 190
　　6.3.1　医疗服务动态资源 ···················································································· 190
　　6.3.2　静态公平性和动态公平性 ·········································································· 196
6.4　"患者中心型"医疗服务资源配置体系 ·································································· 202
　　6.4.1　医疗服务资源数据驱动配置载体 ································································ 202
　　6.4.2　医疗服务资源数据驱动配置方法 ································································ 211
6.5　本章小结 ·········································································································· 218

# 第四部分　应　用　篇

# 第7章　医疗服务资源均等化跨域策略 ··············································· 221
7.1　概述 ················································································································· 221
7.2　医疗服务跨域体系设计 ······················································································· 227
　　7.2.1　医疗服务跨域供给结构 ············································································· 228
　　7.2.2　医疗服务跨域需求结构 ············································································· 232
7.3　医疗服务资源跨域配置方式 ················································································ 235
　　7.3.1　供给侧主导的医疗服务资源跨域配置 ························································· 235
　　7.3.2　需求侧主导的医疗服务资源跨域配置 ························································· 242
　　7.3.3　数据侧主导的医疗服务资源跨域配置 ························································· 245
7.4　医疗服务资源均等化跨域数据策略 ······································································ 249
　　7.4.1　数据驱动的跨域医保互联策略 ··································································· 249
　　7.4.2　数据驱动的跨域医药协同策略 ··································································· 252
　　7.4.3　数据驱动的跨域医疗补偿策略 ··································································· 255
7.5　本章小结 ·········································································································· 258

第 8 章　医疗服务资源均等化跨国策略 ·················································· 259
　8.1　概述 ······························································································· 259
　8.2　医疗服务跨国体系设计 ···································································· 264
　　8.2.1　医疗服务跨国供给结构 ·························································· 265
　　8.2.2　医疗服务跨国需求结构 ·························································· 268
　8.3　医疗服务资源跨国配置方式 ····························································· 272
　　8.3.1　供给侧主导的医疗服务资源跨国配置 ····································· 272
　　8.3.2　需求侧主导的医疗服务资源跨国配置 ····································· 279
　　8.3.3　数据侧主导的医疗服务资源跨国配置 ····································· 286
　8.4　医疗服务资源均等化跨国数据策略 ·················································· 292
　　8.4.1　数据驱动的跨国配置目标 ······················································ 292
　　8.4.2　数据驱动的跨国配置方法 ······················································ 297
　8.5　本章小结 ························································································ 304
参考文献 ···································································································· 305

# 第一部分　基　础　篇

医疗服务资源（health resource）均等化已经成为人类文明社会的追求，在"公平与效率"的均衡中持续迈向目标。在医疗服务资源体系中，健康医疗大数据（healthcare big data）不仅成为重要的组成部分，而且必将发挥越来越重要的价值作用，必将成为医疗服务资源均等化的重要驱动力。在我国医疗服务资源均等化进程中，如何充分挖掘健康医疗大数据的价值作用，以数据驱动医疗服务资源均等化，如何创新"公平优先、兼顾效率"的医疗服务资源均等化机制，成为我们持续探索的路径。

在有限的医疗服务资源背景下，提高健康医疗大数据的价值作用，有助于形成医疗服务资源均等化新动力，形成"数据—价值—驱动"的医疗服务资源均等化理论。医疗服务资源数据价值生成与价值实现，从根本上描述了健康医疗大数据的核心动力机制和运营模式，以基于数据的新型医疗模式提高医疗服务资源均等化水平。"数据—价值—驱动"的医疗服务资源均等化理论探索，能够从新的生产力中挖掘新的路径、探索新的模式。

# 第 1 章　医疗服务资源数据价值生成与实现

大数据（big data）开发利用能力已经成为国际竞争力和国家整体实力的重要体现，世界各国先后制定和实施了大数据战略计划，致力于提高大数据开发利用能力。在医疗服务领域，大数据开发利用研究逐渐增多，为医疗服务资源数据价值生成与价值实现提供了有效途径，有助于提高健康医疗大数据整体价值。

## 1.1　概　　述

随着信息技术的发展，大数据成为新时代的代言词，并被赋予"未来新石油"的评价。在医疗服务领域，大数据已经成为人类认识生命规律、拯救生命的重要资源，借助大数据分析技术获得的新知识、新经验，应该成为人类专家知识和经验的重要补充，可以作为精准医疗（precision medicine，PM）、健康管理和解决未知问题的重要资源。因此，需要从如下三个方面深刻理解医疗服务资源"数据—价值—驱动"的内涵。

1. *医疗服务资源数据*

医疗服务资源数据是指一类能够作为医疗服务资源的健康医疗大数据，为实现医疗服务资源均等化目标，更加精准、更加科学地以公平与效率的均衡支持资源配置决策。医疗服务资源数据来自医疗服务供应链成员，贯穿于医疗服务供应链运营过程，真实地描述了每一个个体的生命体征和健康状况。

在医疗服务供应链中，健康、疾病、康复等健康医疗大数据集聚了知识和经验，成为一组具有"智慧"的数据资源，能够有效提升医疗服务供应链整体运营能力。理想的医疗服务资源数据能够描述一个个体全生命周期的健康状态，描述一个群体全生存空间的健康状态，在现实环境中应结合具体情景挖掘大数据价值。在医疗服务资源数据中，最核心的就是健康医疗数据。

2. *医疗服务资源数据价值*

医疗服务资源数据价值依托于数据数量和数据质量两个方面，两者相辅相成、缺一不可。只有数据数量积累到一定程度才能形成"从量变到质变"的价值，只有数据质量集聚到一定标准才能形成"从劣质到优质"的价值。医疗服务资源数据价值建立在大数据分析技术基础之上，关联分析、预测分析等分析技术可以从不同的视角挖掘数据价值。

在医疗服务资源体系中，健康医疗大数据价值体现在医疗服务方案、健康管理方案，以及医疗服务资源均等化优化配置方案等方面，可以面向个体、群体、区域和国家提高健康医疗大数据价值。健康医疗大数据价值决定了各种方案的价值，也决定了依托方案的决策价值和行动价值。

### 3. 医疗服务资源数据驱动

医疗服务资源数据之所以具有驱动力，是因为数据积蓄和转化的能量，以及数据权利积累和释放的动力。医疗服务资源数据价值和数据权利，如同一串蓄电池在需要的时候释放能量，串联的电池越多积蓄的能量越大。医疗服务资源数据驱动过程，就是数据价值生成与价值实现的过程。

医疗服务资源数据驱动着精准医疗、个性化健康管理的实现，以及医疗服务资源优化配置目标的实现，驱动着医疗服务供应链价值增值。医疗服务资源数据价值生成与价值实现，整体上描述了"数据—价值—驱动"的医疗服务资源均等化理论，也整体上构成了如图 1-1 所示的本章结构。

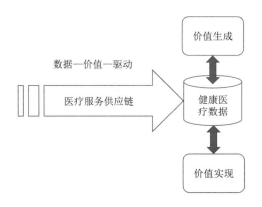

图 1-1　本章结构图

## 1.2　健康医疗数据价值

健康医疗大数据数量和质量的提升，既提高了数据价值，又提高了数据价值增值能力。面对有限的医疗服务资源，需要从内涵上挖掘健康医疗数据价值，使有价值的数据成为新型医疗服务资源，驱动基于数据的新型医疗模式创新。

## 1.2.1 健康医疗数据基本概念

大数据概念及其特征已经成为基本常识，大数据价值生成与价值实现是大数据分析技术发展的主要驱动力。健康医疗大数据作为一类大数据在医疗服务领域的衍生物，究竟具有怎样的特征和应用价值？

1. 健康医疗数据概念和特征

健康医疗大数据衍生于数据、大数据，应从数据和大数据多层次、多角度地认识和理解健康医疗大数据。

1）大数据概念

数据是指可鉴别的用于记录客观事件的时间、地点、人物等物理符号，可识别的用于描述客观事物的性质、状态和相互关系等的抽象符号。数据可以是数字、文字、字母、图形、图像、视频、音频等符号及其组合，如学号、身份证号码、航班号等都是数据，其中有价值的数据称为信息。

大数据是一类难以应用传统软件工具进行采集、存储、管理和分析的海量数据集合，具有数据量（volume）大、种类和来源（variety）多样化、价值密度（value）低、增长速度（velocity）快、真实性（veracity）高五个典型特征，简称5Vs。大数据的内涵应是数据资产化和服务化，大数据分析技术研究的目的在于挖掘大数据内在的价值，而且只有大数据和大数据分析技术完美结合，才能充分挖掘大数据内在的价值。

2）健康医疗数据概念

健康医疗数据概念有广义和狭义之分。从广义上说，健康医疗数据就是健康医疗大数据，涵盖医疗服务、疾病预防与控制、健康管理、食品安全管理、饮食营养与保健等方面，覆盖每一个个体全生命周期健康状况信息。从狭义上说，健康医疗数据指通过医院的检测设备或可穿戴设备收集的，有关个人身体健康指标的所有数据，覆盖一个群体全生存空间健康状况信息。

健康医疗数据就是健康医疗大数据，通过医疗服务领域数据资源的集聚、共享而形成的大数据具有个体、群体、区域和国家属性。健康医疗数据不仅来源广泛，而且特征多元，属于一类特殊的数据资产。健康医疗数据的价值并不是显而易见的，需要应用大数据分析技术才能像采矿、淘金一样获取其内在的价值。

3）健康医疗数据特征

健康医疗数据不仅具有大数据的5Vs特征，而且具有复杂性（complexity）、隐私性（privacy）和稀疏性（sparsity）等独特的特征，形成5Vs-cps综合特征。

（1）数据复杂性。复杂性的存在使人们难以通过局部认识整体，难以清晰地描述数据的内在结构及演化规律。数据多态性、不完整性、缺乏统一标准的数据采集和加工处理方法等，进一步增加了数据复杂性。在现实环境中，既往疾病史数据、诊疗数据和疗效数据等供给数据缺乏统一的规范和标准，医嘱数据、药物使用、临床症状描述等需求数据难以标准化。

健康医疗数据复杂性主要来自医疗服务领域规范化、标准化缺失的复杂环境，以及医疗服务供应链结构、功能和行为的复杂性。健康医疗数据复杂性不仅增加了数据采集、存储、管理和分析的困难，而且对大数据分析技术提出了更高的要求。因此，应更加关注健康医疗数据复杂性。

（2）数据隐私性。隐私性已经成为影响数据共享与交流的主要因素，现有的脱敏技术难以达到预期的目标。健康医疗数据在采集、存储、管理和分析过程中，都不可避免地涉及数据所有人的隐私信息，在数据访问与查询、共享与交流等过程中，数据所有人不希望自己的健康医疗数据被泄露或被加工使用。

健康医疗数据在从采集到使用的全过程中，一定要严格保护好数据所有人的个人隐私，避免造成严重的危害和后果。因此，一方面应提高数据脱敏技术的科学性和有效性；另一方面应提高健康医疗数据规划和使用的科学性，建立全方位保护个人隐私的环境和机制，从制度上杜绝个人隐私信息的泄露。

（3）数据稀疏性。稀疏性已经成为影响数据分析效果的主要因素，致使数据难以真实、准确地反映数据所有人的健康医疗状况。数据稀疏性描述了数据集中绝大多数数值缺失或者为零的现象，以既往疾病史数据、诊疗数据和疗效数据等为例，这些数据都是按时序存储的，同时一些检测指标需要一段时间的检测才能得到结果。

健康医疗数据稀疏性客观上反映了数据的缺失或者不准确，根据既往疾病史数据、诊疗数据和疗效数据实现精准医疗和个性化健康管理的技术难点在于健康医疗数据的稀疏性。随着数据数量和形态的迅速增加，需要健康医疗数据具有越来越长的保留期。一旦健康医疗数据丢失，就有可能直接影响精准医疗或者个性化健康管理的效果。因此，尽量保证每一个个体全生命周期健康状况数据和一个群体全生存空间健康状况数据的完整性至关重要。

2. 健康医疗数据来源

在整个医疗服务体系中，医疗服务供应链与医药供应链并行为患者提供服务，一个提供医疗服务，另一个提供医药服务。健康医疗数据主要来自医疗服务供应链成员，主要涉及健康医疗服务提供商、健康医疗保险提供商和健康医疗服务运营商。医疗服务供应链结构如图1-2所示。

1）健康医疗服务提供商

健康医疗服务提供商主要指提供疾病诊断及治疗、健康管理及服务的机构，医院、体检中心等是典型的健康医疗服务提供商。健康医疗服务提供商也提供疾病诊断及治疗、健康管理及服务过程中的健康医疗数据管理，将健康医疗数据向电子病历（electronic medical records，EMRs）和电子健康档案（electronic health records，EHRs）集聚，以更好地挖掘和应用数据价值。

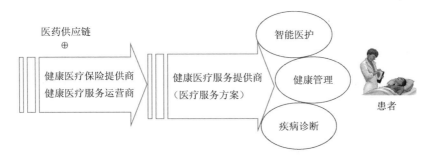

图 1-2　医疗服务供应链结构

健康医疗服务提供商是健康医疗数据的主要贡献者，也是健康医疗数据的主要受益方。在理想环境下，每一个个体的健康医疗数据都存储在电子病历和电子健康档案中，为以此为载体的健康医疗数据共享创造了条件。由于健康医疗数据的复杂性，电子病历和电子健康档案尚未形成区域性、全国性的统一标准，影响了健康医疗数据的集聚与共享。

2）健康医疗保险提供商

健康医疗保险提供商主要指提供健康医疗保险的部门和商业保险公司，我国基本医疗保险（新型农村合作医疗、城镇居民基本医疗保险和城镇职工基本医疗保险）投保人数超过 13 亿，覆盖率在 95%以上（赖怡茵和王立类，2014），政府健康医疗保险部门掌握了患者就医过程中产生的大量数据；随着城乡居民生活条件的改善、健康意识的不断增强，商业保险公司通过各类疾病保险、健康保险等，也积累了大量的患者就医数据、城乡居民健康状况数据等。

尽管健康医疗保险数据量足以称为大数据，但是它只能作为健康医疗数据的补充，因为在理想化环境中，这些数据都应该存储在城乡居民的电子病历和电子健康档案中，不需要单独存储城乡居民的健康状况数据。由于观察视角的不同，健康医疗保险数据对于形成更具竞争优势的险种，提供更精准的医疗保险服务等都具有生命力和价值。

3）健康医疗服务运营商

健康医疗服务运营商主要是指依托健康医疗数据提供健康医疗服务的机构，如健康数据银行。经由健康数据银行产生的数据也应该直接存储在电子病历和电子健康档案中，如运动情况、血糖、血压、呼吸、心跳、睡眠等人体健康数据，只有经专家提炼产生的知识型数据会存储在健康数据银行的医学知识库中。

尽管健康数据银行等健康医疗服务运营商不能产生原始数据，但是可以综合每一个个体电子病历和电子健康档案中的数据，以及制药公司、医疗器械生产商和经销商、政府健康医疗机构、医疗科研机构等渠道的数据资源，通过加工生成新的健康医疗数据和医学知识数据，融合人类专家的智慧，支持人工智能技术的集成应用，从而实现健康医疗数据价值生成与价值实现。

3. 健康医疗数据发展现状

随着大数据分析技术的发展，世界各国对医疗服务行业大数据发展十分重视，相继出台政策致力于推动健康医疗数据发展。

1）国外发展现状

国外健康医疗数据发展现状，可以从英国、美国、德国等欧美发达国家和地区进行观察分析，为我国健康医疗数据发展提供参考。

（1）英国。英国是全球健康医疗大数据应用和发展的领跑者，有着世界最先进的健康医疗保障体系，为健康医疗大数据的发展积累了丰富的数据资源，Care.data 项目是英国在健康医疗数据领域的重要探索。Care.data 项目由英国国家医疗服务（National Health Service，NHS）体系提出，以解决英国政府不堪重负的公共医疗开支问题。表 1-1 列出了 2015～2016 年度 NHS 每种服务项目政府所需承担的开支金额（姚国章，2017）。

表 1-1 2015～2016 年度 NHS 医疗服务项目对应的政府开支

| 医疗服务项目 | 政府开支/英镑 |
| --- | --- |
| 救护车出动/次 | 344 |
| 住院/天 | 250 |
| 急诊/次 | 111 |
| 家庭预约门诊/次 | 44 |
| 看全科医生/次 | 36 |

为支持 Care.data 项目实施，2012 年 3 月 27 日英国政府通过了《卫生和社会医护法案 2012》（*The Health and Social Care Act 2012*），主要目的是成立卫生与社会照护信息中心（The Health and Social Care Information Centre，HSCIC），专门负责健康医疗数据领域，以改革优化曾经的病历数据搜集、分享和分析方法。2013 年 6 月，HSCIC 正式获得 NHS 授权，开始实施 Care.data 项目。

在 Care.data 项目中，HSCIC 收集的数据包括诊断、NHS 处方、疫苗接种、转诊，以及血压、身体质量指数（body mass index，BMI）和胆固醇生物学参数，但对艾滋病病毒状况、性传播感染、妊娠终止、人工授精治疗、婚姻状况、起诉、定罪和虐待等敏感信息及医生所提供的手写笔记都不予记录。Care.data 项目介绍了英国信息专员操作规则（infomation commissioner's code of practice），即按照匿名的要求将进入系统的数据划分为以下三种类型。

绿数据（green data），包括大部分患者的平均值等一般数据，或其他完全匿名的信息，绿数据是可以公开的汇总数据。

红数据（red data），包括出生日期、NHS 号码、邮政编码和易于识别的其他标识符的个人和机密数据。依据 HSCIC 的报告，红数据只能在特殊情况下提供，如紧急救援情况。

琥珀数据（amber data），独立层面的化名数据，出生日期和邮政编码等代表患者的标识符被删除并用化名替代。这类数据可用于跟踪个人与不同 NHS 护理提供者不同时间段的交互情况，有可能被访问其他数据集的公司重新识别，但仅出售给"授权的分析师"用于获准的用途，包括各种研究机构。然而，有一些数据即使是化名的，仍然包含一些个人指标。

2014 年 2 月，NHS 迫于压力公开承认向相关保险公司出售患者数据，引发社会公众的高度不满，2014 年 5 月英国政府出台了《医疗和社会保健法案》修正案，试图限定 NHS 所掌握数据的用途，然而并未取得较好的效果，公众对于项目的不信任持续加深，到 2016 年 5 月底，英国已经有 150 万人选择退出 Care.data 计划以维护自己的隐私，NHS 迫于各界压力，于 2016 年 7 月 6 日宣布停止 Care.data 计划。虽然 Care.data 计划最终失败了，但是这项计划为全世界健康医疗数据的发展提供了重要的参考，同时各国应吸取教训，加大对数据隐私权的保护力度，决不可低估公众对于个人隐私保护的关注程度。

（2）美国。美国也是当今世界上健康医疗数据建设最完备的国家之一，它很早就意识到了健康医疗数据的重要性，并于 2010 年通过颁布总统令等措施推动政府数据的公开，开始了医疗服务等行业的数据建设。

表 1-2 呈现了美国近年来促进健康医疗数据发展的政策文件。

**表 1-2　美国健康医疗数据政策文件**

| 发布时间 | 政策 | 主要内容 |
| --- | --- | --- |
| 2010 年 | 13556 号总统令 | 为敏感但非涉密信息创建开放、标准的系统，减少对公众的过度隐瞒 |
| | 患者保护与平价医疗法案 | 鼓励医疗保健服务供应商过渡至使用电子病历，大大提高了可供临床医生、研究者和患者使用的数据量 |
| | 健康保险便利及责任法案 | 最小化必须原则，规定个人健康数据只能被特定的、法案中明确的主体使用并披露，法案中包括用于帮助个人了解并控制其健康数据使用的标准 |
| 2012 年 | 美国信息共享与安全保障国家战略 | 国家安全依赖于在正确的时间将正确的信息分享给正确的人，战略旨在确保信息可以在负责、无缝、安全的环境中共享 |
| 2013 年 | 实现政府信息开放和机器可读取总统行政命令 | 要求政府数据的默认状态应该是开放的和计算机可读的，增强数据的可获取性和可用性 |

续表

| 发布时间 | 政策 | 主要内容 |
|---|---|---|
| 2014 年 | 大数据：抓住机遇，守护价值 | 旨在提醒在发挥正面价值的同时，应该警惕大数据应用对隐私、公平等长远价值带来的负面影响 |
| 2015 年 | 精准医疗计划（Precision Medicine Initiative） | 致力于治愈癌症和糖尿病等疾病，让所有人获得个性化健康数据。从 2016 年财政预算中划拨 2.15 亿美元经费，推出 100 万以上的美国队列研究，志愿者将分享他们的基因信息和生物标志、电子医疗数据和磁共振成像（magnetic resonance imaging，MRI）扫描、生活数据等，并通过移动医疗设备进行数据追踪；参与者有权控制数据共享程度，在获得健康数据的同时形成大数据 |
| 2016 年 | 区块链技术应用于医疗保健行业的白皮书 | 讨论虚拟货币和区块链技术的底层基本结构，探索用区块链满足医疗行业对可互操作性需求的方式 |
| 2017 年 | 美国医保法 | 允许个人使用健康储蓄账户（health savings accounts，HSAs）。健康储蓄账户必须是免税的、可累计的。账户是个人财产的一部分，可作为遗产转移给子嗣，也可以为其家人所用。如此，健康储蓄账户的弹性和安全性将极大鼓励民众参与，完善健康医疗数据体系 |

资料来源：《2017-2022 年全球健康医疗大数据行业发展前景预测与投资战略规划分析报告》

前瞻产业研究院发布的《2017-2022 年全球健康医疗大数据行业发展前景预测与投资战略规划分析报告》发布的数据（图 1-3）显示，2015 年美国健康医疗数据行业的市场规模约为 106 亿美元，同比增长近 65%；2016 年美国健康医疗数据行业的市场规模达到 172 亿美元，同比增长近 62%，综合考虑健康医疗大数据近几年及未来的发展趋势，预计到 2021 年，美国健康医疗大数据的市场规模有望接近 1000 亿美元，市场空间巨大。

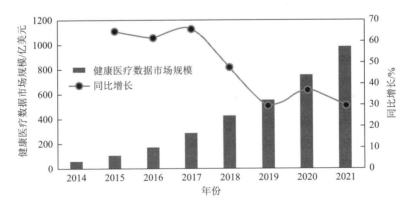

图 1-3 2014～2021 年美国健康医疗数据行业发展规模及预测

资料来源：《2017-2022 年全球健康医疗大数据行业发展前景预测与投资战略规划分析报告》

（3）德国。虽然没有美国这样庞大的健康医疗数据市场，德国凭借其先进的技术，近年来在健康医疗数据领域迎头赶上，德国政府目前主要的政策是持续推进数字化。2015年1月,《电子健康法(草案)》的提出,引发了德国关于数据保护和健康的辩论。该草案最终于2015年12月通过,德国联邦议会批准了旨在确保"电子健康卡"系统于2018年7月运行的新法律,最终实现以下目标:第一,推广"电子健康卡"相关APP[①];第二,建立信息管理基础设施保护健康数据系统的安全通信;第三,改善医疗IT[②]系统的相互访问和操作性,促进远程医疗服务。

《电子健康法》意味着每位被保险人都可以自行决定在多大程度上存储健康医疗数据,以及管理隐私数据的访问权限。

德国同时将先进的人工智能技术应用在健康医疗数据领域,挖掘医疗潜力。德国人工智能研究中心(Deutsche Forschungszentrum für Künstliche Intelligenz GmbH,DFKI)是目前全球最大的人工智能研究中心,其近年来不断加大在健康医疗数据应用领域的投入,在远程医疗、医学影像分析和疾病预测方面取得了卓越的成绩。2018年年初,德国Camelot集团开发了基于区块链的敏感医疗数据管理解决方案,凭借其Hypertrust X-Chain数据管理系统的帮助,为医疗服务行业提供了一个安全的数字平台,以交换患者数据,旨在为所有被授权参与治疗过程的参与者提供基于区块链技术的分布式数据存储。Hypertrust X-Chain的闭环供应链方法可防止在治疗过程中混淆或误用样本及数据,在保护数据隐私方面有着巨大优势。

除欧美国家外,日本、韩国等亚洲国家也围绕健康医疗大数据进行了规划建设。2013年6月,日本正式宣布了新IT战略,即"创建最尖端IT国家宣言",将大数据应用于新医疗技术开发、社会化媒体等智能技术开发、传统产业IT创新等公共领域。2013年,韩国数据库研究院与韩国国民健康保险公司合作,完成了国民健康数据认证(database quality certification-value,DQC-V)和国民健康数据管理认证(database quality certification-management,DQC-M)两个系统的建设工作,凭借研发的数据库可以管理1.3亿国民的健康医疗数据。

2)国内发展现状

尽管我国健康医疗数据建设起步稍晚,但是已经得到了国家层面的高度重视和扶持,健康医疗数据正成为国家重要的基础性战略资源(毕丹等,2017),健康医疗大数据的应用和发展将深刻地改变健康医疗服务模式(杜明超等,2017)。在国家政策的引导下,健康医疗大数据共享应用发展被纳入国家大数据战略布局(马诗诗等,2018)。

近年来,为推动我国健康医疗数据建设,相关部门发布了一系列政策文件(表1-3)。在国家政策和健康医疗大数据产业发展动力驱动下,一些具有行业优势的企业在健康医疗大数据领域快速布局,例如,阿里着力产业链中游,以构建云服

---

① APP:application,应用程序
② IT:information technology,信息技术

务、AI①技术为重点；腾讯以应用端为主，在构建多个线上医疗服务入口的同时承接了多个线下服务项目；百度在 2017 年调整医疗战略之后，将重心放在 AI 技术应用的新药研发领域（艾瑞咨询，2018）。

表 1-3　健康医疗大数据政策文件

| 序号 | 发布年月 | 发布部门 | 政策和文件名称 | 主要内容 |
|---|---|---|---|---|
| 1 | 2015 年 3 月 | 国务院办公厅 | 《国务院办公厅关于印发全国医疗卫生服务体系规划纲要（2015-2020 年）的通知》 | 云计算、物联网、移动互联网、大数据等信息化技术的快速发展，为优化医疗卫生业务流程、提高服务效率提供了条件，必将推动医疗卫生服务模式和管理模式的深刻转变 |
| 2 | 2015 年 7 月 | 国务院 | 《国务院关于积极推进"互联网+"行动的指导意见》 | 发展基于互联网的医疗卫生服务，支持第三方机构构建医学影像、健康档案、检验报告、电子病历等医疗信息共享服务平台，逐步建立跨医院的医疗数据共享交换标准体系。加强区域医疗卫生服务资源整合，充分利用互联网、大数据等手段，提高重大疾病和突发公共卫生事件防控能力 |
| 3 | 2015 年 8 月 | 国务院 | 《促进大数据发展行动纲要》 | 建设医疗健康管理和服务大数据应用体系，优化形成规范、共享、互信的诊疗流程。鼓励和规范有关企事业单位开展医疗健康大数据创新应用研究，构建综合健康服务应用 |
| 4 | 2015 年 9 月 | 国务院办公厅 | 《关于推进分级诊疗制度建设的指导意见》 | 利用信息化手段促进医疗服务资源纵向流动。促进跨地域、跨机构就诊信息共享。发展基于互联网的医疗卫生服务，充分发挥互联网、大数据等信息技术手段在分级诊疗中的作用 |
| 5 | 2016 年 1 月 | 国家卫生和计划生育委员会 | 《2016 年卫生计生工作要点》 | 促进互联互通、业务协同。开展医疗健康大数据应用发展试点示范工作，积极实施"互联网+健康医疗"服务 |
| 6 | 2016 年 6 月 | 国务院办公厅 | 《国务院办公厅关于促进和规范健康医疗大数据应用发展的指导意见》 | 推动医疗健康大数据资源共享开放；推进健康医疗行业治理、临床和科研及公共卫生大数据应用；培育健康医疗大数据应用新业态等 |
| 7 | 2016 年 8 月 | 国家卫生和计划生育委员会 | 《电子病历共享文档规范》《电子病历与医院信息平台标准符合性测试规范》 | 进一步提升区域卫生平台的质量，满足各级各类医院信息传输与交换层面的规范、统一需求，实现医院信息跨机构、跨区域交换与共享。促进我国基于电子病历的医院信息平台和基于居民健康档案的区域卫生信息平台的标准化建设 |
| 8 | 2016 年 10 月 | 共产党中央委员会、国务院 | 《"健康中国 2030"规划纲要》 | 加强健康医疗大数据应用体系建设，推进基于区域人口健康信息平台的健康医疗大数据开放共享 |
| 9 | 2017 年 1 月 | 国务院 | 《国务院关于印发"十三五"卫生与健康规划的通知》 | 加快健康产业发展，加强卫生计生服务体系、人才队伍、人口健康信息化、医学科技创新体系建设 |

---

① AI：artificial intelligence，人工智能

续表

| 序号 | 发布年月 | 发布部门 | 政策和文件名称 | 主要内容 |
|---|---|---|---|---|
| 10 | 2017年2月 | 国家卫生和计划生育委员会 | 《"十三五"全国人口健康信息化发展规划》 | 实现国家人口健康信息平台和32个省级（包括新疆生产建设兵团）平台互联互通，初步实现基本医保全国联网和新农合跨省异地就医即时结算，基本形成跨部门健康医疗大数据资源共用共享的良好格局 |
| 11 | 2018年4月 | 国务院办公厅 | 《国务院办公厅关于促进"互联网+医疗健康"发展的意见》 | 健全"互联网+医疗健康"服务体系，完善"互联网+医疗健康"支撑体系，加强行业监管和安全保障 |

尽管我国健康医疗大数据具有资源丰富、涉及面广等优势（刘文韬和王仁佐，2018），但是现阶段我国大数据分析产业链尚未形成规模，技术人员匮乏、数据分析技术和方法相较国外落后（徐志祥和王莹，2017），阻碍了我国健康医疗大数据产业的发展。随着技术的不断发展、政策的不断成熟和完善，健康医疗服务必将走向全新的模式，如主动医疗、个性化医疗和医疗机器人（孟群等，2016）。

## 1.2.2 健康医疗数据价值基本概念

健康医疗大数据包含健康医疗服务过程中产生的知识和经验，以及人类对健康医疗理解和认识过程中形成的文献资料等，凝聚成数据包裹的内核知识，以此构造以内核知识为节点的数据价值网络。健康医疗大数据价值就是在数据价值网络中孕育成长的。

1. 健康医疗数据价值概念

健康医疗数据价值概念涉及价值、数据价值，从递进的概念中描述健康医疗数据价值，有助于更加深入地理解其内涵。

1）价值

价值泛指客体对主体表现出来的积极意义和有用性，可视为能够公正且适当反映产品或服务等值的金钱总额，是一种凝结在产品或服务中无差别或抽象的人类劳动。价值具有两种基本形态：使用价值和劳动价值。价值的循环运行可分为三个基本阶段：消费阶段（使用价值→劳动潜能）、劳动阶段（劳动潜能→劳动价值）、生产阶段（劳动价值→使用价值）。

2）数据价值

数据价值是由数据生成的环境、过程和独特的内核知识属性赋予的，离开内核知识，即使数据数量巨大也将毫无价值。只有持续培育数据价值网络，形成价值和价值增值的生态环境，数据价值才能持续。如果希望以数据资产的形式保值增值，数据价值网络中的内核知识必须拥有一定的价值增值能力。

3）健康医疗数据价值

健康医疗数据来自医疗服务领域，疾病诊断和治疗等医疗服务数据及健康体检和服务等健康管理数据都包含着人类的知识和经验，可以在大数据分析基础上，通过提供医疗服务方案、健康管理方案，以及医疗服务资源均等化优化配置方案等实现价值。拥有内核知识的数据才是有价值的，健康医疗数据价值取决于相关联的知识价值。

健康医疗数据价值不在于数据本身，而在于数据内核所包含的知识价值或者由数据转化的知识价值，以及健康医疗数据数量和数据质量。当健康医疗数据集聚的知识不足以被发现，无法形成具有价值的医疗服务方案或者健康管理方案时，健康医疗数据价值生成需待时日。可见，健康医疗数据价值生成与价值实现是一个复杂的非线性过程。

健康医疗数据拥有时间价值、空间价值和形态价值。时间价值就像酿酒一样，数据积累的时间越长，价值越大；一个个体全生命周期健康状况数据越完整，价值越大。空间价值就像播种一样，数据覆盖的范围越大，价值越大；一个区域、国家群体全生存空间的健康状况数据来源越广泛，价值越大。形态价值就像识图一样，数据理解的程度越大，价值越大；面向不同主体全方位呈现的健康状况数据形态越清晰，价值越大。

2. 健康医疗数据价值属性

健康医疗数据价值依赖于数据数量、数据质量和内核知识等数据资源，依赖于大数据分析技术、认知计算（cognitive computing）技术等数据技术，依赖于数据需求情景——数据适配能力价值匹配程度的数据组织。在数据资源、数据技术和数据组织三个要素的共同作用下，健康医疗数据呈现可视化、智能化、行为化和网络化四个重要价值属性（图1-4）。

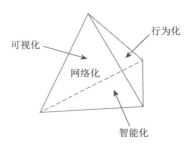

图1-4 健康医疗数据价值属性

1）可视化

健康医疗数据可视化是指以可视化的方式展现数据价值,如心电图,描述医疗服务方案或者健康管理方案的价值。数据可视化技术的应用,能够实现医疗服务方案或者健康管理方案的可视化,有助于增强人们对复杂的健康医疗数据的理解和认识,以及更好地挖掘和实现健康医疗数据价值。

大数据分析技术、认知计算技术在健康医疗数据可视化领域的集成应用,有助于从更深层次上揭示健康医疗数据内在的复杂结构、功能和行为,更加清晰地描述内在复杂的演化规律和趋势。健康医疗数据可视化是对数据价值的一种挖掘,是一种更加直观的价值可视化的呈现方式。

2）智能化

健康医疗数据智能化是指赋予数据智能化能力和水平,如高血压智能预警,形成基于大数据分析技术的智能化医疗服务方案和健康管理方案。大数据智能化是大数据应用的真谛,通过挖掘健康医疗数据蕴涵的知识,转换成智能诊断、智能治疗、智能医护等智能化解决方案,使基于人类智慧的常规性的疾病诊断及治疗、健康体检及服务转化成基于人工智能的常规性健康医疗服务。

人工智能技术在医疗服务领域的应用,不仅有助于解决已有人类知识和经验转化的人工智能服务,而且有助于增强人类探究未知疾病的能力。健康医疗数据智能化是对数据价值的一种运用和拓展,是一种能够面向已知和未知疾病辅助人类进行诊断、治疗和康复等医疗服务的工具,已经成为人类智慧的重要补充。

3）行为化

健康医疗数据行为化体现了健康医疗数据价值需要在真实的情景中进行体验,如高危胸痛预测,需要经过实践的检验才能形成真正的价值。大数据行为化体现了大数据真正的价值,来源于实践并应用于实践。基于大数据形成的医疗服务方案和健康管理方案,需要经过检验、体验和校验才能更具实用价值。

健康医疗数据行为化的过程,也是知识转化和经验积累的过程。以疾病诊断及治疗为例,一方面验证医疗服务方案的有效性,探究方案可行的改进方向;另一方面增加患者的体验,从患者的实际效果中挖掘医疗服务方案的可行性。健康医疗数据行为化是一种求证的措施和方法,是一类计划(plan)、执行(do)、检查(check)和行动(act)的执行工具。

4）网络化

健康医疗数据网络化展现了数据价值网络在时空网络中的价值作用,如远程医疗服务模式,需要跨越时空网络观察分析各种数据形态价值。数据网络化展现了数据价值生成与传播能力,是一种植根于网络的数据价值形态。健康医疗数据生存的时空网络,不仅诠释了数据时间价值和空间价值,而且成为了数据价值孕育的有效环境。

健康医疗数据网络化，有效融合了基于时序性特征的健康医疗数据时间价值和基于流动性特征的健康医疗数据空间价值，通过大数据分析创造面向个体、群体、区域和国家的健康医疗数据时空价值。健康医疗数据网络化增强了数据价值共创（data value co-creation）能力、数据价值共享能力、数据价值生成与实现能力。

3. 健康医疗数据价值表现

健康医疗数据包含既往疾病史数据、诊疗数据和疗效数据等疾病诊断及治疗数据，以及每一个个体全生命周期健康状况数据，如年龄、性别、地区、体重、血糖、血压、血脂、心跳、呼吸、睡眠质量、运动情况、疫苗接种等基本信息，这些健康医疗数据中蕴涵着巨大的多样化价值，集中表现在科研价值、医疗服务价值和健康管理价值三个方面。

1）健康医疗数据科研价值

在一个特定的区域、国家中，电子病历和电子健康档案涵盖了每一个个体的健康医疗数据，针对个体、群体形成了巨大的科研价值，涵盖生命科学研究、病理分析、新药物研发、险种开发等领域。

（1）生命科学研究。健康医疗大数据推动着生命科学研究范式的变化，依托基因组学、蛋白质组学等探索未来治疗基因疾病的科学路径。基因组学为人类了解疾病提供了强有力的依据，可以为人类找到与某类疾病相关的生物标志物，并基于这一标志物进行靶向治疗。寻找具有关键活性的蛋白质作为药物靶标，定向药物可以引起这些关键活性蛋白质的调制。在生命科学研究领域，大数据分析技术应用的复杂性进一步增加，需要综合基因组、蛋白组、细胞信号传导、临床研究、环境科学等领域的研究数据。

（2）病理分析。通过对健康医疗数据的特征提取和分析，对疾病的影响因素的关联研究，对疾病之间相互影响的关联性分析，对疾病的形成原因（如饮食习惯、生活环境等）的分析，掌握各种指标对于疾病成因的影响权重，有效预测疾病发展趋势。针对慢性病等常见疾病，通过长时间周期健康医疗数据采集，再结合患者长期的生活数据，可以分析慢性病的成因，以及各项因素对于慢性病产生的影响权重。面对慢性病迅猛增长的全球化问题，依托健康医疗数据进行病理分析，对于解决慢性病防治问题具有不可替代的价值。

（3）新药物研发。通过健康医疗数据分析，一方面，制药公司可以掌握自己生产药物的真实药效和副作用，对新药物研发、保障药物安全具有指导性价值，即使是现在无法治疗的疑难复杂疾病，通过数据的积累也可以发现其部分特征，对未来开发针对这类疾病的药物具有重要价值；另一方面，应用基因组数据库，整合各种知识来源和生物信息学方法，快速寻找现有药物的新用途，又称药物再利用（drug repurposing）。健康医疗数据有助于推进新药物研发和药物再利用，保障药物安全和实现药物综合利用。

（4）险种开发。健康保险已经成为居民投保的重要方面。一方面，通过健康医疗数据分析，借助病理分析研究成果发现疾病成因，从而更加科学地设计新的险种；另一方面，通过对投保人全生命周期健康医疗数据分析，了解投保人真实的身体健康状况和发病风险，有针对性地设置投保金额、报销机制等投保标准，有助于健康保险公司规避风险、获取更大收益。健康医疗数据分析应该成为健康保险公司设计新险种、规避风险的重要途径，能够更加科学合理地保障投保人和保险公司的利益。

2）健康医疗数据医疗服务价值

健康医疗数据的一个重要价值在于提供医疗服务方案。由健康医疗数据转化的疾病诊断及治疗知识，不仅可以辅助医生进行科学合理的临床决策，而且可以辅助患者进行科学合理的自我诊疗，保障人人享有高质量的医疗服务。

（1）辅助临床决策。健康医疗数据可以帮助医生发现小样本无法发现的细微差别，辅助临床决策。辅助临床决策包括最佳诊疗方案选择、病情进展预测、处方安全性评估、诊疗效果评价等，从而提高成功率和治愈效果。基于健康医疗数据的辅助临床决策，可以提高疾病诊断的准确性，选择最合理的治疗方案，抓住治疗的黄金时间挽救患者生命，减少用药失误，帮助患者早日康复（王俊艳等，2015）。在健康医疗数据基础上形成的医疗服务方案，应该是针对特定患者的最佳治疗路径、最佳实施方案。

（2）辅助自我诊疗。远程医疗服务体系的发展，带动了患者自我诊疗能力的提升，并对辅助自我诊疗提出了更高的要求。健康医疗数据可以帮助患者融入远程医疗服务体系，辅助自我诊疗。辅助自我诊疗包括院前急救方案选择、慢性病跟踪、康复回访等，有助于释放自我诊疗能力、提高医疗服务资源利用率。基于健康医疗数据的辅助自我诊疗，可以全面分析患者的特征数据和诊疗数据，帮助患者做出最佳的诊疗方案，有助于推动远程医疗服务体系的持续改善。

3）健康医疗数据健康管理价值

健康医疗数据的一个重要价值在于提供健康管理方案。依托健康医疗数据能够更有效地对个体或群体的健康风险因素（health risk factor）进行检测、分析、评估和干预，更加科学地开展个性化健康管理、医疗服务监管决策和医疗服务资源配置。

（1）个性化健康管理。在健康医疗数据基础上，建立用于个人健康风险评估的危险预测模型，建立生活方式、环境、遗传等危险因素与健康状况之间的量化关系，预测个人在一定时间内发生某种特定疾病或由某种特定疾病导致死亡的可能性，有针对性地提供有效的控制与干预方案。可穿戴设备、远程医疗服务和大数据分析技术的发展，为改变不合理的饮食习惯和不良的生活方式，有效实施个性化健康管理创造了条件。基于健康医疗数据的个性化健康管理，使健康监测、健康评估、健康干预更加精准，有效降低健康风险因素的影响。

（2）医疗服务监管决策。健康医疗数据对于政府研究制定健康医疗标准、规范和政策具有指导性价值，有助于减少决策失误、提高决策的科学性。在健康医疗数据分析基础上，政府职能部门能够更加科学地制定涵盖健康教育、健康评估、健康促进、健康追踪、健康督导等内容的医疗服务监管政策，全面提高居民健康管理水平，提高居民自我健康管理意识。在从医疗为主转向预防为主的进程中，通过宏观健康调控政策引导居民正确的健康管理行为，通过医疗服务监管更加有效地利用有限的资源，达到最大化健康效果。

（3）医疗服务资源配置。基于健康医疗数据的健康管理的实施，能够帮助政府职能部门寻找医疗服务供应链的薄弱环节和医疗服务资源配置不合理的区域，制定更加科学、更加精准的宏观政策，引导医疗服务供应链科学运营，实现医疗服务资源优化配置。医疗服务供应链在不同区域运营效率和效益的差异，反映了不同区域医疗服务资源均等化水平上的差异，体现了不同区域居民健康水平的差异。在健康医疗数据分析基础上，采取有效措施提高资源使用效率和利用率，有助于全面提高健康医疗数据健康管理价值和医疗服务资源均等化水平。

4. 健康医疗数据价值模型

健康医疗数据价值模型由数据资源、数据技术和数据组织三个要素构成，致力于建立一个健康医疗数据资源充分融合、数据技术充分利用、数据组织充分实施的数据价值生成与价值实现情景，可充分实现健康医疗数据价值和价值增值最大化目标。健康医疗数据价值模型的三个要素就是数据价值挖掘的工具，可以从不同层面揭示数据价值。

1）数据资源

数据数量、数据质量和内核知识等数据资源在医疗服务领域的融合，构造了健康医疗数据价值的重要基础资源。数据资源越丰富、越全面，数据价值越大；数据资源越真实、越细致，越能够真实细致地反映各个主体的健康状况，以此为基础提供的医疗服务方案和健康管理方案就会越精准。

2）数据技术

大数据分析技术、认知计算技术等数据技术在医疗服务领域的应用，奠定了健康医疗数据价值的重要基础。数据技术水平直接影响着数据资源挖掘和利用能力，先进的数据技术的应用，能够更加清晰地揭示健康医疗数据的内涵和演化规律，能够生成更具价值的医疗服务方案和健康管理方案。

3）数据组织

以提高数据需求情景——数据适配能力价值匹配程度为目标的数据组织在医疗服务领域的实施，创造了健康医疗数据价值的重要基础环境。"对症下药"式数据价值匹配能力，既要求数据价值生成能力，又要求数据价值实现能力，在健康医疗数据价值模型构建方面两者缺一不可。数据组织一定程度影响着数据价值网络的价值共创、共享能力，从根本上保障数据价值生成与价值实现。

## 1.3 健康医疗数据价值生成

健康医疗数据价值蕴涵在数据价值网络之中，数据价值生成过程就是在数据价值网络中挖掘知识的过程，就是知识价值从无到有、从低到高的过程，就是融合人类智慧生成人工智能的深度学习与创新过程。健康医疗数据价值生成，可以分为个人健康数据价值生成和医学知识数据价值生成两部分。

### 1.3.1 健康医疗数据价值生成原理

健康医疗数据价值生成就是劳动价值转化为使用价值的过程，是一个融合了人类智慧与人工智能的劳动过程。健康医疗数据在采集、存储、管理和分析过程中，不仅需要融入人类智慧与人工智能，而且需要数据资源、数据技术和数据组织三个要素，才能将数据中的内核知识转化成更具价值的知识体系。健康医疗数据价值生成原理，就是对普遍或基本规律的理解和认识。

1. 健康医疗数据价值生成资源

数据数量、数据质量和内核知识等数据资源影响着数据价值生成，应致力于为价值生成积蓄有价值的资源。健康医疗数据价值生成资源始终处于动态变化之中，以集聚的时间价值和空间价值在数据价值网络中进行价值酿造。

**原理 1.1 价值酿造**

健康医疗数据价值生成是包含数据数量、数据质量和内核知识的数据资源的集聚过程，是依托内核知识建立"数据-知识"关联关系的过程，体现了数据价值随时间和空间酿造的过程，存在从量变到质变的渐变过程，也存在数据资源积累过程中的突变过程。价值酿造就是对数据资源的精炼，精炼成一个可用的动态的知识体系。健康医疗数据价值生成原理——价值酿造如图 1-5 所示。

在数据数量、数据质量和内核知识等数据资源同步增长的过程中，相应地形成了一个知识体系越来越精炼、越来越精准的价值酿造过程，形成了数据资源中

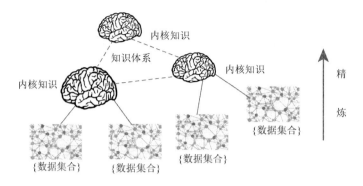

图 1-5 健康医疗数据价值生成原理——价值酿造

内核知识持续动态更新的过程。由内核知识构成的数据价值网络，能够始终维持着价值酿造的原动力，推动着知识体系的精炼过程。

在医疗服务领域，生活习惯与健康状况的关联分析不仅需要观察一个特定区域的健康医疗数据，而且需要观察 10 年、20 年，甚至更长时间跨度上的数据，这类价值生成的过程就需要经历时间进行价值酿造，从而形成一个关于生活习惯与健康状况的知识体系，即生活习惯因素与健康状况等级之间的关联关系。

2. 健康医疗数据价值生成技术

大数据分析技术、认知计算技术等数据技术影响着数据价值生成，应致力于探索更具价值的数据技术。健康医疗数据价值生成技术，需要在外部环境的感知与交互基础上，实时评估数据价值网络的价值，了解价值演化的趋势和动态。相比于大数据分析技术，认知计算技术更加适合医疗服务领域。

**原理 1.2　价值评估**

健康医疗数据价值生成就是应用认知计算技术，对数据价值网络价值进行动态评估的过程，在时间价值和空间价值动态变化的情景中持续进行价值评估，以判断数据价值网络的价值状态。价值评估是对价值酿造过程的一种动态评价，评价数据价值网络、价值状态和演化规律。健康医疗数据价值生成原理——价值评估如图 1-6 所示。

认知计算源自模拟人脑的计算机系统的人工智能，能够模拟人脑理解、学习和推理的过程，实现与外部环境的感知和交互。应用认知计算技术进行价值评估的过程，就是数据价值网络外部环境进行交互的过程，能够实现个性化医疗体验，从各种渠道分析用户的健康状况，增强交互性和个性化，提高疾病诊疗能力和个性化健康管理能力。

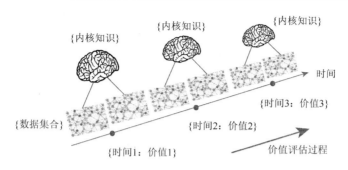

图 1-6　健康医疗数据价值生成原理——价值评估

在价值评估过程中形成的时间集合和价值集合、数据集合和内核知识集合，描述了健康医疗数据价值生成和价值演化的过程，每一个关键转折点的时间、价值、数据、内核知识集合都应该成为这组大数据成长中的里程碑。{时间：价值}、{数据集合：内核知识}以价值评估方式，反映了健康医疗数据价值生成的演化过程。

3. 健康医疗数据价值生成组织

数据组织致力于提高数据需求情景——数据适配能力价值匹配程度，影响着数据价值生成，应致力于提高数据组织能力。健康医疗数据价值生成组织的价值作用在于促进数据价值发挥最大化价值，不仅需要优化配置数据时间价值、空间价值和形态价值，而且需要提升数据价值网络协同共创价值的能力。

**原理 1.3　价值共创**

健康医疗数据价值生成就是借助数据组织能力，推动数据价值网络协同共创价值，实现"对症下药"式数据价值匹配。价值共创就是集聚多主体数据资源和数据技术优势，依托数据价值网络协同共创价值，一方面，以内核知识为主体的微观协同，持续优化单一数据价值网络的知识体系；另一方面，以数据价值网络为主体的宏观协同，持续优化多个数据价值网络的知识体系形成"知识体系＋"。健康医疗数据价值生成原理——价值共创如图 1-7 所示。

在一个数据价值网络中，价值共创是对网络中数据资源、数据技术和数据组织的优化配置和优化调度，以微观的内核知识优化为基础的价值创造。内核知识除了需要以时间为工具的价值酿造、以技术为工具的价值评估之外，也需要以组织为工具的价值共创，以及与持续优化相应的知识体系。

在多个数据价值网络之间，不同的知识体系有着各具特色的数据资源、数据技术和数据组织，从宏观的视角协同优化知识体系旨在增强价值创造能力。以知识体系为单元的协同价值创造，不仅增加了知识体系之间的关联性和价值增值能力，而且产生了新的更具价值生成能力的"知识体系＋"。

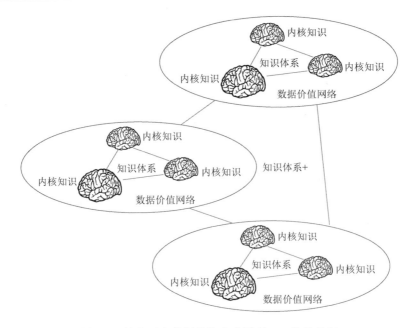

图 1-7　健康医疗数据价值生成原理——价值共创

价值酿造、价值评估和价值共创体现了不同情景、不同程度的健康医疗数据价值生成能力，揭示了健康医疗数据价值生成的普遍或基本规律。健康医疗数据价值生成原理为数据价值生成构筑了合理的渠道，既面向个体和群体的个人健康数据价值生成，又面向医疗机构的医学知识数据价值生成，两个渠道分别以电子健康档案和电子病历为载体，都致力于创建"知识体系＋"。

### 1.3.2　个人健康数据价值生成

在医疗服务领域，以电子健康档案为载体的个体或群体的健康医疗数据蕴涵着丰富的价值，同样需要一个价值酿造、价值评估和价值共创的价值生成过程。个人健康数据价值生成模型如图 1-8 所示，包括数据整合模块、统计分析模块、数据挖掘模块和数据封装（data encapsulation）模块，各个模块具有相应的组成和功能。

1. 数据整合模块

健康医疗数据的分布式产生、高度集成化分析和数据建模涉及不同类型、不同尺度数据的深度整合（Burgun and Bodenreider, 2008），因而构建数据整合模块很有必要。数据整合模块致力于整合来源于个人、医疗机构、特殊社区及软硬件

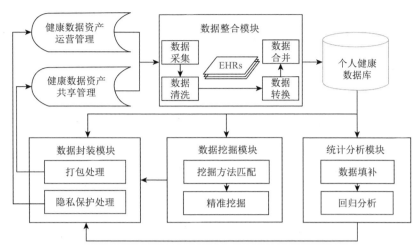

图 1-8  个人健康数据价值生成模型

设备的个人健康数据,分散的数据彼此独立且数据结构差异较大,影响了健康医疗数据挖掘与统计分析。因此,首先需要数据整合,将分散存储在个人电子健康档案中的健康医疗数据汇总到一个整体、统一的个人健康数据库中,为个性化健康管理提供充足的数据资源。数据整合过程就是数据价值酿造的过程。数据整合模块包括数据采集、数据清洗、数据转换和数据合并四个部分。

1)数据采集

健康医疗数据价值生成依赖于对海量数据的采集,根据电子健康档案规划和目标,确定需要采集的数据来源和相应的数据,再针对不同数据来源的属性采用不同的方式获取数据。例如,针对个人,可以通过电子健康档案上传数据,或者通过可穿戴设备自动采集数据;机构则可以在获得个人授权后将相关数据同步上传到个人健康数据库。

Habetha(2006)研究了欧洲联盟(简称欧盟)在预防和监测心血管疾病项目中采用智能生物衣,通过内置的算法检测个人健康状况、预测急性心脏病的事件,通过无线技术将收集的健康数据发送给保健中心或医院进行处理和分析。Anliker 等(2004)针对高危心脏病和呼吸道疾病的医疗监控及预警系统设计了一款可穿戴式医疗手环,可以长期实时收集、监测患者的个人健康数据,并且不影响患者的自由活动。

Rolim 等(2010)提出采用云计算方案,即借助传感器使医疗数据上传至云端供专家分析和医护人员使用,从而实现临床诊断和监测过程的自动化。Faught 等(2014)通过对比纽约免疫信息系统、俄勒冈州癌症登记系统、佛罗里达创伤注册系统的数据登记要求,总结了传统的公共健康数据收集方法,并提出基于健康水平 7(health level 7,HL 7)标准的网页及手机端采集健康数据的方式。

2）数据清洗

在应用不同方式通过不同渠道采集的个人健康数据中可能存在脏数据，脏数据会影响数据可用性、数据分析的有效性，因而需要对存在脏数据的海量数据进行清洗。通过制定一定的数据清洗规则，将其中的残缺数据、错误数据和重复数据过滤出去，例如，剔除患者资料错误、诊断结果相互矛盾等不合理数据。

3）数据转换

因为个人健康档案数据来源不同，经过清洗后的数据在类型和结构上仍然存在差异，所以需要进行数据转换工作，将不同来源的数据转换成规范统一的健康医疗数据格式。为了提高健康医疗数据转换的效率，制定相应的数据转换规则，按照制定的规范统一的标准进行汇总和处理。

4）数据合并

尽管已经形成了规范统一的标准数据，但是健康医疗数据仍然具有种类繁多、规模庞大等特点，需要进行数据合并归类。同样需要制定相应的数据合并规则，依据数据之间的相关性进行数据合并归类。通常，可以按照健康医疗数据的深度进行合并归类，如个人基本档案、日常体征数据、疾病诊断及治疗数据和遗传基因数据，将合并归类后的数据存储到个人健康数据库。

2. 统计分析模块

针对健康医疗数据，可以从时间维度上分析个人健康数据内在联系，发掘个人健康数据演化规律。人体从健康状态到疾病状态需要一段时间，提高体检频率能够很好地检测身体各个时期的状态，但是由体检结果只能知晓各项身体指标是否在正常范围内，缺少前后数据的对比和趋势分析。个人健康数据统计分析模块将利用统计分析工具进行纵向数据的分析，纵向数据是指个体在不同时间重复测量得到的横断面数据与重复测量相融合的数据（庄严，2011）。纵向数据分析有助于刻画个人健康状况随时间变化的趋势，有效预测疾病发生的可能性和时间。统计分析过程包含数据价值评估过程。个人健康数据纵向分析通常包括数据填补和回归分析两个部分。

1）数据填补

个人健康数据纵向分析需要获取同一数据在长时间周期内的观测值，才能更加精准地预测个人健康状况。在现实环境中，种种原因可能会导致部分数据的缺失，进而影响后续的回归分析。如果不进行数据填补，在数据分析过程中可能会损失大量有价值的信息，常用的数据填补方法有多重填补法等。

2）回归分析

回归分析（regression analysis）是量化变量之间相互依赖关系的一种统计分析方法。Delen 等（2005）比较了人工神经网络、决策树和逻辑回归三种数据挖掘方法在预测乳腺癌存活率上的准确率。通过回归分析可以发掘个人健康数据之间潜在的关系,有助于及时了解个人健康状况,及早发现隐藏的疾病危害。个人健康数据统计回归,可以采用广义估计方程回归分析和混合效应模型分析等方法。

3. 数据挖掘模块

王熙照和杨晨晓(2007)、Wang 和 Huang(2015)探讨了大数据学习中的不确定性,并优化了决策树等数据挖掘方法。数据挖掘主要应用关联分析、预测分析等方法,分析健康医疗数据之间的关联关系和发展趋势,如生活习惯与个人健康状况之间的关系、疾病与遗传之间的关系、诱发病变的因素等,有助于更加精准地进行疾病预防与干预。数据挖掘过程涵盖了数据价值共创过程。数据挖掘模块包括挖掘方法匹配和精准挖掘两个部分。

1)挖掘方法匹配

健康医疗数据挖掘有多种方法,包括关联分析、预测分析、聚类分析、特征抽取分析等,针对不同的需求自动匹配相应的数据挖掘方法,有时需要集成应用多种数据挖掘方法进行分析。通过总结健康医疗数据挖掘相关研究,发现如果考虑筛查、诊断、治疗、预后、监控和管理六种医学任务,就会涉及分类、回归、聚类、关联和混合五种数据挖掘方法(Esfandiari et al.,2014)。Feldman 等(2013)提出了一种合并与压缩(merge and reduce)方法,可用于 $K$ 均值($K$-means)聚类算法、主成分分析(principal component analysis,PCA)和投影聚类分析,并保持核心集大小不变。

2)精准挖掘

在选择匹配合适的挖掘方法后,获取来自数据整合模块的半成品数据集就可以开始进行健康医疗数据精准挖掘。Chauhan 等(2010)基于离散连续的医疗空间数据库,采用 $K$-means 方法和分级聚类算法对医疗数据和空间数据进行分析。以关联分析为例,通过生活习惯与疾病、健康数据关联分析,发现描述数据中强关联特征的模式,挖掘出疾病或健康与某种生活习惯的关联特征。

4. 数据封装模块

健康医疗数据经过数据整合、统计分析、数据挖掘模块处理后需要进行数据封装处理,针对不同的需求经过打包和隐私保护处理形成有价值的数据包。数据封装模块主要面向实际需求对生成的有价值的数据包进行管理,分类封装健康医疗数据价值生成的结果。数据封装形成的价值生成结果,主要包含健康数据资产运营管理和健康数据资产共享管理两部分。

1)健康数据资产运营管理

健康数据资产运营管理就是将健康医疗数据作为资产进行管理,以提高数据资产为个体、群体提供健康医疗数据分析、预防干预和临床干预服务的能力。为了实现健康数据资产运营管理，数据封装模块将来自统计分析模块和数据挖掘模块的数据分别进行打包处理，并依据需求将数据包传输至健康数据资产运营管理体系中。

2）健康数据资产共享管理

健康数据资产共享管理主要是对健康医疗数据资产共享过程进行管理，以提高数据资产共享与交易价值。在个人健康数据共享与交易过程中，因为需要应用个人健康数据库中的原始数据，所以需要采取有效措施保护好个人隐私。在获得个人授权的同时，数据封装模块需要进行数据隐私保护处理，使共享与交易数据不会对个人隐私造成任何损害。

### 1.3.3 医学知识数据价值生成

在医疗服务领域，以电子病历为载体的医疗机构医学知识数据蕴涵着人类专家的知识和经验，同样需要一个价值酿造、价值评估和价值共创的价值生成过程。医学知识数据价值生成模型如图 1-9 所示，包括数据整合模块、知识发现模块和知识形成模块，各个模块具有相应的组成和功能。

如图 1-9 所示，医学知识数据价值生成模型中不仅包含对初始数据源进行预处理的数据整合模块，而且包含进行数据挖掘的知识发现模块。知识发现所用的算法经封装形成规则存入医学规则库，这是一个规则提取的过程，以便用于相似情景的知识发现。数据挖掘形成的知识经实践验证通过后存入医学知识库，这是一个知识提取的过程。人类专家通过各种形式提供的知识和经验，只有通过机器识别、机器学习进行知识编辑，才能应用于实践。

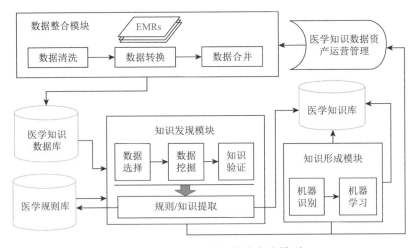

图 1-9 医学知识数据价值生成模型

1. 数据整合模块

医学知识数据库由一个区域、国家医疗机构提供数据,数据来源于医疗机构存储的个人电子病历及人类专家提供的知识和经验。在医学知识数据库中不仅有结构化数据,还有文本、音频、视频、图像等非结构化数据。因此,数据整合过程就是数据价值酿造的过程,需要建立数据整合模块,完成数据清洗、数据转换和数据合并,从而获得规范统一的医学知识数据,并进行存储。

1) 数据清洗

在医学知识数据库中一般都会有脏数据存在,需要进行数据清洗,才能得到标准的、有效的数据集。医学知识数据清洗,首先需要理解数据来源和数据本身,根据数据来源和属性判断数据合理性,包括数据取值范围、逻辑合理性,在医学领域一些特定数据都有固定的取值范围。然后根据数据来源和数据属性的理解制定一系列数据过滤规则,修复重复、错误、不完整、格式不一致的数据,以及相互之间矛盾的数据,确保数据的准确性、完整性、有效性。从各个医疗机构导入的数据具有数量大、类型多等特点,需要经过多次数据清洗过滤,才能保护数据的准确性、完整性、有效性,因此需要注意各个数据清洗过滤规则之间的先后顺序,以更加高效地完成数据清洗。

2) 数据转换

不同医疗机构应用的数据库系统运行在不同的软硬件平台上,来源于不同医疗机构的数据类型、数据结构存在差异,需要进行数据转换,将不同医疗机构的数据经转换存入医学知识数据库。为了有效地进行数据转换,需要创建数据转换规则,参照医学知识数据库数据存储标准进行转换。当医学知识数据库数据存储标准发生改变时,需要同时更新数据转换规则。

3) 数据合并

来自不同医疗机构的数据源需要进行合并操作,如果有同类型数据,还需要与医学知识数据库中的数据进行合并。在数据合并时需要考虑如何处理重复的数据和属性描述相同或相似的数据,将新数据源与医学知识数据库的数据完美集成。同样需要制定数据合并规则,选择合适的数据合并算法,判断多个数据记录是否描述同一对象,并处理数据冲突问题。

2. 知识发现模块

医学知识数据库中的数据具有海量、多元、异构等特征,尽管其中蕴涵着一定的数据价值,但是需要经过知识发现才能将有价值的数据转换成知识。知识发现过程包含了数据价值评估过程。知识发现模块致力于应用特定的知识发现方法从海量的数据中提取知识,以及将人类专家的知识和经验转化为医学规则库中的规则和医学知识库中的知识，主要包含数据选择、数据挖掘、知识验证、规则/知识提取四个部分。

1）数据选择

在对医学知识数据库进行知识发现之前，需要确定选择哪些数据进行挖掘。从医疗机构的需求入手或从研究的医学问题入手，根据需求内容和研究目标的描述，医学知识数据库技术团队会同医学领域专家、数据库管理人员共同协商沟通，明确知识发现模型所需要的数据。在数据种类确定后，一方面，向医学知识数据库发送数据调用请求；另一方面，从医学知识数据库调用各个医疗机构数据源的导入数据。

2）数据挖掘

在知识发现模型构建之前，需要充分理解和认识医学知识数据，根据数据挖掘的需求选用合适的大数据分析方法，根据不同类型的知识挖掘需求将分析方法按步骤组成算法集存入医学规则库，未来遇到同样的需求时可以直接调用算法集进行大数据分析。例如，应用聚类算法分析特定疾病具有的特定征兆，应用预测算法预测流行病爆发的可能性，应用神经网络算法判定个人健康状况，应用决策树算法提取诊断规则，运用贝叶斯分类算法进行人群分类实现个性化医疗。知识发现模型就是应用"情景-算法"生成知识体系，将有价值的数据转化成新知识。

3）知识验证

经数据选择、数据挖掘形成的新知识在存入医学知识库之前需要进行知识验证，以判断新知识的真实性和实用性。医学知识数据库技术团队将新知识传递给医疗机构，医疗机构对新知识进行检验确定其真实性和实用性。医疗机构将检验结果反馈给医学知识数据库技术团队，若新知识存在问题则检查之前的步骤，尤其是知识发现模型；若新知识具有真实性和实用性，则将新知识存入医学知识库。

4）规则/知识提取

规则/知识提取是面向数据选择、数据挖掘和知识验证过程的，一旦发现新规则、新知识，则将其分别存入医学规则库和医学知识库。规则/知识提取能力决定了知识发现的能力，规则/知识提取过程融入了人类专家的知识和经验，正向着人类智慧与人工智能在规则/知识提取领域集成应用的方向发展。

3. 知识形成模块

在医学知识数据价值生成过程中，需要将人类专家的知识和经验转化为医学知识数据库中的知识，知识形成过程涵盖了数据价值共创过程。一方面，从人类专家的语言或书面的数据中提取知识；另一方面，通过合适的知识表达和知识编辑方式将人类专家的思想转化成知识。因为受语言表达、知识理解、知识表达和知识编辑等能力影响，在知识发现过程中会出现偏差，所以可以应用机器识别转换语音和文字、机器学习形成专家知识。

1）机器识别

在知识发现过程中，应用人工智能、模式识别技术识别人类专家提交的文本、音频、视频、图像文件，应用计算机系统分析、识别、提取文字和视频中的知识。Gatta 等（2016）为了解决医生和患者间语义不一致的问题，提出了一种基于局部挖掘与全局学习的医疗记录编码方法，局部挖掘独立提取患者病历中的医学概念，并将其映射为经过验证的术语，所有术语联合构成术语空间用于全局学习，全局学习将寻找出错误的关键术语并去除不相关术语。

复杂资料的识别主要分为文档识别和图片、视频或音频识别两大类。文档识别的主要挑战在于手写文本具有极大的不确定性，文字的字体与分辨率等会影响文字识别的准确率。在建立文本识别模型时，要注意联系上下文语境进行识别。例如，应用深度卷积神经网络进行手写汉字识别，通过录入巨大的手写汉字的样本，对神经网络进行训练，得到超过人类的识别精度（庄琰，2015）。在图片、视频或音频识别方面，需要对图片、视频或音频中的数据进行检测、提取，生成文本，再对文本进行识别。

2）机器学习

人类专家知识和经验获取，重在获取人类专家面对医学问题时做出的决策以形成新知识。可以应用基于机器学习的知识获取方法，提取人类专家知识和经验中的规则，将人工形成的问题集和决策集输入计算机系统，计算机系统通过学习训练输入的问题集和决策集归纳综合产生规则。

在计算机系统中，通过建立的医学知识库将问题集和决策集转换成一个个规则，可以将归纳综合形成的规则存储在人类专家的个人知识库中，并汇总到医学知识数据价值生成模型的医学知识库中。人类专家知识和经验转化的知识，不仅增强了医学知识获取能力，而且增强了医学知识数据价值生成能力。

医学知识数据经过数据整合、知识发现、知识形成模块处理后同样需要进行数据封装处理，需要医学知识数据资产运营管理，针对不同的需求经过打包和隐私保护处理形成有价值的数据包，以数据包为单元进行运营管理。面向实际需求对生成的有价值的数据包进行管理，分类封装健康医疗数据价值生成的结果，以医学知识数据资产的形式进行运营管理，有助于进一步提高数据应用价值。

## 1.4 健康医疗数据价值实现

健康医疗数据价值蕴涵在数据价值网络之中，数据价值实现过程就是在数据中传播知识，知识价值持续复制，融合人工智能的医疗服务方案和健康管理方案应用与创新的过程。健康医疗数据价值实现，可以分为个人健康数据价值实现和医学知识数据价值实现两部分。

### 1.4.1 健康医疗数据价值实现原理

健康医疗数据价值实现就是将使用价值转化为劳动价值的过程，是一类融合了人类智慧与人工智能的能够产生价值增值的使用价值。健康医疗数据在生成医疗服务方案和健康管理方案的过程中，不仅需要融入人类智慧与人工智能，而且需要集成应用医疗服务资源、服务技术和服务组织三个要素，才能将知识体系转化成更具价值的医疗服务方案和健康管理方案。健康医疗数据价值实现原理，就是对普遍或基本规律的理解和认识。

1. 健康医疗数据价值实现资源

医疗服务人员、服务设施和服务环境等医疗服务资源影响着数据价值实现，应致力于为价值实现积蓄有价值的资源。医疗服务资源应该成为健康医疗数据价值实现的重要支撑，只有在资源充足、优化配置的情况下才能发挥最大的价值作用。通过医疗服务资源整合，如区域医疗联合体（简称医联体）重构医疗服务生态，实现价值融合。

**原理 1.4　价值融合**

健康医疗数据价值实现首先是包含医疗服务人员、服务设施和服务环境等服务资源的集聚，是依托生成的知识体系建立"资源–价值"关联关系，以优化的资源结构、资源布局实现价值增值的过程。价值融合就是对服务资源使用价值有效集成，资源整合、价值融合，人类智慧与人工智能共同会诊的过程。健康医疗数据价值实现原理——价值融合如图1-10所示。

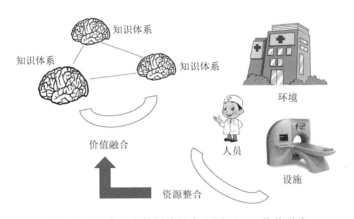

图1-10　健康医疗数据价值实现原理——价值融合

医疗服务资源整合与医疗服务价值融合，形成了"资源-价值"协同演化增强能量、提高收益的价值增值体系，以更加精准有效地提供医疗服务和个性化健康管理。多个知识体系集成形成的价值融合，有效支撑了健康医疗数据价值实现，例如，帮助慢性病患者进行自我健康管理，帮助孕产期妇女了解胎儿发育状况等。

人类智慧与人工智能形成的价值融合，不仅有效增强了人-机在医疗服务领域的交互能力，而且有效提高了智慧医疗、智能医护等医疗服务能力。价值融合充分发挥了医疗服务资源整合优势，既有助于提高健康医疗数据价值生成能力，又有助于提高健康医疗数据价值实现能力。

2. 健康医疗数据价值实现技术

精准医疗、个性化健康管理等医疗服务技术影响着数据价值实现，应致力于探索更具价值的服务技术。健康医疗数据价值实现技术，致力于发挥数据价值在医疗服务领域的作用，不仅需要一个数据价值精细化应用的框架，而且需要一个"精耕细作"的数据价值实现过程。通过健康医疗数据价值"精耕细作"，如精准医疗方案设计，实现价值精深。

**原理1.5　价值精深**

健康医疗数据价值实现依赖于精准医疗、个性化健康管理等服务技术，从更大的广度和深度挖掘数据价值，从更小的颗粒度分析刻画数据价值，从更精深的视角应用数据价值。价值精深就是对数据价值进行精益化管理、精细化运作、精准化服务的价值挖掘、再挖掘的价值实现方式。健康医疗数据价值实现原理——价值精深如图1-11所示。

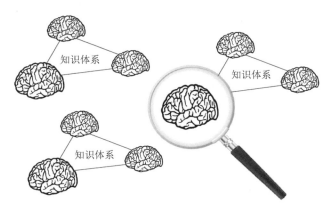

图1-11　健康医疗数据价值实现原理——价值精深

精准医疗作为一种实现价值精深的方式，能够根据患者的临床信息，应用分子诊断和基因测序等技术，实现精准的疾病分类及诊断，制定个性化疾病治疗方案，具有精确、准时、共享和个性化特性。精准医疗具有定量化、个性化、事前预防和连续性四大特点（毛鲁平和徐鑫，2017）。从精准医疗的意义上看，价值精深就是精准诊断、精准治疗的过程。

个性化健康管理作为一种实现价值精深的方式，能够依据不同个体的健康状况信息，如既往疾病史、健康体检数据、遗传基因数据、生活习惯数据等，量身定做健康管理方案。从个性化健康管理的意义上看，价值精深就是精益化数据管理、精细化量身定做、精准化预防干预和临床干预的过程。

### 3. 健康医疗数据价值实现组织

以提高医疗服务需求情景——数据适配能力价值匹配程度为目标的医疗服务组织影响着数据价值实现，应致力于提高医疗服务组织能力。健康医疗数据价值实现组织，不仅需要一个优化的组织结构，以承载医疗服务资源和医疗服务技术，而且需要一个完善的激励机制，以激励每一个医疗服务资源贡献信息、资源和能力。

**原理 1.6　价值渗透**

健康医疗数据价值实现离不开担负管理协调职能的医疗服务组织，有效集聚数据价值并渗透到每一个医疗服务资源之中，实现数据价值渗透。健康医疗数据价值实现组织的价值作用，在于构建基于健康医疗数据的健康数据银行、自我健康管理、远程医疗等新型医疗服务模式，增强数据价值穿透力、渗透力，更广泛地提升健康医疗数据价值增值能力。健康医疗数据价值实现原理——价值渗透如图 1-12 所示。

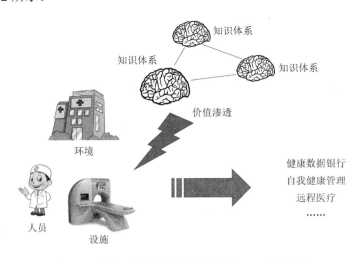

图 1-12　健康医疗数据价值实现原理——价值渗透

健康医疗数据价值向医疗服务资源渗透，为医疗服务资源优化配置注入新的动能，成为医疗服务资源均等化的重要驱动力。价值渗透演化成基于健康医疗数据的新型医疗服务模式，集成应用多个知识体系提升医疗服务能力，以更加精准的医疗服务能力刷新数据资源中的内核知识，以提升医疗服务资源集成和应用知识的能力。

健康医疗数据价值渗透更多地表现为数据价值生成能力和实现能力的扩展，以及健康医疗数据采集、存储、管理和分析能力的拓展。健康数据银行、自我健康管理、远程医疗等新型模式，有效整合了医疗服务资源、服务技术和服务组织，既具有价值生成功能，又具有价值实现功能，能够更好地实现健康医疗数据价值融合、价值精深和价值渗透，扩展"知识体系+"的价值。

价值融合、价值精深和价值渗透体现了不同情景、不同程度的健康医疗数据价值实现能力，揭示了健康医疗数据价值实现的普遍或基本规律。健康医疗数据价值实现原理，为数据价值实现构筑了合理的渠道，即既面向个体和群体的个人健康数据价值实现，又面向医疗机构的医学知识数据价值实现，两个渠道分别以个人健康数据库和医学知识数据库为载体，都致力于应用"知识体系+"。

## 1.4.2 个人健康数据价值实现

在医疗服务领域，个人健康数据库存储着个体或群体健康医疗数据价值生成的结果，以个人健康数据库为载体的数据价值实现，同样需要一个价值融合、价值精深和价值渗透的价值实现过程。个人健康数据价值实现模型如图1-13所示，包括资源整合模块、价值匹配模块、个体/群体服务模块，各个模块具有相应的组成和功能。

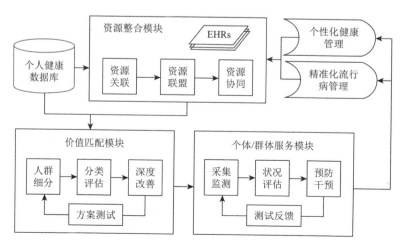

图1-13 个人健康数据价值实现模型

1. 资源整合模块

个人健康数据价值实现依赖于医疗服务人员、设施和环境等资源，依赖于个人健康数据库中的个人健康数据及电子健康档案中的动态数据，通过医疗服务资源整合实现价值融合。医疗服务资源整合是一个动态的持续优化的过程，就是以资源的增值赋能实现数据价值。资源整合模块主要包括资源关联、资源联盟、资源协同三部分。

1）资源关联

医疗服务资源整合首先需要建立资源之间的关联，不仅在于医疗服务人员、设施和环境等资源之间的关联，而且在于不同区域、国家之间医疗服务资源的关联。医疗服务资源关联，致力于建立不同区域、不同人群、不同属性数据之间的关联关系，以"资源-价值"关联关系拓展数据价值的应用领域。

医疗服务资源关联关系分析和刻画，能够观察不同区域资源分布合理性和均等化水平，为区域间的优化配置奠定理论基础。不同区域生活习惯与个人健康状况之间的关联关系，能够描述个人健康状况受生活习惯影响的因素和程度，能够描述不同区域群体健康状况差异的来源和影响因素。

2）资源联盟

在医疗服务资源关联分析的基础上，建立面向实际需求的医疗服务资源联盟，有助于按区域、人群、需求充分整合资源并提升资源价值。医疗服务资源联盟，致力于通过资源联盟整合资源、融合价值，"以点带面"地推动健康医疗数据价值实现增值，提高整个联盟的医疗服务能力。

以区域医联体为例，医疗机构形成的资源联盟，不仅集聚了医疗服务人员、设施和环境，更重要的是集聚了健康医疗数据资源及其蕴涵的价值，形成了"基层首诊、双向转诊、急慢分治、上下联动"的分级诊疗和就医模式。资源联盟集聚了价值实现的势能（potential energy）和势能转化成动能的能量，为未来价值实现、释放能量增强动力。

3）资源协同

在医疗服务资源关联、联盟基础上，医疗服务资源之间实现协同运营，有助于在数据价值融合后产生"1+1＞2"的协同效应，按照差别效率理论（differential efficiency theory）通过提高低效资源的效率实现价值增值。医疗服务资源协同，致力于以协同效应提升低效资源效率，推动数据价值实现。

以区域医疗服务资源协同为例，不同医疗机构以融合价值推动信息、资源和能力协同运营，以每一个医疗机构能力的增强提高医疗服务资源的整体效率。资源协同以多主体的形式和优势构建协同演化的价值池（value pooling），将集聚的数据价值转化的医疗服务能力注入价值池，支撑健康医疗数据价值实现。

2. 价值匹配模块

在"资源-价值"关联关系基础上,个人健康数据价值实现需要"精耕细作"的价值精深过程。个人健康数据价值匹配,就是经过"精耕细作"为价值池中的数据价值寻找用武之地,实现"对症下药"式数据价值匹配。价值匹配模块主要包含人群细分、分类评估、深度改善、方案测试四个部分。

1)人群细分

个性化健康管理需要依据每一个个体的健康状况对人群进行细分,尽可能满足覆盖区域群体的基本需要,用于构建全方位健康管理服务模式。通常,根据医疗服务人群划分的基本原理,可以将人群分为健康人群、亚健康人群和患病人群。人群细分体现了精益化管理的思想,可以针对不同的人群提供个性化健康管理,以更加精准地实现个人健康数据价值。

对于健康人群,通过监测个人健康数据发现个体生活方式中哪些行为可能带来健康风险,为健康人群提供个性化健康生活方式管理,通过对不当生活方式进行提醒等形式督促个人养成良好的行为习惯;对于介于健康和疾病之间、健康管理的重点人群——亚健康人群,需要不间断、动态监测健康风险因素,采取有效措施避免向疾病状态转化;对于患病人群,可以采用健康促进诊疗管理模式,在患者采取专业医疗服务的同时,为患者提供健康状态改善服务。

2)分类评估

在人群细分基础上,依据个人健康数据对健康人群、亚健康人群和患病人群进行评估,能够更有针对性地制定个性化健康管理方案。分类评估是健康管理方案制定的基础,针对健康人群制定生活方式管理计划,对亚健康人群制定健康状态改善计划,对患病人群制定健康促进诊疗计划,全方位提高健康医疗数据价值。

健康人群生活方式管理计划,在很大程度上依赖于个人对整个方案的配合,需要充分调动个人对健康的认知和责任心,通过评估发现不当生活方式;亚健康人群健康状态改善计划,通过科学的疾病危险评估寻找健康风险因素,有针对性地采取预防干预措施;患病人群健康促进诊疗计划,强调患者自我健康管理的重要性,在科学治疗的同时全面改善生活方式,密切监控患者的疾病危险因素,有效降低风险水平、预防疾病恶化。

3)深度改善

个人健康数据价值实现,主要体现在具有健康人群、亚健康人群和患病人群自身特点的个性化健康管理方案,具有个人健康数据价值增值能力的全生命周期健康服务方案。依托个人健康数据,针对不同人群的生活方式管理计划、健康状态改善计划、健康促进诊疗计划,经过深度学习形成针对不同个体的深度改善计划方案。

生活方式管理计划主要针对个人,给予系统科学的健康教育,提高人们的自我健康管理意识，保持科学规范的生活方式，不断改善和降低疾病风险，持续长久地保持健康；健康状态改善计划致力于避免危险因素升级而发展成疾病、改善个人健康状况，例如，针对生理为主的亚健康状态制定合理的营养平衡、缓解压力方案，针对心理为主的亚健康状态提供定期的心理疏导和调理；健康促进诊疗计划应保证患者临床治疗的有效性，实时监控个人的各项指标，定期追踪督导，及时进行健康再评估，不断调整健康状态改善计划，以确保患者及早恢复健康状态。

4）方案测试

个人健康数据价值实现是一个持续改进的过程，是一个价值匹配精密升级的过程，需要经过实践检验才能真正付诸实践。针对健康人群、亚健康人群、患病人群，通过生活方式管理计划、健康状态改善计划、健康促进诊疗计划改善每一个个体的健康状况，并在实践中得以持续改进。

以亚健康人群的健康状态改善计划为例，对于具有明显高危倾向及疾病（高血压、糖尿病、心脑血管病、肿瘤）前期征兆，需要立即改善健康状况的群体，不仅需要密切监控危险因素、降低疾病风险，而且需要在生活中实时测试计划的有效性，及时规范生活方式或寻求临床干预，防止疾病进一步发生。方案测试作为一种有效的检验方式，能够验证价值实现方式的有效性。

3. 个体/群体服务模块

个人健康数据价值实现就是一个价值渗透的过程，即从个人健康数据库向个体和群体渗透的过程，可实现个人健康风险因素全面管理、全方位服务。个体/群体服务就是以患者为中心的个性化健康管理和精准化流行病管理，实现个人健康数据价值的过程。个体/群体服务模块主要包含采集监测、状况评估、预防干预、测试反馈四部分内容。

1）采集监测

个人健康数据价值实现依赖于获取的个人健康数据，包括基本信息、健康状况、疾病家族史和医疗记录等数据，应用可穿戴设备等可以实时监测个人生活方式和健康状况指标。在个人健康档案中积累个体健康检测数据，为后续的健康状况评估、个体健康发展趋势预测、及时发现潜在的健康危害并制定相应的健康管理干预方案提供科学依据。

以群体为单位的个人健康数据采集监测，可以通过长期、连续的健康数据的采集、分析，实时掌握不同群体健康状况动态分布和地域分布情况，用于分析比较不同群体健康状况演化情况。群体健康数据采集监测与个人健康数据价值的有效集成，有助于通过时间、空间属性的关联分析、预测分析，更加精准地描述一个群体或多个群体的健康状况及其演化规律。

2）状况评估

个人健康数据价值实现需要对采集监测数据进行健康状况评估，以预测监测对象在一定时间内发生某种疾病或健康风险的可能性（陈君石和李明，2005）。针对个体健康状况和健康风险因素，利用价值生成模型中的统计分析和数据挖掘模块进行分析计算，获得个人健康风险评估报告，确定评估对象的健康状况、健康风险层次，明确个体属于健康人群、亚健康人群还是患病人群。

以群体为单位的个人健康状况评估，不仅在于区分健康人群、亚健康人群和患病人群，而且在于更好地观察群体的健康状况、健康风险可能性，更加精准地描述一个群体或多个群体的健康状况。群体健康状况评估与个人健康数据价值的有效集成，有助于以动态评估值表征一个群体或多个群体的健康状况。

3）预防干预

个人健康数据价值实现集中体现在预防干预，根据个人健康状况评估结果制定科学的、全方位的个性化健康管理计划，通过预防干预、动态追踪逐步改善个人健康状况。健康管理是一个长期、持续、循环往复的过程，即使实施了有效的预防干预，仍然需要长期追踪干预效果，相应地调整健康管理计划，才能实现健康管理的预期效果。

以群体为单位的个人健康预防干预，能够有计划地改善一个群体或多个群体的健康状况，并且可以通过分析比较刻画不同群体健康状态改善过程中的差异，有助于更好地动态追踪预防干预的有效性。群体健康预防干预与个人健康数据价值的有效集成，能够更加有效地挖掘不同群体预防干预的有效性，全方位地支持精准化流行病管理目标的实现。

4）测试反馈

个体/群体健康预防干预的有效性不仅需要经过实践检验，而且需要一个长期、持续、循环往复的检验过程，才能更加真实地评价采集监测、状况评估、预防干预整个个体/群体服务过程的有效性。测试反馈重点在于观察分析个人健康数据价值实现的过程、结果，并基于健康状态改善的实际效果调整个性化健康管理计划。

在具体实施测试反馈过程中，针对个体和群体具体的实施方法、过程也会有所不同，需要结合具体的对象通过观察分析调整计划。以高血压个体/群体服务为例，个体血压数据的采集监测、状况评估、预防干预都要比群体的更加精准、有效，从某种意义上讲，基于个人健康数据价值实现的测试反馈更加依赖于数据的真实性和准确性。

个人健康数据价值实现主要针对个体和群体，针对个体表现为个性化健康管理，针对群体表现为精准化流行病管理，从而形成从个体价值向群体价值的延伸、扩展。个人健康数据价值实现结果，经数据封装可以形成个性化健康管理和精准化流行病管理两部分内容，更加有效地增强个人健康数据价值增值能力。

## 1.4.3 医学知识数据价值实现

在医疗服务领域，医学知识数据库存储着医疗机构医学知识数据价值生成的结果，以医学知识数据库为载体的数据价值实现，同样需要一个价值融合、价值精深和价值渗透的价值实现过程。医学知识数据价值实现模型如图 1-14 所示，包括知识整合模块、价值匹配模块和医疗/机构服务模块，各个模块具有相应的组成和功能。

**1. 知识整合模块**

医学知识数据价值实现更多地依赖于医学知识数据库中的知识，进一步融合人类专家智慧产生人工智能，通过知识整合实现价值融合。知识整合是一个对于知识深度学习、深度挖掘和深度加工的过程，类似于金子提炼、提纯的过程。知识整合模块主要包括知识关联、知识联盟、知识协同三部分。

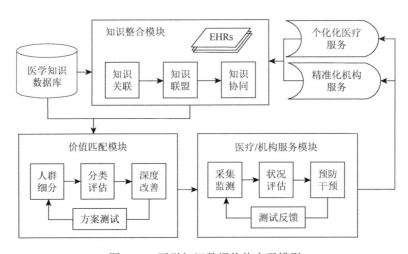

图 1-14 医学知识数据价值实现模型

1）知识关联

在医学知识数据价值实现过程中，医学知识整合建立在知识关联基础上，不仅能够建立不同国家、不同区域、不同医疗机构医学知识数据之间的关联性，而且能够建立不同类型医学知识数据之间的关联性。通过知识关联生成不同个体、不同疾病、不同医疗机构的决策支持进行疾病治疗和健康管理，建立以人为中心的主动服务模式（Ball and Gold，2006）。Sibbald 等（2016）研究指出知识关联分析、整合、共享有利于优化组织流程、提供决策支持。

医学知识关联分析能够通过普通病患者正确诊断案例分析建立"症状—诊疗方案"的关联关系,以智能辅助诊疗方式为就医患者提供诊疗方案。由于患者临床诊疗方案不同、健康管理及预后受到的影响因素不同(如既往疾病史、疾病状况及诊疗方案),应通过诊疗关键点知识、规则等关联分析建立统一数据、诊疗引擎支撑,针对个体差异智能选取疾病诊断模型。

2)知识联盟

医学知识联盟成员主要来自医疗机构、家庭医生等医学知识数据提供者,联盟成员之间以医学知识数据库为纽带进行知识共享与交流,重点在于共同承担医学知识数据价值生成和价值实现。以流行病患者诊疗为例,需要联盟成员实时监测患者就医、用药过程中的各项健康指标,应用医学知识数据库生成患者医疗建议计划和个性化医疗临床指南,提高临床医生流行病诊疗能力。

在医学知识数据库中包含流行病患者临床用药数据,某医学知识联盟成员从中提取某病型结构化用药案例数据,包括药物名称、类型、患者病重程度、患者用药后关联临床检验数据、患者过往过敏史等,研判案例中各类可行药物,包括复合用药的临床效果,从而得到某病型的最佳用药方案。医学知识联盟成员可以共享某病型的最佳用药知识,从而有效防控流行病的蔓延。

3)知识协同

在医学知识整合过程中,知识协同致力于从整体上提高医学知识数据价值实现能力。在医学知识数据库支持下,医学知识联盟成员协同诊疗,使人工智能环境达到人类专家会诊的效果。以重点人群诊疗为例,由于0~36个月的儿童、孕产妇、老年人、慢性病患者、重性精神疾病患者等重点人群健康状况波动大,需要及时掌握其身体各项指标数据,为知识协同提供适合的应用舞台。

在医学知识协同体系中,一方面,联盟成员共享的医学知识成为重点人群医护的依据,提高了临床医生的诊疗决策能力;另一方面,可穿戴设备的应用实现了"数据-知识"的集成,增强了对重点人群健康状况的实时监测能力。知识协同整合的诊疗能力,奠定了个性化诊疗服务的基础。

2. 价值匹配模块

在知识整合基础上,医学知识数据价值实现需要"精耕细作"的价值精深过程。医学知识数据价值匹配,就是经过"精耕细作"为医学知识数据价值实现提供最佳的服务对象、时间和空间。价值匹配就是一个为医学知识数据价值实现寻找最佳场所的过程,是一个价值挖掘、再挖掘的过程。价值匹配模块主要包括人群细分、分类评估、深度改善、方案测试四部分。

1)人群细分

医学知识数据价值实现主要面对患病人群,不同的患病人群所要实现的医疗服务价值有所不同。只有科学合理地进行患病人群细分，才能真正实现个性化医疗（精准医疗）服务。个性化医疗服务聚焦于个体的疾病治疗与预防，根据患病的个人体征制定个性化治疗方案和个性化健康管理方案。

针对不同的患病人群，医学知识数据价值实现体现在个体与价值的完美结合，可以将患病人群分为普通病患者、流行病患者和重点人群三类，将传统的以疾病为中心的医疗服务模式转变为以患者为中心的个性化医疗服务模式。患病人群细分不仅需要综合考虑医学知识数据价值，而且需要综合分析患者能否主动参与医疗服务过程。

2）分类评估

不同患者、不同疾病的治疗方案各不相同，即使同一患者同一疾病的治疗方案也会千差万别，在患病人群细分基础上，分别对普通病患者、流行病患者和重点人群的健康状况进行评估，重点考察不同患病人群的健康状况差异。以个人基因组信息为基础，结合代谢组等人体相关环境信息，为患者设计符合自身特色的最佳治疗方案，实现治疗效果最大化。

医学知识数据价值实现就是利用生物数据库，通过组学等手段有效区分不同患者，实现患者精准医疗服务（National Research Council，2011）。患病人群分类评估技术，需要充分利用医学知识数据库和生物数据库建立分类评估模型，为不同患者、不同疾病制定更加精准的诊疗方案创造了条件。

3）深度改善

医学知识数据价值支持的个性化医疗（精准医疗）服务是一个持续改进的过程，不仅在于患病人群细分模型和分类评估模型的持续改进，而且在于疾病诊疗模型的持续改进。医学知识数据价值深度改善过程中，主要涉及个性化治疗方案和个性化健康管理方案的改善，以持续增加数据价值。

个性化医疗（精准医疗）服务深度改善需要涵盖每一个诊疗环节，包括易感基因检测、早期筛查、疾病确诊、个性化用药指导、随诊和疗效评价等，有助于提高每一个环节的准确度。医学知识价值匹配致力于从深层次上提升医学知识数据价值实现能力，从每一个环节持续改善、提升价值。

4）方案测试

医学知识价值匹配经过人群细分、分类评估、深度改善，针对特定的人群形成了个性化治疗方案和个性化健康管理方案，方案的有效性和实际价值需要临床测试。医学知识数据价值实现，不仅面向已知疾病提供治疗方案和健康管理方案，而且也是探索未知疾病治疗方案的重要途径。

以个性化医疗（精准医疗）服务为例，基因、细胞、临床、行为、生理和环境等生物医学信息的应用，不仅增强了对疾病风险评估、疾病原理分析和疾病疗效预测等方面的能力，而且检测、测量和分析范围的扩展有效提升了精准化健康管理能力。经过临床实践检验，个性化医疗（精准医疗）服务在遗传疾病和传染病领域得到广泛应用（National Research Council，2011）。

3. 医疗/机构服务模块

医学知识数据价值实现就是一个价值渗透的过程，即从医学知识数据库向医疗及其相关机构渗透的过程。医疗/机构服务就是以患者为中心的个性化医疗（精准医疗）服务和精准化机构服务，实现医学知识数据价值的过程。医疗/机构服务模块主要包括采集监测、状况评估、临床干预、测试反馈四部分。

1）采集监测

医学知识数据价值实现依赖于获取的医学知识数据，主要来自患病人群的疾病检测、诊断、治疗、康复过程的医学知识数据，这些数据最终存储在患病人群的电子病历中。个性化医疗服务离不开医学知识数据，Toder（2002）研究了 DNA（Deoxyribonucleic acid，脱氧核糖核酸）数组在医疗诊断中的作用，大量基因结构数据分析能提供研究抑制基因与癌症肿瘤增长的方法，有助于实现靶向治疗和患者监测。Davis 和 Chawla（2011）基于遗传关联研究收集数据和患者既往疾病史，构建了疾病交互网络和多层关系链接预测方法。

精准化机构服务也离不开医学知识数据，以制药公司的药物副作用分析、药效分析、药物开发为例，患者药品不良反应信息的采集监测，有助于改变传统的临床试验药物副作用分析方法；针对患者处方治疗信息的药物疗效深度挖掘，有助于改变传统的临床反应药效分析方法；基于药物治疗数据的医学知识发现更具针对性，有助于改变传统的随机筛选和意外发现的药物开发方式，提高药物副作用分析、药效分析和药物开发的效率和准确性。

2）状况评估

医学知识数据价值实现需要对采集监测数据进行患病人群疾病状况评估，以更加精准地进行治疗。Wherry 等（2014）使用多因素 Logistic 回归模型预测需要补助人群，量化生活质量和健康状况信息，从而援助需要医疗的人群；Rapsomaniki 等（2016）基于瑞典、美国、英国及法国的心脏病患者健康数据对患者长期健康风险进行评估，并对不同国家的整体健康风险进行分析比较；Barrett 等（2013）指出大数据便于对导致慢性病的风险因素进行修正，通过促使人们关注疾病风险因素，提高干预的有效性，帮助人们在更健康的环境中获得健康。

以保险风险分析、客户关系管理、保险欺诈分析等保险公司业务为例，服务对象疾病状况评估是提供精准化服务的基础。基于投保人的个人健康数据和医学知识数据的保险风险分析，能够提高保险费率决策的科学性；根据客户类型和需求模式的保险产品和服务模式的客户关系管理，能够提高客户服务资源配置合理性；通过投保人医学知识数据与索赔数据的关联分析，能够提高保险欺诈分析的准确性。

3）临床干预

医学知识数据价值实现集中体现在临床干预，根据患病人群疾病状况评估结果制定科学的个性化医疗方案，通过临床干预逐步改善个人健康状况。Longhurst 等（2014）提出电子健康档案中的"绿色按钮"功能，可以实时应用大数据将相似患者分类、实施个性化诊疗，可以作为临床决策和解决未知问题的资源。基于医学知识数据和个人医疗数据的临床干预，充分体现了医学知识数据价值实现的价值。

在医学知识数据价值生成网络中，医院占据着不可替代的重要地位，医院临床信息系统是价值实现的重要途径。在医学知识数据库支持下，医院临床信息系统能够帮助临床医生做出最恰当的临床干预决策，临床路径精益化管理能够帮助医院在成本-收益分析的基础上科学地进行医疗服务定价。

4）测试反馈

医疗/机构服务的有效性不仅需要经过实践检验，而且需要一个长期、持续、循环往复的过程，才能更加真实地评价采集监测、状况评估、临床干预整个医疗/机构服务过程的有效性。测试反馈重点在于观察分析医学知识数据价值实现的过程、结果，并基于疾病状况改善的实际效果调整个性化医疗服务方案。

在具体实施测试反馈过程中，医院医疗事故的发生情况能够反映一家医院的医疗服务水平，人口健康状况能够反映一个区域的医疗服务水平，医疗服务资源可及性能够反映一个国家的医疗服务水平。个性化医疗服务方案在医疗机构进行临床测试，帮助患病人群提高健康水平，精准化机构服务方案在制药公司、保险公司、公共机构等机构进行应用测试，帮助它们提高现有生产、服务水平。

医学知识数据价值实现主要针对医疗及其相关机构，针对医疗机构表现为个性化医疗服务，针对医疗相关机构表现为精准化机构服务，从而形成从医疗机构价值向医疗相关机构价值的延伸、扩展。医学知识数据价值实现结果，经数据封装可以形成个性化医疗（精准医疗）服务和精准化机构服务两部分内容，更加有效地增强医学知识数据价值增值能力。

## 1.5 本章小结

医疗服务资源数据价值强有力地支持了医疗服务精益化管理、精细化运作、精准化服务的"三精路线"，进一步彰显了健康医疗数据这座"金矿"的"金价"，如何更加充分地挖掘和使用健康医疗数据就成为数据价值生成与价值实现的重要使命。健康医疗数据作为一类重要的医疗服务资源，应该成为医疗服务资源均等化的重要驱动力，从而激励人们更加深入地探索"数据—价值—驱动"的医疗服务资源均等化理论。

# 第二部分 观 念 篇

"数据—价值—驱动"医疗服务资源均等化理论,本身就蕴涵着健康医疗数据资产的数据观和价值观。健康医疗数据作为一类医疗服务资源,依托个体、群体、区域和国家不同层次、不同程度地提升医疗服务资源价值和价值增值能力,形成了医疗服务资源精准配置数据观,能够更加精准地引导医疗服务资源优化配置。面对医疗服务资源配置不均衡、享受不均等的现状,如何才能以精准配置的数据观实现医疗服务资源均等化的目标?

健康医疗数据作为资产必须考虑资产价值和资产管理两个最基本的问题,只有引入精益管理思想进行精益管理,才能实现健康医疗数据资产价值保值增值的目标。医疗服务资源数据资产精益管理价值观的形成和发展,源于资产价值最大化和最大化满足人们健康需要和医疗服务需求的追求,源于"数据—价值—驱动"医疗服务资源均等化的追求。正确的健康医疗数据资产数据观和价值观,如何才能在理论与实践相结合的过程中发挥更大的作用?

# 第 2 章　医疗服务资源精准配置数据观

新技术、新观念必然成为促进时代发展、行业变革的重要驱动力。大数据时代催生了万物互联的新数据观，颠覆了传统行业的生产经营模式，也给医疗服务行业的发展带来了新的机遇与挑战。医疗服务资源精准配置数据观，孕育在"数据—价值—驱动"的医疗服务资源均等化理论之中。

## 2.1　概　　述

医疗服务资源是指在一定时间内，社会在提供医疗服务过程中占用或消耗的各种生产要素的总称，包括有形资源和无形资源（李晓雪等，2016）。在传统的人力资源、物力资源、财力资源和技术资源的基础上，健康医疗数据作为新的生产力要素而成为新的医疗服务资源——数据资源。

### 1. 医疗服务资源配置

医疗服务资源配置是医疗服务资源在医疗服务行业（或医疗卫生部门）内的分配和调度，包括医疗服务资源增量分配和存量调整，又分别称为"初配置"与"再配置"（徐继兵等，2013）。医疗服务资源配置必须遵循一定的原则、满足一定的条件，致力于实现社会的公平与效率（朱晨姝，2010）。

医疗服务资源配置合理性体现了一个国家、区域的医疗服务水平，也是一个群体、个体健康医疗状况的必要保障，对我国卫生健康事业的可持续发展及我国居民全生命周期健康医疗服务的实施具有重大而深远的影响。医疗服务资源配置合理性主要表现在资源均衡配置、均等享受等方面，医疗服务资源均等化水平成为重要的衡量指标。

### 2. 医疗服务资源精准配置

医疗服务资源使用效率和利用率，不仅取决于医疗服务资源的价值作用，而且取决于医疗服务资源配置状况。只有医疗服务资源优化配置，才能以有限的医疗服务资源最大限度地满足人们的健康需要和医疗服务需求。可见，医疗服务资源精准配置有助于提高医疗服务资源的使用效率和利用率。

健康医疗数据价值生成和价值实现，充分展现了健康医疗数据的内在价值，也揭示了健康医疗数据在医疗服务资源配置中的价值作用。健康医疗数据能够引导医疗服务供给与需求的精准匹配，引导医疗服务资源流向价值最大化的个体、群体、区域和国家，以实现医疗服务资源精准配置。

3. 医疗服务资源数据观

健康医疗数据作为一类医疗服务资源，以数据价值融合人类智慧与人工智能，进一步提升了医疗服务资源价值和价值增值能力。大数据分析技术的发展，催生了医疗服务资源数据观的形成和发展，推动着医疗服务行业变革，也为医疗服务资源均衡配置、均等享受目标的实现提供了理论基础和技术支持。

通过对数据价值的理解和认识，形成医疗服务资源精准配置数据观。针对我国医疗服务资源配置现状，从医疗服务资源配置原理、配置机制，以及医疗服务资源配置评价方法、评价指标等方面，系统阐述医疗服务资源精准配置数据观，探究数据驱动的医疗服务资源精准配置的内在机理，为我国医疗服务资源精准配置提供参考和理论依据。本章结构如图2-1所示。

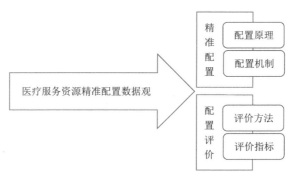

图 2-1　本章结构图

## 2.2　医疗服务资源配置原则和现状

医疗服务资源配置不均衡、享受不均等的问题，已经成为社会各界广泛关注、亟待解决的焦点问题。大数据、人工智能等技术的发展，使数据驱动的医疗服务资源配置成为可能。为了更好地理解医疗服务资源精准配置数据观，需要从医疗服务资源配置原则及配置现状出发，深入剖析医疗服务资源配置机理。

## 2.2.1 医疗服务资源配置原则

在一个国家和地区,医疗服务资源配置原则以导向的作用决定着资源的流向、流量和流效,各级政府在医疗服务资源配置过程中必须严格遵守。面对有限的医疗服务资源和持续增长的医疗服务需求,我国应制定一个科学合理的医疗服务资源配置原则,在这个基本原则的指导下实现医疗服务资源均等化。

**1. 政府主导的医疗服务资源宏观配置原则**

在国家和地区层面,政府主导的医疗服务资源宏观配置构建了我国医疗服务体系的基本架构,形成了我国医疗服务资源配置的基本格局。政府主导的医疗服务资源宏观配置原则,包含顶层设计原则和指导原则,主要面向区域和国家层面,能够科学合理地指导国家、区域医疗服务资源均等化目标的实现。

1) 医疗服务资源配置顶层设计原则

医疗服务资源配置顶层设计不仅直接影响着卫生健康事业的发展,而且影响着城乡居民的生命健康。医疗服务资源配置始终从公平与效率两个基本角度出发,基于区域经济发展和人口分布特征等主要因素,在公平与效率间进行衡量选择,产生了"公平优先,兼顾效率""效率优先,兼顾公平"两大原则。医疗服务资源公平与效率原则内涵如图 2-2 所示。

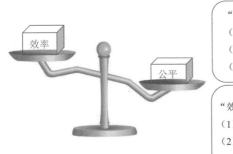

图 2-2 医疗服务资源公平与效率原则内涵

在"公平优先,兼顾效率"原则中,不仅需要优先考虑不同区域资源配置的公平性,而且需要将不同区域资源配置的效率差控制在一个合理的范围。面对"公平优先,兼顾效率"原则,可以采取优先满足医疗服务需求、优先解决供需矛盾、优先配置"弱势群体"等措施(赵林度,2017)。

在"效率优先,兼顾公平"原则中,不仅需要优先考虑不同区域资源配置的效率,而且需要将不同区域资源配置的公平性影响控制在一个合理的范围。面对"效率优先,兼顾公平"原则,可以优先满足高需求区域、优先完善医疗服务资源结构、优先配置高激发区域(赵林度,2017)。

医疗服务资源配置顶层设计无论采用"公平优先,兼顾效率"原则还是"效率优先,兼顾公平"原则,都需要综合考虑中国国情和医疗服务领域发展的状况,以及人们的健康需要和医疗服务需求。医疗服务资源配置顶层设计原则,应致力于引导资源流向最合情合理、最能获得最大医疗服务产出的区域,推动我国医疗服务资源均等化目标的实现。

2)医疗服务资源配置指导原则

在医疗服务资源配置具体实施过程中,应始终根据医疗服务资源的性质、区域发展和人口医疗服务需求现状,有针对性地制定医疗服务资源配置指导原则,以引导医疗服务资源合理配置,使医疗服务资源投入符合医疗服务需求,避免医疗服务资源配置的重叠或遗漏,有利于充分合理地利用我国有限的医疗服务资源,建立适应我国国情和具有中国特色的医疗服务体系,既能公平提供基本医疗服务,又能有效控制基本医疗成本。

(1)医疗机构配置原则。2016年7月,国家卫生和计划生育委员会为了贯彻落实《国务院办公厅关于印发全国医疗卫生服务体系规划纲要(2015—2020年)的通知》(国办发〔2015〕14号)等文件精神,对1994年公布的《医疗机构设置规划指导原则》(卫医发〔1994〕25号)进行修订,颁布了《国家卫生计生委关于印发医疗机构设置规划指导原则(2016—2020年)的通知》(国卫医发〔2016〕38号),进一步明确了我国医疗机构配置原则。

(2)大型医疗设备配置原则。国家卫生部在2009年公布的《关于印发〈2009年-2011年全国乙类大型医用设备配置规划指导意见〉的通知》(卫办规财发〔2009〕67号)中提出了继续调整、优化全国大型医用设备区域布局,促进合理应用的四大基本原则,为我国大型医疗设备配置提供了基本准则。

我国医疗服务资源配置始终秉持"公平优先,兼顾效率"的原则,强调统筹规划、科学布局和协调发展,集中体现在医疗服务资源配置顶层设计原则和指导原则上。随着我国经济的发展和医疗服务资源配置的持续优化,我国医疗服务可及性、医疗服务资源使用效率和利用率持续提高。

**2. 数据驱动的医疗服务资源微观配置原则**

医疗服务资源微观配置,始终立足于个体、群体的实际需求,综合考虑医疗服务资源分布差异、质量偏差、口碑效应和输入型人口的就医需求等因素。数据驱动的医疗服务资源微观配置原则,充分整合了数据时间价值、空间价值和形态价值，在"公平与效率"原则基础上开展"由面向点、由泛向精"的资源配置，满足不同个体、群体差异化、个性化的医疗服务需求。

1）个体/群体细分配置原则

在政府主导的医疗服务资源宏观配置中，以区域经济发展和人口分布特征等宏观数据为依据进行配置，能够从区域整体上实现宏观的"公平与效率"协调，然而却忽略了个体、群体差异化、个性化医疗服务需求，未充分考虑名院和名医的口碑效应、输入型人口的流动、就医需求等因素的影响，致使一些区域出现了医疗服务资源紧缺与闲置并存的矛盾现象。

个体/群体细分配置原则，就是在数据驱动下对个体、群体差异化、个性化医疗服务需求进行细分，依据细分结果进行资源配置。在医疗服务资源宏观配置基础上，借助个体、群体健康医疗数据分析结果，构建医疗服务资源微观配置知识体系，通过具象化、可视化技术手段，引导医疗服务资源科学合理地进行配置。

2）需求细分配置原则

传统意义上的市场细分（market segmentation）就是确定消费群体与细分市场之间的关系，即每一个消费群体就是一个细分市场，每一个细分市场都是具有类似需求倾向的消费者构成的群体。需求细分配置原则立足于医疗服务资源公益性属性，最终目的是满足人们的差异化需求，促进医疗服务资源精准配置。

需求细分配置原则就是基于人们的择院、择医行为等多元性和差异性需求数据进行分析，以一定的评价标准对现有的医疗服务资源进行细分，依据"需求-资源"的关系进行资源配置。一方面，引导医疗服务资源向需求量最大的医疗机构流动，提高医疗机构医疗水平和医疗服务水平；另一方面，引导患者向符合医疗服务需求的医疗机构流动，避免就医的盲目性。

3）多级协同配置原则

数据采集、存储、管理和分析的困难，影响了数据使用，难以突破不同区域、不同级别医疗机构之间固有的屏障，无法实现健康医疗数据的有效共享和充分利用。"基层首诊、双向转诊、急慢分治、上下联动"的分级诊疗和规范有序的就医模式，有助于形成多级协同的医疗服务体系。

多级协同配置原则就是"以人为本"，通过分级诊疗、多级协同等方式，让闲置的医疗服务资源在不同区域、不同级别医疗机构之间动态转移，形成以患者为中心的医疗服务网络，为患者提供定制化医疗服务，减少不必要的就医流程、避免资源浪费，使医疗服务资源配置更加高效、公平。

4）多渠道配置原则

我国医疗服务资源主要集中在医院、卫生院、诊所等医疗机构中，人们的健康需要和医疗服务需求必须前往医疗机构就医才能得以满足。面对多样化医疗服务需求和单一化医疗服务供给，只有更好地依赖数据驱动的新型医疗模式和预防性医疗服务资源，才能提高医疗服务资源供给能力。

多渠道配置原则强调医疗服务资源多元化，强调通过数据分析指导多渠道医疗服务资源配置。在医疗服务体系中，应持续加大家庭医生、健康小屋、小区诊所等医疗服务资源配置力度，使预防性医疗服务资源与治疗性医疗服务资源占比进一步提高，全方位满足人们的多样化需求。

### 2.2.2 医疗服务资源配置现状

随着我国经济的快速发展，较为完善的医疗保险体系和医疗服务体系已经建立，由各级医院、基层医疗机构等主体形成的医疗服务网络覆盖全国各个区域，医疗保障水平逐年升高。据统计，我国医疗保险覆盖率已达到95%左右，基本上实现人人享有医疗保险。但是，我国医疗服务资源配置状况依然严峻。面对现实环境，可以从个体、群体的微观层面和区域、国家的宏观层面出发，基于《2017中国卫生和计划生育统计年鉴》，从医疗机构及设备资源、医疗服务人力资源和医务信息资源等多个维度和层面分析我国医疗服务资源配置现状。

#### 1. 医疗机构及设备资源配置现状

医疗机构是我国提供医疗服务的基本场所，是我国医疗服务体系中的基本医疗服务资源，医疗机构及设备的合理规划布局和设置，对区域医疗服务资源的有效利用、区域医疗服务水平和公平性的提升都有巨大的影响。

1) 我国医疗机构布局规划现状

《2017中国卫生和计划生育统计年鉴》的统计结果显示，我国医疗机构数量从2006年至2016年十年间呈现一个不断上升的趋势，具体如图2-3所示，其中医院数量（包括综合医院、中医医院、中西医结合医院及专科医院等）稳步上升。

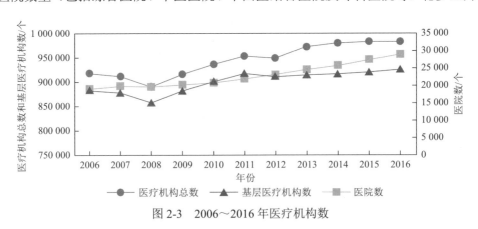

图2-3 2006～2016年医疗机构数

截至 2016 年，国内医院总数已达 29 140 多个，较 2006 年增长超过 50%。相比较而言，我国基层医疗机构（包括社区服务中心、卫生院、诊所等）数量由于本身基数较大，增长相对较缓。2009 年以来，随着新医改的推进，优质医疗服务资源不断向基层倾斜，直至 2016 年，基层医疗机构已经达到 926 518 个。总体而言，从我国医疗机构数量的增长情况来看，总体涨幅远高于人口增长幅度，一定程度上说明我国医疗服务水平在不断提高。

（1）医疗机构区域布局现状。从区域视角出发，《2017 中国卫生和计划生育统计年鉴》的统计结果显示，2016 年，我国东部、中部、西部三个地区医疗机构数量相对较为平均，无论是医院数量还是基层医疗机构数量，都没有较大的差异。虽然从图 2-4 中能够看出我国东部地区的医疗机构数量相较于中西部地区还是有一定的优势，但结合我国三个主要地区的经济发展状况和人口密集程度，计算每千人口医疗机构数分别为 0.524、0.728、0.8311，可以看出单纯就医疗机构的布局数量而言相对较为均衡，中西部地区由于人口较少，人均医疗机构数反而略高于东部地区。

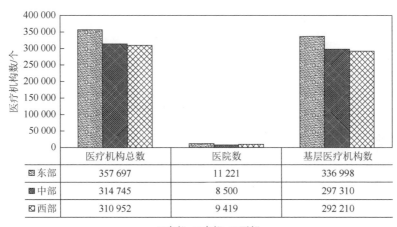

图 2-4　2016 年各地区医疗机构数比较

结合图 2-4 和图 2-5 进行说明，可以明显体现三个地区之间医疗服务资源配置差异。图 2-4 显示三个地区间医疗机构数量的差异较小，而图 2-5 则明显体现三个地区间的医疗机构质量差异显著。东部地区具有优质医疗服务资源的三级医疗机构数量接近中西部地区所拥有数量的总和，体现出东部地区明显的医疗服务资源优势。同时结合各地区人口分布特征计算得出三个地区每千人口拥有的三级医疗机构数分别是 0.001 83、0.001 38、0.001 56，一定程度上说明了各地区之间医疗服务资源分布的不均衡性。

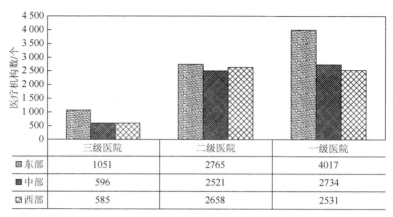

图 2-5 2016 年各地区不同等级医疗机构数比较

（2）医疗机构城乡布局现状。从城乡医疗机构数比较（图 2-6）看，仅从医疗机构布局数量分析，可以得到目前医院 53%左右位于城镇，47%左右位于农村，我国城市人口数量已经超过农村人口，二者比例接近 1∶1 的水平，因此就医院数量而言，城乡医疗机构布局相对较为均衡。在基层医疗机构布局上，农村所有的基层医疗机构数量占我国基层医疗机构总量的 80%以上，城市所有基层医疗机构数量不足 20%。基于我国国情，我国农村涵盖面积广阔且人口聚集性较低，是导致现状的主要原因之一。由于无法收集到有关城乡医疗机构等级分布情况的相关数据，单从医疗机构布局数量出发，我国城乡医疗机构布局比较符合我国国情。

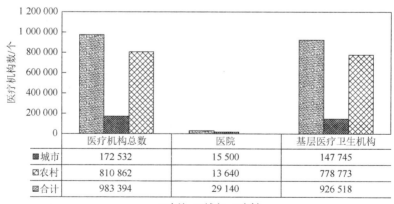

图 2-6 2016 年城乡医疗机构数比较

2）医疗设备资源配置现状

医疗设备资源配置现状以我国医疗机构床位为例进行分析。《2017 中国卫生和计划生育统计年鉴》的统计结果显示，2006~2016年十年间我国医疗机构床位数总体呈不断增长的趋势，2016年总床位数达741.05万张，相较于2006年增长了一倍有余，年平均增长率达10%左右（图2-7）。结合图2-3分析可得，我国基层医疗机构数量逐年增加，但所配备的床位数增加相对缓慢，而医院配备床位数的增长率与总床位数的增长率相近，医疗服务资源的投入整体仍然向医院倾斜，基层医疗服务资源投入稍显不足。总体来说我国医疗机构床位数变化情况在一定程度上体现了我国医疗设备配置情况，随着经济发展和人口的增长，相应的医疗服务资源也在不断投入，且其增长率远高于人口增长率，也体现了我国医疗服务水平和服务能力的提升。

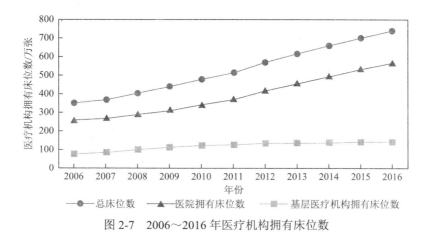

图 2-7　2006~2016 年医疗机构拥有床位数

从地域角度进行分析，2016年我国东部、中部、西部地区城乡每千人口医疗机构床位数如图2-8所示。从地区来看，我国东、中、西部地区每千人口医疗机构床

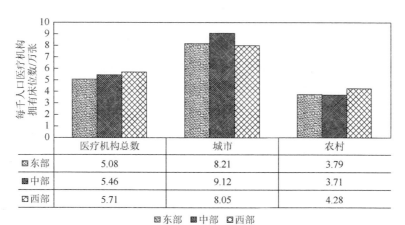

图 2-8　2016 年各地区每千人口城乡医疗机构拥有床位数

位数分别为5.08、5.46、5.71,西部地区略高,东部地区略低,相互间差异较小,医疗设备资源在地区配置上总体呈现较为均衡的状态。从城乡视角来看,无论是东部地区还是西部地区都表现出明显的城乡差异。以东部地区为例,城市中每千人口医疗机构拥有床位数为8.21,是农村地区相应指数的2倍有余,以小见大,可见城乡间的医疗设备资源配置不均衡问题仍然严峻。

2. 医疗服务人力资源配置现状

医疗服务人员作为医疗服务资源的重要组成部分和地区医疗服务水平高低的主要衡量指标,是刻画医疗服务资源配置现状不可忽视的一个重要因素。

《2017中国卫生和计划生育统计年鉴》的统计结果显示,2006～2016年我国医疗服务人员数量不断增长(图2-9),截至2016年,医疗服务人员数量达到11 172 945人,较2006年增长了67%,平均以每年7%左右的速度增长,其中医疗服务技术人员数量达到8 454 403人,占比75.7%,呈逐年上升的趋势。

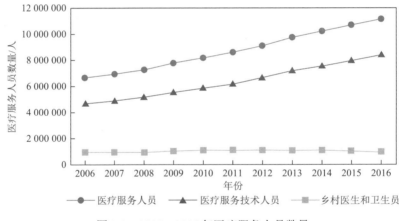

图2-9 2006～2016年医疗服务人员数量

从图2-10可以看出,我国每千人口拥有的医疗服务技术人员数量在2006～2016年十年间从3.60增长到了6.12,总体而言,我国医疗服务技术人员的增长速度远高于我国人口的增长速度,表明我国医疗服务人力资源结构在不断调整优化,我国医疗服务水平和能力在不断提高。

结合图2-10相关数据可见,尽管我国医疗保障体系不断完善,但是城乡医疗服务人员配置的差距依然显著,甚至存在进一步扩大的趋势。2006年城市每千人口医疗服务技术人员数是农村的2.26倍,而到2016年增长到了2.55倍,医疗服务技术人员配置差距进一步拉大。再结合图2-11可以看出,就区域而言,东部、中部、西部三个地区间的医疗服务人员配置相对均衡,差异较小,但从地区城乡

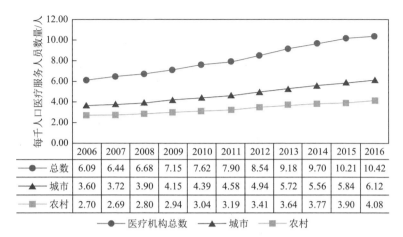

图 2-10　2006~2016 年城乡每千人口医疗服务人员数量

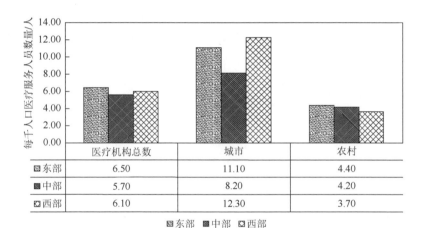

图 2-11　2016 年各地区城乡每千人口医疗服务人员数量

每千人口医疗服务技术人员数据来看，西部地区城乡医疗服务技术人员配置落差最为严重，每千人口医疗服务技术人员数相差 2 倍多，其次是东部地区，由此可见我国农村地区医疗服务能力十分薄弱，城乡医疗服务资源配置的不均衡性极其显著。

结合我国医疗服务人员学历职称构成进一步分析医疗服务人力资源配置现状。《2017 中国卫生和计划生育统计年鉴》的统计结果显示，2016 年我国医疗服务技术人员中具有正高级职称资格的人员占比为 1.8%，副高级职称资格的人员占比为 5.9%，具有中级职称资格的人员占比为 20%，初级及以下职称资格的医疗服务人员占比达 72.3%。而从学历构成上看，在我国医疗服务技术人员学历构成中，研究生学历、大学本科学历、大专学历医疗服务人员占比分别为 5%、27.2%、39.3%，接受过高等教育的医疗服务人员占比达 71.5%。

整体而言，我国医疗服务人员整体素质不断提高，但是医疗服务人力资源结构不合理问题仍然存在。相比较而言，我国乡镇地区的医疗服务人员结构则存在显著的不合理和配置不均问题。2016年统计显示，我国乡镇地区医疗服务技术人员中具有正高级职称资格的人员占比仅为1.5%，受过高等教育的医疗服务技术人员占比仅为10.1%，人员素质明显偏低，高水平医疗服务技术人员不足等问题显著，体现了城乡医疗服务资源配置存在明显的不均衡性。

3. 医疗信息资源配置现状

医疗信息资源（health information resource）是指人类在医疗服务活动中所积累的以健康医疗相关的信息为核心的各类信息活动要素的集合。随着医疗信息技术的发展应用，医疗信息资源的范畴也在不断扩展。广义的医疗信息资源不仅包括医疗服务相关的信息或数据，还包括各类相关的医疗信息平台和系统，甚至涵盖了医疗信息的相关设施设备、资金、人员等（李湘君，2005）。随着互联网、大数据等技术的发展，医疗信息资源已然成为医疗服务领域至关重要的医疗服务资源，从而使医疗信息资源配置不均衡问题日益突出，已经成为社会各界关注和相关学者研究的焦点之一。在医疗服务领域，互联网、大数据等技术的集成应用尚处于初级阶段，医疗信息资源配置主要存在如下几方面问题。

1）医疗信息资源配置不均衡

医疗信息资源配置不均衡性主要体现在硬资源分配不均衡上，硬资源即医疗信息设备设施等。从医疗信息资源配置整体出发，我国医疗信息资源分布呈现明显的"倒三角形"，即在医疗信息资源区域配置上，呈现高层次医疗信息资源显著多于中层次医疗信息资源，而中层次医疗信息资源又明显多于基层医疗信息资源这一特殊的配置状态。从城乡医疗信息资源配置情况来看，城乡医疗信息资源配置不均衡性显著，城市医疗信息资源配置水平远高于农村地区。

目前，我国城乡人口比例几乎接近1:1的水平，但城市占有的医疗服务资源总量占比达80%，且大部分集中在我国一些大城市和大型三级医院中，而农村地区仅占20%的医疗信息资源，甚至在一些偏远的农村地区尚未实现医疗信息网络化，仍然以传统纸质文件的方式传递、使用和保存资料。我国医疗信息硬资源配置的不均衡性，必将增强医疗信息软资源配置的不协调性。

2）医疗信息资源共享性、流动性和交换性较差

在我国医疗信息领域中，存在着许多相互独立的医疗信息系统。以我国大型医院为例，特别是国内最早开始信息化的三级甲等综合医院，其大多拥有一套管理信息系统，但是由于医院业务之间互动性差，甚至相互封闭，医疗信息分散、冗余，信息综合性、协调性和连续性较差，医院之间的医疗信息难以有效共享和交换。

我国部分省市统计的健康医疗数据库，大多局限于日常的管理层面，尤其是在一些紧急救援状况下需要的医疗服务数据，以纸质文件的形式传达、使用和保存。即使是健康医疗数据库中的电子资料，也缺乏统一的管理和存储，分散存储在不同部门或不同医疗服务人员手中，不仅得不到健康医疗数据库的支持，也得不到数据分析软件工具的处理，信息需求者获得的健康医疗数据由于经历了多方传递而缺乏完备性和真实性。

如果各个医疗机构甚至各个部门只依据自身的业务需求建立医疗信息系统，不进行统一的信息化管理，必将导致信息冗余、信息杂乱，难以进行分析处理，且易导致系统开发强度大、成本高，严重浪费人力、物力资源，容易产生"信息孤岛"，对医院和患者都会产生巨大的负面影响。医疗信息资源难以实现跨部门业务协同，从而导致大量的医疗信息资源难以实现有效的共享与交流，区域医疗信息资源整合复杂度高、难度大、成本高。

3）医疗信息资源建设缺乏需求导向

医疗信息资源需求特点明确，据统计，约75%的医疗信息资源需求都是围绕合理用药、健康心理、科学运动、医疗保健、疾病预防等方面，因此应该充分保证医疗信息准确、及时且易于理解。目前，大多数医疗信息平台会忽视人们的实际信息需求，建立的交互页面复杂难懂，医疗信息检索程序复杂、难以操作，难以有效促进医患之间的信息交互。在医疗信息资源传递过程中，信息内容存在专业度过高、专业术语难懂，并且数据量庞大、标准化程度低、完备性差、数据冗余等问题，致使医疗信息资源难以满足公众需求，难以真正实现医疗信息资源价值。

随着我国经济的发展，我国医疗水平和医疗保障能力不断提高，城乡居民所享有的医疗服务资源持续增加。但是，我国城乡医疗服务资源配置差距仍然显著，由于农村经济发展缓慢，高水平医疗服务人员不愿前往农村地区，即使采用各种措施不断努力缩小着城乡差距，农村经济发展落后的局面仍然制约着优质医疗服务资源下沉到农村地区。医疗服务资源城乡配置的不公平性，必然影响农村居民医疗服务可及性，以及平等地享有基本医疗服务资源的权利，导致城乡居民之间健康状况的差距，最终形成社会不公平（郭振友和石武祥，2011；贺买宏等，2013）。实现医疗服务资源均等化，推动"人人享有基本医疗卫生服务"目标的实现，仍然需要各级政府和整个社会的共同努力。

## 2.3 基于数据观的医疗服务资源精准配置

从健康医疗数据价值生成和价值实现的视角分析可知，健康医疗数据有助于保障和改善民生，"以人为本"推进"互联网+医疗"的发展，推进健全医保、规范医药和创新医疗等领域大数据普及应用。在健康医疗数据与"互联网+医疗"相互融合的趋势下,深入探讨数据驱动的医疗服务资源精准配置原理和机制更具现实意义。

## 2.3.1 数据驱动的医疗服务资源精准配置原理

医疗服务资源精准配置充分利用了数据价值形成的驱动力,驱动着医疗服务资源向实现价值最大化的方向配置,最大限度地满足人们的健康需要和医疗服务需求。数据驱动的医疗服务资源精准配置原理,用于描述实现"数据—价值—驱动"的医疗服务资源均等化的普遍或基本规律,以全面提升医疗服务资源优化配置能力。

### 1. 传统数据观与智能互联时代新数据观

数据观要求能够真实、全面、客观地反映数据本质,以可靠的数据分析技术呈现数据的原貌、挖掘数据应有的价值。由于传统技术的局限性,传统数据观缺乏实时性、智能性,一些数据并不能真实地反映对象主体和现实环境的本质,如果再存在人为因素的干扰,传统数据观就会扭曲失真、失去客观性。

1)从"牛鞭效应"到"绩效注水"的传统数据观

"牛鞭效应"是宝洁公司在研究"尿不湿"产品配给和市场需求时观察到的一种现象,在"尿不湿"产品需求相对稳定、波动性较小的市场环境中,供应链下游各环节的订货量却存在明显的波动。"牛鞭效应"产生于供应链成员之间的信息不对称,缺乏有效的信息共享环境,以及供应链成员对自身利益最大化的追求,导致供应链成员之间信息传递时发生严重的失真。

在传统的政绩考核体系下,"绩效注水"成为企业科层制管理制度的一种现象,信息在多个层级之间单向传递,导致数据收集和使用过程中信息失真。如果加上人为因素的干扰,一味追求数字绩效甚至作假,将会使已经失真的数据信息进一步被扭曲篡改。某省经济数据造假案就是典型案例(韩和元,2017;吕正兵和何村,2017),是一类典型的"绩效注水"现象。

在传统的数据观下,由于信息技术落后、数据采集形式和手段单一,尽管数据扮演着辅助决策的角色,但是大多沦为决策的辅助工具。决策者在制定决策时往往缺少足够可信的数据支持,不得不凭借自己的经验和直觉,难以避免"牛鞭效应"和"绩效注水"现象的影响,导致决策结果缺乏科学性、精准性。因此,传统的数据观和数据方法已经成为科学决策的障碍和瓶颈。

2)从"数据混搭"到"万物互联"的新数据观

"数据混搭"(data mashup)能够摆脱单纯采用某类数据、某一指标进行评价的缺陷，综合应用多层次、多方面、多渠道采集的数据信息进行综合评估反馈（韩和元，2017）。互联网、物联网等技术助推的大数据时代，能够将不同时空、不同种群、不同性质的人和物直接或间接地联系在一起，产生各类直接或间接相关的数据。智能化、自动化的数据采集方法，取代了传统的调研、访问、手工输入、统计分析等方法，不仅有效提高了数据采集的有效性、真实性和完备性，而且不断积累的大数据资源提高了决策的科学性、精准性。

21世纪以来，大数据的内涵持续不断地得以扩大和延伸，已经不仅局限于数据数量的增加，还包括智能化数据处理能力的提升，万物互联产生的海量数据，在智能化信息技术处理下，不断地被分析、剥离、归类，获得更具科学性、精准性的数据分析结果，已经在商业行为预测、个性化健康管理、复杂社会现象分析等领域获得应用，为个人决策、企业决策、政府决策等提供决策依据。

在大数据时代，决策者精准决策的能力取决于大数据及其分析能力，决策的内在驱动力发生了根本性转变，即由传统的知识经验驱动（knowledge-driven）转向数据驱动（data-driven）（刘蔚，2016）。在智能互联的大数据环境中，决策者必须突破传统数据观念的束缚，以驾驭者的姿态倾听数据蕴涵的美妙声音，推动数据从"辅助决策"角色转变为"支持决策"和"智能决策"新角色。

2. 医疗服务资源配置新数据观

新数据观以数据混搭和万物互联等新途径展现数据的广泛性、关联性，以"支持决策"和"智能决策"等新角色展现数据的科学性、智能性，数据的价值作用正在被重新理解和认识。在医疗服务资源配置领域，数据驱动来源于两个过程，一是满足基本医疗服务需求追求公平的过程；二是满足高质量医疗服务需求追求效率的过程。在"公平优先，兼顾效率"的医疗服务资源配置原则指导下，新数据观应涵盖数据支持决策、数据智能决策等基本观点。

1）数据支持决策

在医疗服务领域，如果个体、群体、区域和国家的医疗服务资源数据"脉象"能够精准地描述观察主体的健康状态，那么医疗服务资源的流向、流量就可以根据数据脉象决定。医疗服务资源数据之所以能够支持决策，是因为应用数据分析技术获得的数据脉象价值，支持医疗服务资源配置决策。

由于医疗服务资源配置决策具有层次性，医疗机构、区域医联体、区域和国家等，需要依据不同层次观察相应主体的健康状态。医疗服务资源配置新数据观，充分证明了数据脉象在配置决策中的价值作用，但是必须要清醒地认识到数据本身并不能直接产生价值，也不能直接代替决策。

2）数据智能决策

由于数据内核知识的存在，通过数据分析获得的知识不仅能够支持决策，而且能够智能化驱动医疗服务资源精准配置,实现数据智能决策。个体、群体、区域和国家的医疗服务资源数据,能够生成医疗服务资源配置的知识体系和"知识体系+",从而集聚支持智能决策的智能。

关联分析、预测分析、聚类分析等数据分析技术的应用,致力于挖掘数据中蕴涵的知识以增强数据智能,有效引导医疗服务资源科学合理地配置。智能互联的大数据环境增强了有效孕育智能的能力,从而提高了医疗服务资源配置智能决策能力,创建了人类智慧与人工智能相融合的决策体系。

3. 基于新数据观的医疗服务资源精准配置原理

新数据观衍生了"数据—价值—驱动"的数据支持决策、数据智能决策方法,提高了决策的科学性、智能性。基于新数据观的医疗服务资源精准配置,强调了医疗服务资源数据脉象价值,要求决策主体必须始终遵循科学的配置原理,以数据脉象价值驱动医疗服务资源精准配置。

1) 需求多重透视

医疗服务资源精准配置源自人们的健康需要和医疗服务需求,源自需求的精准描述、精准分析和精准定位。因此,基于新数据观的医疗服务资源精准配置离不开需求多重透视。需求多重透视原理就是对需求精准定位的普遍或基本规律的理解和认识,医疗服务需求多重透视成为精准配置的基本前提。

需求多重透视原理描述了医疗服务需求多重透视最终形成需求定位的过程,即从数据标准化到权重匹配的过程,应用参照数据集揭示医疗服务需求特征,以精细化、可视化方式呈现需求(图2-12)。随着科学技术的发展,在医疗服务需求多重透视过程中将逐步引进更多新技术、新方法,使需求多重透视演变成一台计算机断层扫描(computed tomography, CT)设备,以更加精准地描述医疗服务需求。

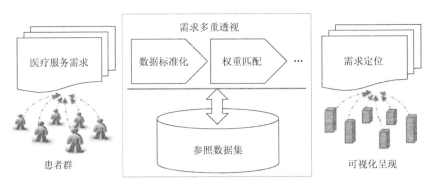

图 2-12　医疗服务需求多重透视原理

我国医疗服务资源供需不匹配问题的产生，一个重要的原因就在于需求描述不精准，致使医疗服务资源紧缺与闲置存在矛盾，患者医疗服务需求难以满足与过度用药、过度治疗之间存在矛盾。医疗服务需求多重透视原理，提供了精准描述医疗服务需求的基本方法，有助于缓解或者消除医疗服务资源配置中存在的问题。

2）供需精准匹配

需求多重透视奠定了精准配置的基础，供需精准匹配则是医疗服务资源精准配置的关键。面对有限的医疗服务资源，应致力于提高供需匹配能力。医疗服务资源供需精准匹配原理（图2-13），用于描述供需精准匹配普遍的或基本的规律，能够充分利用数据脉象价值，以个体、群体、区域和国家的健康状态驱动供需精准匹配，数据驱动的供需精准匹配可以分别从供给与需求两个方面进行分析。

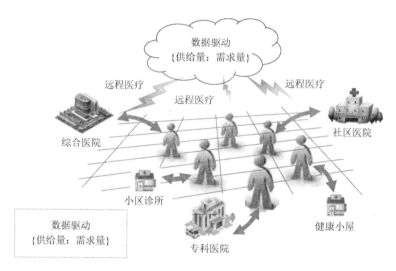

图2-13 医疗服务资源供需精准匹配原理

在医疗服务供给方面，根据个体、群体、区域、国家健康状态分析结果，数据驱动人力、物力、财力等医疗服务资源向相应的区域和国家进行配置，形成由不同规模、不同层级综合医院、社区医院、专科医院等构成的供给网络。供需精准匹配就是依据数据脉象价值，构建{供给量：需求量}集合，以此进行医疗服务资源配置的过程。

在医疗服务需求方面，通过医疗服务资源数据分析，研究建立供给与需求关联关系，形成供需精准匹配的{供给量：需求量}集合，引导个体、群体流向最优匹配的医疗服务资源。数据驱动的医疗服务资源精准配置，能够满足个体、群体差异化、个性化的需求，提高医疗服务资源的使用效率和利用率。

3）多渠道时空置换

医疗服务资源具有时间价值和空间价值，意味着医疗服务资源处于不同的时空环境中会产生不同的价值。医疗服务资源多渠道时空置换原理（图2-14），就是在数据驱动下以医疗服务资源多渠道时空置换方式，追求资源时间价值和空间价值互补增值的普遍的或基本的规律，促进医疗服务资源精准配置。

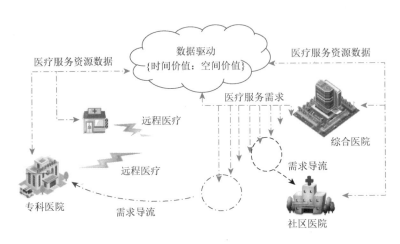

图2-14　医疗服务资源多渠道时空置换原理

在医疗服务体系中，医疗服务资源的时间价值和空间价值，分别反映了医疗服务时间可及性和空间可及性。医疗服务资源多渠道时空置换原理，强调数据脉象价值在多渠道时空置换中的决定性作用，能够为个体、群体以最小的成本代价带来更大的收益价值。基于医疗服务资源数据、个体和群体需求数据，引导个体和群体改变就医渠道，流向能够最大化满足需求的资源渠道。

医疗服务资源数据分析，形成不同医疗服务资源的{时间价值和空间价值}集合，为多渠道时空置换奠定数值基础，可以依据价值比较选择置换的时间和空间。在现实环境中，分级诊疗和双向转诊制度，以及远程医疗等新型医疗模式都能够支撑多渠道时空置换，缓解医疗服务资源紧缺地区时间和空间可及性压力，以合理的就医秩序代替盲目的就医行为，保障居民医疗服务时间可及性和空间可及性。

4）多周期多空间覆盖

医疗服务资源精准配置必须覆盖每一个个体、每一个群体，覆盖个体全生命周期和群体全生存空间，形成一个多周期多空间精准覆盖问题。医疗服务资源多周期多空间覆盖原理（图2-15），就是从每一个个体全生命周期和每一个群体全生存空间，形成数据驱动的无时间缝隙、无空间缝隙的资源配置方式。

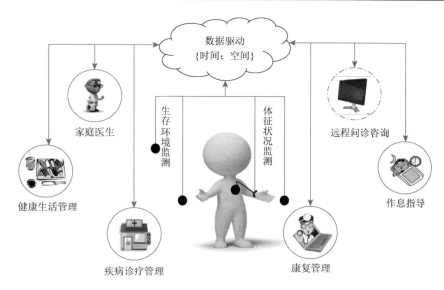

图 2-15　医疗服务资源多周期多空间覆盖原理

个体全生命周期、群体全生存空间健康状态描述，来自个体体征状况监测和群体生存环境监测数据分析结果，依据健康状态可以提供医疗服务资源精准配置的{时间：空间}集合，从而形成基于时空轨迹的医疗服务资源精准配置方案。面向个体、群体的健康管理，涵盖预防、保健、医疗、康复、健康教育等多周期多空间资源，以医疗服务资源精准配置保障医疗服务可及性。

医疗服务资源多周期多空间覆盖过程，是一个涵盖健康跟踪、管理、监测、指导等的完整健康管理过程，包含生理健康、心理健康、道德健康、社会健康、环境健康等完整的健康管理内容，关注营养、运动、心理、睡眠、饮水等完整的健康管理因素。多周期多空间健康管理，有效建立了一个关联个人、家庭、社区、医院智能互联的大数据环境，成为医疗服务资源精准配置的原动力。

## 2.3.2　数据驱动的医疗服务资源精准配置机制

医疗服务资源精准配置机制，就是在数据驱动下调节医疗服务资源使用数量、规模、结构和布局的程序性方法，是依据一定的医疗服务资源配置原则、基于情景制定的最优决策。数据驱动的医疗服务资源精准配置，强调医疗服务资源数据在资源配置过程中贯穿始终、支持决策的作用。数据驱动的医疗服务资源精准配置机理如图 2-16 所示，用于描述政府、社会资本、医疗及其相关机构等配置主体在数据驱动下的配置模式和配置机制。

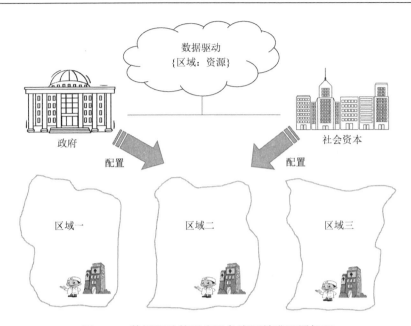

图 2-16 数据驱动的医疗服务资源精准配置机理

**1. 医疗服务资源精准配置主体**

医疗服务资源精准配置过程非常复杂，需要政府和社会资本等宏观配置主体，以及医疗及其相关机构等微观配置主体共同参与，在数据驱动下各个主体既各司其职又相互支持、互为补充（熊娟，2012）。各个主体依据自己在医疗服务资源配置中的角色和能力，以及人们的健康需要和医疗服务需求、大数据分析获得的{区域：资源}集合，不同区域人口分布特征、地理特征等相关因素，设计医疗服务资源配置标准、配置路径，有计划、有步骤地推进医疗服务资源配置。

1）政府

医疗服务具有公益性。医疗水平的高低是一个国家政治进步、经济发展的标志，体现了一个国家对民众生命健康的基本保障能力。医疗服务资源配置必须由政府主导。政府主导的医疗服务资源配置必须符合国家的整体利益，才能真正实现为人民谋福祉的公益性目标。

在市场经济条件下，必须完善政府在医疗服务资源配置中的宏观调控手段，充分发挥经济手段的激励性和诱导性调控作用，通过调整经费投入强度与拨款政策影响医疗服务资源的供需总量和结构平衡，通过政府投入的倾斜性措施保障区域、城乡医疗服务资源配置的公平性，提高医疗服务资源的社会效益。

从理论上讲，政府和社会资本之间应该有较为明确的区间划分、分工与协作。

政府和社会资本在医疗服务资源配置中的地位、作用范围不同，政府在医疗服务资源配置中占据着主导地位，全面承担国家基本医疗服务资源配置的任务；社会资本在医疗服务资源配置中占据着辅助地位，形成国家基本医疗服务资源配置之外的重要补充。在医疗服务资源配置实践中，无论政府角色如何定位，始终应该是一个积极的、开放的、适时而动的主体。

2）社会资本

随着健康理念和就医观念的变化，人们对医疗服务质量的要求不断提高，如果仅依靠政府财政投入进行医疗服务资源配置，难以满足人们的健康需要和医疗服务需求。单纯的政府调控模式不足以满足医疗服务资源有效配置的目的，政府调控模式必须与市场调节模式、社会辅助模式相互补充，医疗服务资源配置模式必须实现系统化和多元化。

需求导向和市场竞争是医疗服务资源配置的关键，引导社会资本注入医疗服务资源配置领域来增强协调性，对于增加医疗服务资源投入、缓解政府资源投入压力、提高整个社会的医疗水平和医疗服务水平、优化医疗服务资源体系结构、促进医疗服务资源均等化等都具有深远的意义。

"公平优先，兼顾效率"的医疗服务资源配置原则，也需要系统化、多元化的医疗服务资源配置模式，政府主导的资源配置强调公平优先，而社会资本主导的资源配置则强调兼顾效率。政府与社会资本并存的医疗服务资源配置模式，有助于提高资源配置效率、使用效率和利用率。

3）医疗及其相关机构

在医疗服务体系中，医疗及其相关机构属于国家和民众的服务者，担负着医疗服务资源均等化的重要使命。在医疗服务资源配置有限的情况下，医疗及其相关机构作为微观配置的主体主要有两个角色，一是对外争取政府和社会资本的医疗服务资源供给；二是对内在不同的部门、科室、医疗服务人员之间优化配置资源。

在医疗服务资源配置过程中，医疗及其相关机构不应只是一个消极的、被动的资源接受者，应该具有一定的自主权，能够积极主动地参与医疗服务资源配置。在市场经济体制下，医疗及其相关机构作为医疗服务资源微观配置的主体，随着新医改的推进而持续创新，例如，区域医联体能够在更大的范围内进行医疗服务资源优化配置。

随着经济的发展和新医改的不断深入，医疗及其相关机构可以较为独立地吸纳社会和市场资源，更广泛地开展医疗服务技术研究、医疗服务资源的共享与交换。医疗及其相关机构对国家计划之外的医疗服务资源拥有较大的自由处置权、收益权，一些医疗服务资源可以在市场中进行流通、交易，从而促进医疗服务资源保值增值。

## 2. 医疗服务资源配置模式

资源是任何社会活动开展的基础,也是人类赖以生存发展的基础。作为一类特殊的依赖于资源的社会活动,可以将医疗服务视为一个资源系统。人们按照一定的价值标准进行医疗服务资源配置,以实现"人人享有基本医疗卫生服务"的目标。如果按照医疗服务资源配置主体的角色定位进行划分,可以将医疗服务资源配置分为政府调控、市场调节和社会辅助模式。

### 1)政府调控模式

政府调控模式是由政府占主导地位的一种医疗服务资源配置模式,也是我国主要采用的一种医疗服务资源配置模式。医疗服务具有的公益性,决定了医疗服务资源配置必须采取政府调控模式。医疗服务资源配置政府调控模式,能够从城乡居民的切身利益出发,以医疗服务资源均等化保障城乡居民的切身利益,实现社会的公平、正义。政府调控下的医疗服务资源规划具有远景性、长期性和整体性,能够更好地满足国家利益需要。

在现有的医疗服务体系下,政府调控模式具有明显的优势,能够体现国家发展战略、落实政府保障民生的责任。医疗服务体系运行与国家发展战略保持一致,能够更加突出政府在医疗服务领域的工作重心,保证医疗服务的公平性、可及性。政府调控模式也会呈现一些弱势,例如,容易阻滞医疗服务资源优化配置、减缓多样化进程,降低医疗服务资源效益、弱化医疗机构的外在压力和内在动力。

### 2)市场调节模式

在市场调节模式下,政府、社会资本、医疗机构等医疗服务资源配置主体,都可以根据市场规律调节医疗机构的科室设置、人才结构、发展规模、收费标准等。市场这只"无形的手"以有效的市场竞争机制,成为医疗服务资源配置不可或缺的手段。可以认为,市场竞争机制推动着医疗服务资源均等化目标的实现。

市场竞争机制不断刺激医疗机构以适应不断变化的社会经济环境,并在社会实践中持续强化医疗机构与生命健康、社会生活之间的内在联系。在市场竞争机制带来的生存压力驱动下,医疗机构以持续不断的创新来提高医疗水平和医疗服务水平。市场竞争机制冲击着政府调控模式产生的平均主义、形式主义等问题,通过提高医疗机构责任感和危机意识,提高医疗服务资源使用效率和利用率,从而推进我国医疗服务多元化发展。

### 3)社会辅助模式

尽管社会辅助模式是医疗服务资源配置的一种补充形式,但是它已经成为促进医疗服务资源优化配置的重要环节。医疗服务资源配置社会辅助模式的主体,包括医疗福利机构、医疗保险机构、医疗研究机构、医疗教育机构等,通过与医疗服务体系直接或间接的利益关系,直接或间接地影响医疗服务资源配置。

在复杂的医疗服务体系中,政府调控模式会受到长期的不均衡配置、不均等享受行为影响,市场调节模式也会受到短期的、盲目的趋利行为影响,从而留下医疗服务资源配置的真空地带。医疗服务资源配置社会辅助模式,能够很好地弥补被政府调控模式、市场调节模式忽视的个体、群体或区域,像填充剂般填补缺口,促进医疗服务资源均等化。

3. **医疗服务资源精准配置机制**

数据驱动的医疗服务资源精准配置,强调海量、多元、异构的医疗服务资源数据在资源配置中贯穿始终的支持决策、智能决策的作用,使医疗服务资源在区域、国家层面的宏观配置中充分体现"公平优先"的原则,在个体、群体层面的微观配置中充分体现"兼顾效率"的原则,真正实现医疗服务资源精准配置。

1)宏观调配机制

医疗服务资源宏观配置以政府、社会资本为主导。数据驱动的医疗服务资源精准配置,不再单纯以人口分布、地理特征、经济发展等宏观指标为配置决策依据,而是综合利用大数据分析技术,采集与医疗服务直接或间接相关的海量、多元、异构的医疗服务资源数据,通过数据存储、管理和分析,指导政府高效、均衡地配置医疗服务资源。

随着新医改的深入,社会资本在医疗服务资源配置中的主体地位进一步加强,应建立透明规范的医疗服务资源规划投融资机制,保障社会资本的合法权益。由于医疗服务必须始终坚持"以人为本",致力于保障公民的基本利益,所以在鼓励社会资本投入的同时,必须建立有效的监督机制,防范社会资本的趋利行为而引发的道德风险。

为了推进我国医疗服务多元化发展,通过政府调控手段发挥医疗福利机构、医疗保险机构、医疗研究机构、医疗教育机构及个人在医疗服务资源配置中的补充作用。以政府主导的多元化医疗服务资源配置机制,充分调动每一个配置主体投资的积极性,在有效的激励机制作用下,投入更多的医疗服务资源,包括健康医疗大数据资源。

2)微观调度机制

在医疗服务资源宏观配置中,以政府主导的医疗服务资源配置机制,实现了医疗服务资源在全国各区域内的整体布局,形成了一个具有普及性、延展性的医疗服务网络,奠定了医疗服务资源微观配置的基础。在数据驱动下,以医疗及其相关机构为单元的微观配置有助于更加精准地调度资源,实现微观环境的优化配置。

数据驱动的医疗服务资源精准配置,建立在资源共享机制、激励机制基础之上,更加强调个体、群体等医疗服务资源数据在配置中的作用。以医疗机构为例,区域医联体的发展扩展了医疗服务资源配置的范围,通过医疗服务资源共享,可以在更大的范围内优化调度医疗服务资源。

区域医联体的建立,使医联体内不同医疗机构之间的人员、设备、数据等医疗服务资源得以共享与交流,通过患者健康医疗数据分析,可以形成具有医联体特色的医疗服务资源动态图谱,可以据此进行微观调度决策。远程医疗等新型医疗模式的应用,进一步扩展了医疗服务资源微观调度的范围,医疗服务资源共享机制、激励机制必将发挥更大的作用。

## 2.4 基于数据观的医疗服务资源精准配置评价

大数据、人工智能等技术在医疗服务领域的应用,极大地改变了传统的医疗服务模式,发展出多样化的医疗服务手段和医疗服务资源,医疗服务资源配置的对象也与传统的医疗服务人力资源、医疗设备资源等有所不同。数据驱动的医疗服务资源精准配置评价,以患者为中心、以数据为基础,探索实现精准化均衡配置和均等享受的途径。面对新型医疗服务资源,基于数据观的医疗服务资源精准配置评价就需要采用新的评价方法、评价指标。

### 2.4.1 数据驱动的医疗服务资源精准配置评价方法

医疗服务资源精准配置评价的目的,在于评判配置的有限资源能否满足医疗服务需求,最大化满足医疗服务需求的能力如何。数据驱动的医疗服务资源精准配置评价,依托医疗服务资源数据分析结果,从政府、社会资本、医疗及其相关机构等配置主体的视角,做出配置情况的整体评价,以更好地进行医疗服务资源配置。

1. 医疗服务资源配置评价对象

数据驱动的医疗服务资源配置评价,通常包含需求侧和供给侧两类对象。需求侧主要评价配置前后个体、群体、区域和国家健康状态改善的情况,例如,近十年一个区域医疗服务资源配置状况与区域人口健康状态改善情况;供给侧主要评价医疗服务资源及其发挥作用情况,也是医疗服务资源配置评价的重点。数据驱动的医疗服务资源配置评价对象,从供给侧重点考虑人力资源、物力资源、财力资源、数据资源和技术资源。

1) 人力资源

数据驱动的医疗服务人力资源,除了提供医疗服务的医生、护士等医疗服务人员之外,还包括提供数据分析、技术支持的互联网、人工智能相关科技型人才,以及提供健康咨询、保险咨询等服务的服务型人才。在数据驱动下，医生、护士等医疗服务人员不再局限于在医院、科室内提供医疗服务，可以通过远程医疗服务平台，协同科技型人才和服务型人才共同服务于居民的健康管理。

人类智慧与人工智能的融合，有助于解决医生、护士、健康护理人员等人力资源短缺的问题。例如，智能医疗设备将逐步走入居民（患者）的视野，通过协助诊断、检测、影像分析等提供辅助医疗服务，全天候、全方位满足居民医疗护理援助方面的需要，提高医生、护士等的工作效率。

2）物力资源

数据驱动下，传统的固定病床、检测设备被赋予更高的机动性、更高的智能化。随着技术的发展，智能机器人的专业知识与技术有望提高到执业医师水平，协助医生进行医疗诊断，如 IBM（International Bussiness Machines Corporation，国际商业机器公司）的智能机器人"沃森"、谷歌大脑基于视网膜图像的心血管疾病风险预测等（Poplin et al.，2018）。智能检测设备、智能移动医疗设备、可穿戴设备等将医疗服务延伸到家庭等情景，提高了医疗服务时空保障能力。

大数据、人工智能等技术的应用，可以实现流程自动化、智能化，提高诊断准确性和流程效率，从整体上提高物力资源效率。远程医疗等新型医疗模式，不仅拓展了不同医疗机构/医联体物力资源之间的关联性，而且集聚的健康医疗数据资源增强了医疗水平和医疗服务水平。尽管智能诊断设备、智能检测设备和智能机器人等新型物力资源的准确性有待提高，但是新型物力资源在医疗服务资源中的价值作用越来越大。

3）财力资源

在医疗服务体系中，财力资源包括政府资金、社会资本等。数据驱动的财力资源，可以分为资本性支出和运营成本。大数据、人工智能等技术及智能诊断设备、智能检测设备和智能机器人等设备都需要大量的资本支持，优质医疗服务所需要的高层次人才和先进的技术应用都需要资金的支持。

数据驱动的医疗服务资源配置需要持续的财力资源，不仅需要政府资金的支持，而且需要来自市场的社会资本的支持。在健康产业广阔前景的吸引下，越来越多的社会资本纷纷对医疗服务行业展开布局，打造智慧医疗产业链、互联网医疗生态链等，持续的资本性支出和运营成本投入推动着医疗服务行业快速发展。

4）数据资源

随着大数据、人工智能等技术的发展，数据资源在医疗服务资源配置中发挥着至关重要的作用，形成了数据驱动的医疗服务资源精准配置方式。医疗服务资源数据来源广泛，主要包含个人健康数据和医学知识数据，存储在电子健康档案和电子病历之中。个体、群体、区域和国家的健康医疗数据脉象价值，能够清晰地描述医疗服务资源需求、指导资源配置。

数据驱动的医疗服务资源配置，取决于医疗服务资源数据价值。以个人健康数据应用为例，一方面，基于数据资源的诊断将更加便捷，可穿戴设备可以实时监测健康状态，例如，内置心律失常检测医用级监测器的手环监测心脏问题；另一方面，基于数据资源的复杂疾病管理效率将逐渐提高，例如，监测血糖水平和食物摄入情况，从而改变患者管理糖尿病的方式，这或许能减少失明和坏疽等的长期损害。

5）技术资源

数据驱动的医疗服务资源配置离不开技术资源，同时数据处理、人工智能等技术资源成为新型医疗服务资源，以巨大的科技潜力提升医疗服务能力。新技术在医疗服务领域持续不断地注入新的动力，融入传统医疗服务资源，推动医疗服务的合理发展，引领医疗服务效率和医疗服务能力持续提高。

数据驱动的医疗服务资源配置需要综合考虑技术资源的影响，例如，保障数据隐私和安全性的数据处理技术、提供临床决策支持和精准医疗的人工智能技术、辨识疾病和疾病类型的自动语音识别（automatic speech recognition，ASR）技术等。更重要的是，数据驱动的医疗服务技术资源能够带来内涵式增长，面向最需要的医疗服务需求提供医疗服务。

2. 医疗服务资源配置评价方法

以供给侧为重点对象的医疗服务资源配置评价，致力于掌握医疗服务资源配置状况、运营状况，依据评价结果调整医疗服务资源配置方法。数据驱动的医疗服务资源配置评价，贯穿于医疗服务资源配置全过程，需要充分挖掘医疗服务资源数据脉象价值，采用更具科学性的评价方法。

1）健康状态改善比较

数据驱动的医疗服务资源配置，旨在利用数据脉象价值最大限度地满足需求侧需求，即最大限度地满足人们的健康需要和医疗服务需求。医疗服务资源数据脉象价值，体现在个体、群体、区域和国家的健康状态改善上，即医疗服务资源覆盖区域群体健康状态的变化及其演化趋势，用以衡量医疗服务资源配置状况的优劣。

健康状态改善比较的关键在于评价指标的设定，即如何衡量健康状态改善。通常，国家或区域群体健康水平的评价标准，主要有平均寿命、患病率、就诊率及死亡率四项指标。一个国家或区域的健康状态改善，既可以横向比较不同区域之间的四项指标情况，如江苏苏南地区和苏北地区，也可以纵向比较不同时间跨度之间的四项指标情况，如江苏省2008年和2018年。

从需求侧视角进行医疗服务资源配置评价，能够真实反映医疗服务资源满足医疗服务需求的能力，能够真实展现医疗服务资源数据脉象价值描述健康状态改善的能力。个体、群体、区域和国家健康状态改善比较，可以从微观、宏观角度评价医疗服务资源配置状况，以更好地实现供需精准匹配，改进配置方法。

2）医疗服务能力比较

从供给侧的视角看，医疗服务资源配置有助于提高医疗服务可及性，提高医疗服务能力。数据驱动的医疗服务资源配置评价，可以从供给侧角度评价医疗服务能力，问题的关键仍然在于评价指标的设定。医疗服务能力应该能够反映医疗服务可及性、医疗水平、医疗服务水平等供给能力，可以应用医疗机构数、医疗机构床位数、治愈率等描述。

数据驱动的医疗服务资源配置呈现动态性，始终处于一个持续不断的更新过程中，所以应该有一个确切的比较时间。在医疗服务体系运营过程中，医疗服务资源数据分析能够刻画医疗服务效率、稳定性、供需契合性等，以动态协调医疗服务资源配置，保障医疗服务体系可持续运营。

一个国家或区域医疗服务能力比较，同样可以进行横向、纵向分析，基于数据分析探讨医疗服务资源配置与医疗服务能力之间的关联性。在分析过程中，应确保资料的完整性、资源配置目标的明确性、供需契合性，以及医疗服务资源数据的准确性，确保医疗服务能力分析的准确性。

3）数据价值增值比较

数据驱动的医疗服务资源配置完成后，主要影响需求侧的受益水平和供给侧的服务能力，而且在医疗服务资源配置过程中产生的数据价值不容忽视。一方面，支持医疗服务体系更好地运营；另一方面，支持医疗服务资源配置主体更好地完善配置方案。因此，面向数据侧的数据价值增值比较成为一项重要的评价内容。

医疗服务资源数据价值增值比较，需要综合考虑一个或者多个区域医疗服务资源数据数量、数据质量和内核知识状况，但是由于内核知识难以量化，可以采用知识库新增记录数的方式进行表达。在医疗服务资源配置过程中，积累的知识和经验可以转化为知识库中的记录，以更加科学地指导医疗服务资源配置。

因为数据价值增值是一个伴随医疗服务资源配置的伴生过程，所以数据价值增值评价可以结合健康状态改善比较、医疗服务能力比较过程，以更加精准地描述数据价值增值过程。需求侧患者和供给侧医疗服务人员两个核心主体的体验非常重要，如患者总体满意度、医疗服务可及性、所患病症的治疗效率和效果（Rolland et al.，2013），以及医生、护士等医疗服务人员的工作量、工作效率、工作满意度等，医患体验也可以转化为知识记录存储在知识库中。

## 2.4.2 数据驱动的医疗服务资源精准配置评价指标

医疗服务资源精准配置评价，就是对"数据—价值—驱动"的医疗服务生态系统的评价。数据驱动的医疗服务资源精准配置评价，主要采用健康状态改善比较、医疗服务能力比较和数据价值增值比较方法，涵盖了需求侧、供给侧和数据侧。数据驱动的医疗服务资源精准配置评价指标，仍然从需求侧、供给侧和数据侧进行分析，致力于实现最大化满足人们健康需要和医疗服务需求的目标。数据驱动的医疗服务资源精准配置评价指标如图 2-17 所示。

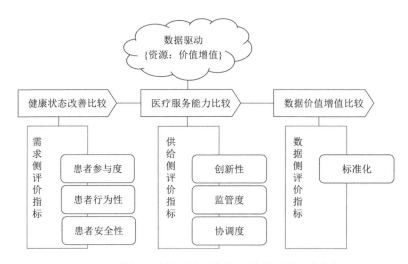

图 2-17　数据驱动的医疗服务资源精准配置评价指标

1. 需求侧评价指标

需求侧医疗服务资源配置评价方法，主要采用包含平均寿命、患病率、就诊率及死亡率等指标，用于衡量健康状态改善情况。从医疗服务生态系统评价的视角看，需求侧除了健康状态改善等客观指标之外，还应考虑患者参与度、患者行为性、患者安全性等主观指标。

1) 患者参与度

"数据—价值—驱动"的医疗服务生态系统，旨在保障人们平等地享有基本医疗服务资源的权利。医疗是一项涉及民生的复杂、细致的工作，需要围绕民生利益持续变革，需要将重心从医疗机构转向患者，从疾病治疗转向预防保健。数据驱动的医疗服务资源配置的关键，在于能否将关注的焦点从资源转向患者，更加关注患者参与度。

在人工智能、精准医疗等技术支持下，患者已经可以在自己方便的时间和地点在线问诊，可以通过非处方检测分析血液、做基因组测序、检查肠道细菌，可以利用智能手机等技术监测自己的健康状况。人们对预防保健的需求发生质的变化，从被动、应对性的就医诊疗，逐渐转向主动、常态性的预防保健。

以患者为中心的理念在医疗服务体系中的广泛应用，成为这种转变的关键驱动力，增强了患者主动进行健康管理、疾病预防，主动选择就医机构、治疗方式、康复方式等的积极性和主动性。医疗服务资源配置需要充分考虑患者主动性，提高患者参与度。患者参与度评价指标的应用，有助于保持医疗服务资源配置可用性和可持续性，保证医疗服务资源配置能够切实满足人们的健康需要和医疗服务需求。

2）患者行为性

随着人们健康理念和就医观念的变化，人们对医疗服务质量的要求不断提高。面对有限的优质医疗服务资源，患者的择院、择医等就医行为值得关注。患者行为性指标以患者为中心，描述患者就医行为对医疗服务资源配置的影响，基于患者就医行为分析结果，能够更好地设计契合患者需求的医疗服务资源配置模式。

远程医疗等新型医疗模式的应用，使患者获得更大的医疗服务资源获取的选择权，患者可以根据自身的需求，更加便捷地选择医疗水平更高的区域和国家进行跨域医疗、跨国医疗。患者择院、择医行为可以视作一种合约选择过程，医疗服务资源的有效配置及合理使用是以"自主择约"为前提的，并且通过医疗服务资源的流动和重组实现。

患者也会基于成本-收益分析选择适宜的医疗机构签订医疗服务合约（冯云廷和陈昶志，2016）。基于患者行为的医疗服务资源配置，最终的价值在于让患者获得更大的主动权，由患者选择医院、医疗服务模式、跨域或者跨国医疗，促进医疗机构通过提高自身医疗水平、改善医疗服务模式、提高医疗服务效率，实现医疗机构自身的价值主张，而不是成为患者被动接受的选择。

3）患者安全性

保障患者安全始终是医疗服务体系最重要的指标。罗伯特·瓦赫特（Robert Wachter）以医疗事故的形式描述了医疗信息化领域遇到的安全性障碍（瓦赫特 R，2018；Wachter，2015）。由于生命健康的特殊性，安全性成为一票否决的最重要的指标。在医疗服务体系中，不仅存在如智慧医疗一个计量单位的小错误就可能危及生命的现象，而且存在不容忽视的安全威胁，如网络安全攻击（何剑虎和周庆利，2013）、携带艾滋病病毒的患者不希望隐私泄露（Patrício et al.，2018），给经营机构带来不必要的损失。

尽管人工智能诊断工具的诊断错误率在大幅降低，但是健康医疗数据完整性不高、处理标准缺乏、系统结构缺失等问题的影响，降低了诊断决策结果的可信度和应用的安全性。为了提高人工智能应用的安全性，应致力于获取干净、完整、标准化的数据源，为复杂的医疗服务建立结构化处理模式，建立一个满足不同医疗服务体系的统一标准，只有这样才能将健康医疗数据分析结果转换成最佳的解决方案。

在现实环境中，医疗服务安全性难以保证、环境风险难以规避，所以在医疗服务资源配置中，一方面，必须考核医疗服务体系容错性，有效降低误操作带来的风险；另一方面，必须考虑医疗服务体系安全性，增强抵御外部恶意攻击的能力。面对医疗服务资源配置中存在的安全性风险，应从患者视角评价安全性，制定风险管理解决方案，提高风险防范意识和防范能力，保障患者安全风险最小化目标的实现。

2. 供给侧评价指标

供给侧医疗服务资源配置评价方法，主要采用包含医疗机构数、医疗机构床位数、治愈率等指标的医疗服务能力比较法，用于衡量医疗服务能力情况。从医疗服务生态系统评价的视角看，供给侧除了医疗服务能力等指标之外，还应考虑创新性、监管度、协同度等新型指标。

1）创新性

"数据—价值—驱动"的医疗服务资源均等化培育了科技创新生态环境，提供了颠覆传统的医疗服务资源配置方式的创新性评价指标。大数据分析、人工智能、机器人等技术在医疗服务领域的应用，不仅提高了医疗水平和医疗服务水平，而且提高了医疗服务资源均等化配置能力。数据驱动的医疗服务资源配置评价，必须考虑创新环境、创新投入、创新产出和创新成效等创新性指标，以增强医疗服务资源配置创新能力。

随着高通量筛选新技术和新媒介的发展，如先进的捕获设备、患者交流数据化，极大地提高了医学知识、基因组学、蛋白质组学数据分析的可用性，进而可解决复杂的疾病、预测新的生物标志物和药物靶点。大数据分析技术、环境智能技术（ambient intelligence technology）、可穿戴设备的应用，提高了健康医疗数据采集、存储、管理和分析能力。

科技创新发展给人们的工作生活带来巨大变革，也同步改变了人们的健康需要和医疗服务需求。在医疗服务资源配置过程中，创新性指标的应用能够观察医疗服务体系创新能力和潜力，持续注入科技创新活力，即保持医疗服务体系创新能力，有效应对科技创新发展及人们健康需要和医疗服务需求的变化。

2）监管度

医疗服务资源配置需要一个持续优化、动态监测的过程，以医疗服务资源健康状态改善、医疗服务能力改变、数据价值增值变化为基准，动态调整医疗服务资源配置方式。数据驱动的医疗服务资源配置评价，必须考虑监测投入、监测频率、监测范围和监测标准等监管度指标，以保障医疗服务资源价值和价值增值的实现。

在"数据—价值—驱动"的医疗服务资源均等化理论中，"数据—价值—驱动"的每一个环节都必须处于监管之下，医疗服务资源配置主体应随时监测整个医疗服务体系的价值变化，以价值驱动医疗服务资源合理流动。监管度指标数值提供的反馈信息，成为医疗服务资源配置动态调整的依据。

医疗服务资源配置评价监管度指标，反映了监管强度和监管能力，既有数据价值和驱动力，又有医疗服务资源整体状况。医疗服务资源配置价值变化、风险大小、安全状况等都应该纳入监管体系，以实现高价值、低风险、高安全配置目标，驱动医疗服务资源配置向着均等化的方向发展。

3）协同度

医疗服务资源配置就是一个多主体协同调度的过程，医疗服务资源配置协同程度的高低影响了医疗服务资源调度的灵活性，以及患者获得不同类型、不同水平医疗服务的可及性。数据驱动的医疗服务资源配置评价，必须考虑协同主体量、协同要素量、协同机制量和协同绩效量等协同度指标，以协同保障医疗服务资源均等化水平。

在医疗服务资源配置过程中，数据价值作用提升了协同配置能力。如果医疗服务资源配置协同度高，患者接受医疗服务的权利将不再受时间因素、空间因素和经济因素影响，医疗服务可及性得以提升。医疗服务资源配置协同是一个多主体、多维度、多时空属性的过程，协同使每一个主体的信息优势、资源优势、能力优势得以提升。

医疗服务资源配置评价协同度指标，综合反映了个体、群体、区域和国家医疗服务资源整合程度，反映了人类智慧与人工智能融合程度。从更微观的角度看，智慧医疗领域遇到的困难在于缺乏整合，众多医学研究相互独立、缺乏整体性。根据医药咨询公司 Igeahub 统计，约有 40%的临床试验没有公开研究报告（麦琪，2018）。无论是哮喘、生命体征、抑郁症监测，不同的公司或者医疗机构都采用不同的相对独立的方法，在缺乏整合的情况下，医疗服务资源的利用率低、解决方案不透明，难以实现医疗服务资源利用最大化。

3. 数据侧评价指标

数据侧医疗服务资源配置评价方法，主要采用包含数据数量、数据质量和内核知识状况等指标的数据价值增值比较法，用于衡量数据价值增值情况。从医疗服务生态系统评价的视角看，数据侧除了数据价值增值等指标之外，还应考虑标准化指标，标准化是医疗服务资源数据共享与交流的基础。

数据驱动的医疗服务资源配置评价，必须考虑健康医疗数据标准化、记录信息标准化、作业流程标准化等标准化指标，以增强医疗服务资源配置信息的共享与交流能力。医疗服务资源配置评价标准化指标，涵盖数据采集、存储、管理和分析，以及互联互通和共建共享应用过程。

在医疗服务领域，统一规范的电子病历和电子健康档案是信息标准化的基础，有助于避免"信息孤岛"的形成和发展（王小堃，2011），具有预防疾病和维护健康的功能（周晓英和冯向梅，2017）。美国电子病历组织（Computer Based Patient Records Institute，CPRI）认为电子病历是一个系统框架（李娜，2010）。国际标准化组织（International Organization for Standardization，ISO）确定的电子健康档案的四个基本特征中，就包含具有在一定范围内被普遍接受的、标准化的信息模型（刘德香等，2010）。

2009 年，我国卫生部开始推行电子病历和电子健康档案标准化，颁布执行了《卫生部办公厅关于征求<电子病历基本架构与数据标准（征求意见稿）>意见的通知》（卫办综函〔2009〕688 号）、《卫生部办公厅关于印发<基于健康档案的区域卫生信息平台建设技术解决方案（试行）>的通知》（卫办综发〔2009〕230 号）等文件。

在数据采集、存储、管理和分析过程中，医学专有名词在电子化中必须统一，否则无法实现医疗服务系统间的无缝衔接，但是在现实中却存在"血液钾含量低可能被记为'低钾''血钾过少症''低 K 离子''↓K'等"的情况（Wachter，2015；瓦赫特 R，2018）。健康医疗数据标准化、记录信息标准化、作业流程标准化，提高了数据共享的可能性。患者在不同的医疗服务体系中享受全生命周期的"健康线"标准，医生能够更快速、更深入地了解患者既往疾病史，以更精准的诊疗方案避免患者重复诊疗、重复检测情况的发生。

在医疗服务资源配置过程中，标准化指标的应用能够测试个体、群体、区域和国家之间信息共享与交流的基础，也是输入型人口流动就医的基础。在标准化基础上，建立"数据—价值—驱动"的医疗服务资源配置方案，能够在更大的范围内实现共享与交流，实现医疗服务资源均等化。

## 2.5 本章小结

从数据混搭到万物互联的新数据观，将数据支持决策和数据智能决策纳入麾下，拓展了传统的数据辅助决策功能。数据驱动的医疗服务资源精准配置和评价，从智能互联的新数据观，呈现了配置原理和配置机制、评价方法和评价指标，以健康状态改善、医疗服务能力提升、数据价值增值展现配置状况，从需求侧、供给侧和数据侧完善"数据—价值—驱动"的医疗服务生态系统。

# 第 3 章  医疗服务资源数据资产精益管理价值观

拥有内核知识的数据及其产生的信息,可以为数据所有人(个体、群体、区域和国家等)带来直接的利润收益或间接的潜在效益,已经被公认为资产,如同固定资产、流动资产一样,引申出医疗服务资源数据资产的有效管理问题。因此,以何种价值观处置医疗服务资源数据资产,实现价值和价值增值最大化已经成为数据脉象价值驱动医疗服务资源均等化过程中必须思考的问题。

## 3.1  概　　述

医疗服务资源数据价值生成和价值实现,不仅需要数据所有人具有正确的数据观,而且需要其具有正确的价值观,从医疗服务资源数据资产价值和资产管理两个角度对医疗服务资源数据资产相关内容进行梳理,提炼医疗服务资源数据资产价值观,并通过有效的精益管理实现数据资产价值保值增值。医疗服务数据资源包含个人健康数据资产和医学知识数据资产,首先需要挖掘个人健康数据资产价值和医学知识数据资产价值。

1. 医疗服务资源数据资产价值

健康医疗数据包含在医疗服务资源数据之中,健康医疗数据对于个体、群体、医疗及其相关机构等各方都具有极大的使用价值,各方均可以据此实现收益,这些收益不仅局限于资金收益。医疗服务资源数据资产价值,包含个人健康数据资产价值和医学知识数据资产价值。

个人健康数据资产来源于个体全生命周期数据和群体全生存空间数据。个人健康数据是将个体和群体的日常行为及健康状况进行抽象,并以数据形式进行存储而集聚的数据,本质上是一个数据库。个人健康数据资产价值是劳动价值向使用价值转化的结果,是个体在时间轴上的纵向价值和群体在时间轴切面上的横向价值经过价值酿造、价值共创等数据价值生成而集聚的价值。

医学知识数据资产来源于医疗及其相关机构的医学知识数据。医学知识数据是对日常医疗及其相关行为进行抽象,并以数据形式进行存储而集聚的知识数据,本质上是一个知识库。医学知识数据资产价值是使用价值向劳动价值转化的结果,通过对医学知识数据内部的内核知识进行提炼和相关性分析,可以建立支持决策和智能决策的专家系统，进而对客户实现个性化医疗（精准医疗）服务和精准化机构服务，将医学知识数据资产价值具象化。

2. 医疗服务资源数据资产管理

医疗服务资源数据资产价值的存在，对数据资产管理提出了更高的要求，可以分别确立个人健康数据资产精益管理价值观、医学知识数据资产精益管理价值观，支持医疗服务精益化管理、精细化运作和精准化服务，实现医疗服务资源数据资产价值最大化的目标。医疗服务资源数据资产价值的呈现，包含个体健康状态改善、医疗服务能力提升、数据价值增值能力增强等多种表现形式。

个人健康数据资产管理的核心，在于提高个人贡献个人健康数据的意愿，提高个人健康数据脉象价值。为了建立个人健康数据资产管理、运作和服务体系，应从"治未病"的思想构建个人健康数据资产精益化管理体系，从数据采集、存储、管理和分析等方面构建精细化运作方式，从服务方向和服务尺度的精准化搭建个体健康管理精准化服务，以及从服务内容和服务节点的精准化搭建群体流行病管理的精准化服务。

医学知识数据资产管理的核心，在于激励医生、医疗及其相关机构贡献医学知识数据，提高医学知识数据价值。为了建立医学知识数据资产管理、运作和服务体系，应从"治未病"的思想建立医学知识数据资产精益化管理体系，从完善医学知识数据标准和数据分析体系构建精细化运作方式，从医疗服务和医疗相关服务构建医学知识数据精准化服务内容。

3. 医疗服务资源数据资产价值观及表现形式

医疗服务资源数据资产价值观在于保值增值，以健康医疗数据价值实现个体、群体、区域和国家的健康状态改善。健康医疗数据资产价值保值增值，能够保持健康医疗数据作为资产原有的价值不随时间或区域的变换而经受损失，数据资产的边际效益不应是递减的，而应该是持平甚至稳步递增的。

医疗服务资源数据脉象价值，在于精准描述医疗服务资源配置状况的能力，以有限的医疗服务资源最大限度地满足人们的医疗服务需求。基于价值保值增值两个层面，可以确立健康医疗数据资产价值保值"三可"价值观和价值增值"三精"价值观，从环境、技术、组织三个维度挖掘医疗服务资源数据资产价值观的表现形式。

医疗服务资源数据资产管理、运作和服务的目的，在于提高健康医疗数据资产价值保值增值能力，即提高个人健康数据资产价值和医学知识数据资产价值保值增值能力。医疗服务资源数据资产价值观来源于保值"三可"价值观和增值"三精"价值观的融合，而医疗服务资源数据资产价值观的表现形式来自环境、技术、组织三个维度的凝练。医疗服务资源数据资产价值观及其表现形式共同构成本章的主要内容，如图 3-1 所示。

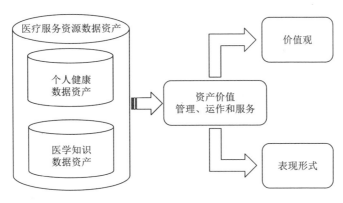

图 3-1　本章结构图

## 3.2　个人健康数据资产价值

个人健康数据是个体全生命周期内和群体全生存空间内的健康数据集合。随着个体生命特征的延续，个人健康数据的价值不断提升，作为数据资产的价值也进一步酿造、积蓄，形成价值势能并实现无损释放价值和价值增值。个体及相关个体的个人健康数据集合构成群体健康数据，并引申为群体全生存空间的健康数据集合，作为群体健康数据的影响动因而产生价值。

### 3.2.1　个人健康数据资产价值分析

个人健康数据资产价值，反映了个体在全生命周期内的资产价值，以及群体在全生存空间中的资产价值。

1. 个人健康数据资产价值概念

为了能够清晰地描述个人健康数据资产价值的概念，分别阐述资产价值和数据资产价值两个基本概念。

1）资产价值

资产价值是一个抽象概念，认识资产价值首先要明确资产类型，然后从资产的属性及表现入手，进一步挖掘数据资产价值的生成和实现过程。

2）数据资产价值

数据资产作为信息资产的类别之一，是以物理或电子方式记录的数据，如文件资料、电子数据等，其中文件资料类包括公文、合同、操作单、项目文档、记录、传真、财务报告、发展计划、应急预案，以及各类外来流入文件等。电子数据类如制度文件、管理办法、体系文件、技术方案及报告、工作记录、表单、配置文件、拓扑图、系统信息表、用户手册、数据库数据、操作和统计数据、开发过程中的源代码等。历史交易或事项所形成的数据，对于数据所有人来说是可控制、可获益的，就可以视为数据资产。

数据资产价值是一个累积升华的过程，其直接实现途径主要体现在与具体行业、行为相关联所产生的使用价值上，即数据经过清洗、整合和分析而形成的数据衍生物能够对个体行为或者组织活动产生影响，间接实现途径包括数据转移、累积升华等。数据资产价值存在一个短暂的周期，会随着时间的推移而贬值，数据资产价值丢失的速度取决于数据资产类型及数据内核知识随时间流逝所能保持的价值量。

3）个人健康数据资产价值

个人健康数据是数据的一种，个人健康数据资产也属于一类信息资产，但是健康数据资产主要聚焦在影响个体/群体生命健康的数据资产。健康数据资产价值主要存在于内核知识之中，随着生命周期的不断延伸、不断酿造，而形成价值势能，并通过劳动价值转化得以释放。

个人健康数据资产价值的转化结果集中体现在个体/群体健康状态改善上，即个体、群体、区域和国家健康水平的提高，能够带来经济效益和社会效益。个人健康数据资产的应用领域，主要集中在个性化健康管理和流行病预测等方面，个人健康数据资产价值丢失的速度无限趋近于0。

4）个人健康数据资产划分

人体的健康状况是多种复杂因素共同作用后的集中体现，并非某个单一因素的独立作用，研究认为人体的健康状况由内在身体素质和外在环境条件共同决定。内在身体素质既包含与生俱来的先天内在条件，如基因、血型等，又包含个体在全生命周期中生理及心理健康状态的连续性变化状况，如锻炼情况等。外在环境条件是指影响个体/群体生理健康状态的外部动因，包含个体/群体衣食住行等方面，反映个体/群体的生存空间，如区域空气质量、食物质量等。

个人健康数据资产是对个人健康数据价值的认可，所以也从内外两个角度进行划分，分别是个体全生命周期数据资产和群体全生存空间数据资产。对个体全生命周期数据资产来说，个体全生命周期内的生理健康状态为健康数据的抓取提供了源源不断的"原料"，主要针对个体内部健康状态，挖掘个体全生命周期健康数据的内核知识；而对群体全生存空间数据资产来说，个体/群体与外界接触所产生的数据成为挖掘群体全生存空间的健康数据内核知识的基础，用以剖析外部环境因素对群体健康状态的影响。

个人健康数据资产价值链（图3-2）贯穿于个体全生命周期数据资产价值链和群体全生存空间数据资产价值链，涵盖了数据采集、数据存储、数据管理、数据分析和数据使用全过程，体现了个人健康数据资产价值生成与价值实现的过程。在个人健康数据资产价值链体系中，数据安全保障机制能否充分发挥作用至关重要。

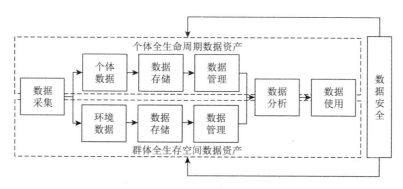

图 3-2 个人健康数据资产价值链

## 2. 个体全生命周期健康数据资产价值

个人健康数据资产价值贯穿于每一个个体的生命周期，在全生命周期中进行价值生成和价值实现，形成一个动态演化的价值集合。

1）个体全生命周期健康数据资产价值属性

个体全生命周期健康数据资产价值，不仅难以观测、难以度量，而且不同个体之间存在差异。通常，个体全生命周期健康数据资产价值具有如下特有的属性。

（1）累积增值性。个人健康数据在个体全生命周期内呈现极强的关联性，健康数据作为数据资产所获取的个体之前的所有数据对现有个体健康状态的判断具有极强的参照性和可预测性。当个人健康数据资产价值完成从无到有的突变过程后，会随着个体数量和个体资产的不断积累呈现指数型增长，在原有健康数据基础上，随着个人健康数据规模和数据维度的不断提升，个人健康数据资产的价值也将逐步提高。

（2）无消耗性。个人健康数据资产不像煤炭、石油等消耗性资源，使用后即会消失，无形资产开发使用对资产本身消耗程度非常低甚至趋近于零，所以个人健康数据资产可以经过多次开发使用并无损耗。例如，某个体的电子健康档案被实时记录并接受监测，则可以将其视为个人健康数据资产，当通过监测发现某个时间节点或者某段时间的健康数据状态存在问题时，可以记录并不限次数地供智能预测算法学习、参考，为本体及其他类似个体提供健康状态预警，显然，此时该个体的健康数据资产本身并未受到损耗。

（3）阶段性。个人健康数据资产是一类信息资产，在个体全生命周期的每一个阶段都具有不同的价值，不同阶段的健康数据资产在全生命周期中扮演的角色有所差异，所对应的资产价值也有所差异。例如，针对个体全生命周期健康数据而言，在全生命周期不同阶段的健康数据资产价值有所差异。

（4）动态性。由于个人健康数据资产的数量、种类、关联性等方面不停地发生变化，个人健康数据资产的价值也在动态变化。在个体全生命周期中，个人健康数据采集、存储、管理和分析能力持续变化，对数据价值生成、数据价值实现的理解和认识也在持续变化，从而使个人健康数据资产价值呈现动态性。

2）个体全生命周期健康数据资产价值生成

从个人健康数据资产价值链的角度，可以挖掘个人健康数据资产价值的来源。个人健康数据资产作为数据资产的一部分，价值来源与数据资产类似。由于原始数据数量和数据质量，无法实现劳动价值的汇聚而作为资产，数据资产价值就成为一系列主体间价值活动的结果（周芹等，2016）。从个人健康数据资产流通的角度来看，个人健康数据资产价值经历了数据采集、存储、管理、分析和使用等一系列环节，每一个环节的数据价值网络都有可能在数据输入、输出中实现数据价值生成。

数据采集阶段是数据获取的最初阶段，直接决定了数据数量和数据质量，以及后续操作的成本。数据存储与管理则致力于通过有效数据的积累产生价值势能，可见随着时间的积累有可能产生个人健康数据资产价值增值，数据空间不一致也会使个人健康数据资产价值有所差异。数据分析类似于供应链体系中的产品加工阶段，通过对原始数据资产的加工、提炼和汇聚数据包裹的内在价值凝练成内核知识。数据使用是个人健康数据资产价值实现的窗口，也是数据资产价值转化的重要途径。此外，数据安全作为数据资产的保护机制，对数据资产价值具有一定的保有作用，如果数据安全受到威胁，那么数据资产价值也会遭受巨大的危机。

3）个体全生命周期健康数据资产价值增值

因为个人健康数据的生产者也同样是健康数据的受众，所以对于个人健康数据资产的生产者来说，个人健康数据资产价值主要体现在相同个体间的纵向价值和不同个体间的横向价值，例如，某人通过各种方式记录自己的健康数据，此时他是自己健康数据资产的生产者，积累的健康数据有助于帮助判断自己的健康状况，此时他是自己健康数据资产的受众；同时，他的健康数据资产通过与他人的健康数据资产组合，可以作为其他健康数据生产者的参照标准，此时健康数据资产的价值不仅体现在同一个体健康状况的判断上，也体现在针对不同个体健康状况的对标中。针对个人健康数据资产的第三方所有人，通过对不同个人健康数据资产的汇聚，利用健康数据资产价值的累积增值性，可以享用超越数据资产积累的溢出价值。

4）个体全生命周期健康数据资产价值实现

个体全生命周期健康数据资产价值实现，即个体全生命周期健康数据采集进而积蓄的资产使用价值向劳动价值的转化。个体全生命周期健康数据资产价值实现，根据对象的不同有很多种表现形式。

个体全生命周期健康数据资产价值主要集中在对个体健康的保驾护航上，帮助个人健康数据资产的来源者对个体健康状况进行预警，维持健康个体的健康水平，帮助亚健康个体进行健康状态改善。

3. 群体全生存空间健康数据资产价值

个人健康数据资产价值不仅与个体有关，而且与群体有关，覆盖一个群体全生存空间，在全生存空间中实现价值和价值增值。

1）群体全生存空间健康数据资产价值属性

除了个体全生命周期健康数据资产价值相关属性外，群体全生存空间健康数据资产价值属性还包含以下几点。

（1）价值突变性。随着群体全生存空间健康数据资产在群体人数和数据维度两个方面的不断增加，群体全生存空间健康数据资产价值会有一个从量变到质变的突变过程。价值突变性也是健康数据资产管理者最为关注的一类属性，即究竟需要累积多大的数据资产规模（群体人数和数据维度）才会产生价值突变。

（2）价值稀疏性。个人健康数据的指标包含个体生理、心理、生活方式等方面，并且部分指标需要持续监测，会快速产生大量的、多样的原始数据，属于大数据的范畴，而诸多的数据无法直接进行判断使用，需要通过算法挖掘其中真正有价值的数据资源来使用。

（3）价值涌现性。群体全生存空间健康数据资产价值，并不是全生存空间所有个体价值的简单叠加，会产生个体不存在而群体存在的价值涌现现象。例如，个体的个人健康数据资产价值中并不存在流行病预测价值，但是在群体全生存空间健康数据资产价值中就会产生流行病预测价值。

2）群体全生存空间健康数据资产价值生成

在个人健康数据资产价值链中，尽管各环节都有资产价值的输入及转化，相比较个体全生命周期健康数据资产价值而言，群体全生存空间健康数据资产价值具有的价值突变性和价值稀疏性，使数据采集和数据存储管理过程成为价值生成的最主要来源。数据采集和数据存储管理过程中对数据的清洗、转换、合并等操作极大程度上浓缩了群体全生存空间健康数据价值，进而汇聚了其对应的资产价值。数据采集量和数据浓缩情况直接决定着群体全生存空间健康数据资产价值的存在与否。

3）群体全生存空间健康数据资产价值增值

群体全生存空间健康数据资产价值增值主要体现在两个方面，一是群体全生存空间健康数据资产的价值酿造，随着数据采集量的不断增加和数据存储管理的不断深化，其随着个体数量和个体资产的不断积累呈现指数型增长，实现 1+1>2 的价值增益效果；二是群体全生存空间健康数据内部数据价值网络、群体全生存空间健康数据与环境等相关数据，如个体全生命周期健康数据之间数据价值网络连接的共创作用，实现"知识体系+"的价值增益。

4）群体全生存空间健康数据资产价值实现

群体全生存空间健康数据资产价值主要体现在流行病管理，通过对群体全生存空间进行数据采集、清洗、整合及分析，可以有效掌握空间内所有群体的流行病状态，通过挖掘流行病的关键痛点，集中资源有效打击，可以实现流行病的预防和管理。群体全生存空间健康数据资产价值实现主要有直接和间接两个途径。直接途径体现在群体生存空间改善，如空气质量、食品质量安全保障等方面；间接途径则表现为群体健康状态的普遍提升，如区域人口平均寿命的延长、区域人口患病率的下降等方面。

### 3.2.2 个人健康数据资产管理、运作和服务

个人健康数据资产价值生成、价值增值、价值实现的刻画，奠定了个人健康数据资产管理、运作和服务的基础。面对复杂的现实环境，可以从数据服务需求入手，运用个人健康数据资产精益化管理、精细化运作、精准化服务的"三精"观念，实现个人健康数据资产价值最大化。

1. 个人健康数据资产精益化管理

资产管理可以定义为机构投资者所收集的资产被投资于资本市场的实际过程，其本质为有限资源的高效配置，即如何将有限的资源通过合理的配置产生最大化效益。个人健康数据资产精益化管理，就是一个基于科学方法精益配置资源的过程。

1）个人健康数据资产管理内涵

数据资产作为一类隐形资产，具有无消耗性，同样的数据资产多次交易的价值损耗可以忽略不计，但是这并不等于数据资产是无限的，数据采集和资产化过程并不是无消耗的，反而会消耗极大的资源。数据资产管理就是将数据采集和资产化能力，根据数据需求方的需要进行有效匹配以实现最大化效益的过程。

根据数据资产管理的定义，个人健康数据资产管理包含数据采集管理和资产化能力管理两部分内容，以实现个人健康数据资产效益最大化。个人健康数据资产管理效益主要体现在个体和群体两个方面，即个体健康状态维系和亚健康状态改善，以及群体流行病监测、预防和管理。

2）个人健康数据资产与数据提供方/需求方关系

个体全生命周期健康数据和群体全生存空间健康数据分别是沿时间轴的动态数据和选择时间轴切面的动态数据，两者相辅相成、协同互补，共同组成个人健康数据。个人健康数据资产与数据提供方/需求方之间的关系如图 3-3 所示，个体作为个人健康数据的提供方，可以源源不断地为个人健康数据资产输入资产原料，而个人健康数据通过内部转化形成个人健康数据资产，反过来对个体进行健康预警和预防干预，以维持个体的健康状态。针对群体而言也是一样，将群体全生存空间的多维度数据输送并转化为数据资产，反过来对群体进行流行病预警和管理。

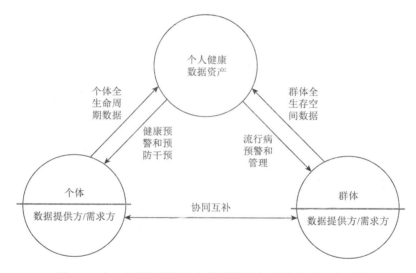

图 3-3　个人健康数据资产与数据提供方/需求方之间关系图

3）个人健康数据资产精益化管理效益目标

在个人健康数据资产管理过程中，需要从精益管理的视角出发，使个人健康数据资产获得最大化效益。个人健康数据资产精益化管理效益目标主要体现在两个方面：一是实现以个体/群体和医疗机构为主体的效益目标，个体/群体健康状态维持、个体/群体亚健康状态改善；二是以医疗相关机构为主体的效益目标，即个人健康数据资产与医疗机构效益的有机转化。因为个人健康数据采集、存储、管理和分析等离不开资金的支持，所以医疗机构应建立明确的效益目标以维持正常运行。

4) 个人健康数据资产精益化管理方法

个人健康数据资产在个体/群体、医疗机构和医疗相关机构三者之间的划分应当以个体/群体为主,提倡"治未病"的自我健康管理,最大限度地降低个体/群体患病率。在个人健康数据资产精益化管理体系中,医疗及其相关机构致力于构建完善的精益化管理生态体系,例如,支持远程医疗等新型医疗模式运行,有效提高个人健康数据资产价值。

(1) 以个体/群体自我健康管理为主的精益化管理。我国早在古代就通过医疗实践体现了健康管理的思想,《黄帝内经》曾出现"圣人不治已病治未病"的记载(缪叶佳和崔友洋,2014)。"治未病"就是主动采取积极措施对疾病隐患进行介入式管理,实现维护健康、预防疾病的目标,强调合理饮食、适量运动、生活规律、心理健康的健康理念。

依据个体/群体自我健康管理需求进行个人健康数据资产配置,加大保健性基础设施、健康小屋等预防性医疗服务资源配置,有效提升个体/群体自我健康管理能力。精益化管理的基础在于自我健康管理需求与预防性医疗服务资源的精准匹配,可穿戴设备支持下的自我健康管理增加了资源可及性,增强了精益化管理能力。

(2) 以医疗机构医学知识数据支撑的精益化管理。个人健康数据资产有两个载体,一个是电子健康档案,另一个是电子病历。个体/群体自我健康管理主要依赖于电子健康档案中的数据资产,然而个体/群体健康预警和预防干预、流行病预警和管理都离不开电子病历中的数据资产,依赖于医疗机构医学知识数据提供的预警决策相关的知识支持。

医疗机构医学知识数据能够为个体/群体健康医疗数据分析、预防干预和临床干预提供决策知识,为个人健康数据中的内核知识提供新知识,以增强个人健康数据资产精益化管理决策能力。远程医疗等新型医疗模式,提供了个人健康数据资产与医疗机构医学知识数据关联的渠道,成为个人健康数据资产精益化管理的新工具。

(3) 以医疗相关机构关联资源辅助的精益化管理。制药公司、保险公司等医疗相关机构作为个人健康数据资产价值实现和实际利润转化的窗口,对整个管理体系的重要性不言而喻。个人健康数据资产价值对实际利润的转化率也会随着医疗相关机构的不同而不同,正如不同竞拍者对同一件古董的报价会有所不同,需要建立医疗相关机构关联资源辅助决策机制。

为了实现个人健康数据资产最大程度的利润转化率,必须合理配置数据采集、存储、管理和分析资源,针对不同的医疗相关机构提供最需要的数据资产,例如,医疗保险机构可以提供预测个体健康水平的数据资产,从而实施医疗保险差异化、精准化定价战略,及时提供预防干预等策略。精益化管理驱动着医疗相关机构依托关联资源进行辅助决策的能力,有助于实现个人健康数据资产价值最大化。

2. 个人健康数据资产精细化运作

个人健康数据资产运作可以沿着个体全生命周期健康管理和群体全生存空间健康管理两条路径展开,涵盖数据采集、存储、管理和分析等环节。个人健康数据资产精细化运作模式如图 3-4 所示,其致力于以有效的运作模式提高资产效益和安全性。

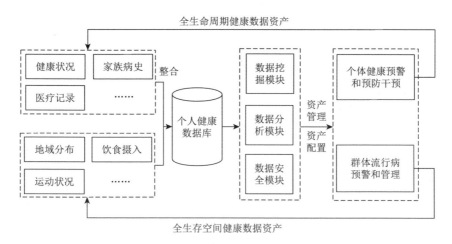

图 3-4　个人健康数据资产精细化运作模式

1) 识别关键数据,提升数据价值。在个体全生命周期和群体全生存空间获取的个人健康数据,数据量庞大、种类繁多,增加了个人健康数据资产管理成本。为了提高精细化运作能力,应围绕数据数量、数据质量和内核知识等数据资源三要素,识别个人健康数据中的关键数据,如血糖、血压、血脂等数据,以有限的资源保证关键数据的数据采集、存储、管理和分析的有效性。以关键数据为中心的个人健康数据资产运行模式,不仅有助于提升数据价值,而且能够提高数据组织管理水平。

2) 挖掘有效数据,降低数据资产成本。数据资产成本包含两个方面,一是个人健康数据资产的获取成本,包括激励个体/群体共享健康数据的成本、数据采集成本(如可穿戴设备)等;二是个人健康数据资产的存储成本,包括数据存储的软硬件设备设施成本。根据个人健康数据资产价值具有的累积增值性和价值突变性,个人健康数据资产的获取成本会决定个人健康数据搜集的广度及深度,而存储成本则会决定个人健康数据累积所带来的价值增益的多少。

3）保护个人隐私，保障数据安全。国际标准化组织对计算机系统安全的定义是：为数据处理系统建立和采用的技术和管理的安全保护，保护计算机硬件、软件和数据不因偶然和恶意的原因遭到破坏、更改和泄露。数据价值必须建立在维护数据安全的基础上，任何对数据的破坏或威胁都将是灾难性的。在个人健康数据资产共享与交流过程中，因为需要应用个人健康数据库中的原始数据，所以需要采取有效措施保护好个人隐私。在获得个人授权的同时，数据封装模块需要进行数据隐私保护处理，使共享与交流数据不会对个人隐私造成任何损害。

4）优化数据权能交易方式，创造价值溢出效应。有效的数据权能交易方式，可以促进个人健康数据资产发挥其应有的价值。由于个人健康数据资产都是分散的，而且具有价值突变性，如果没有有效的权能交易方式，分散的数据价值就有可能达不到由量变转化为质变的最低标准，更不用说个人健康数据资产累积所带来的价值溢出效应。数据权能交易能在商业规则的引导下，有效汇聚个人健康数据资产，更高效地发挥数据资产应有的价值。

### 3. 个人健康数据资产精准化服务

个人健康数据资产精准化服务，主要包含个体健康管理精准化服务和群体流行病管理精准化服务两部分。个人健康数据资产精准化服务模式如图 3-5 所示。

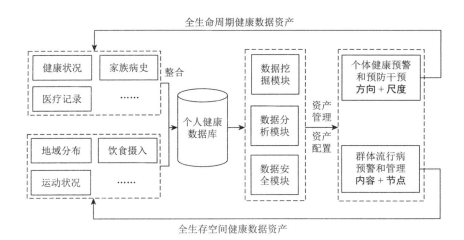

图 3-5　个人健康数据资产精准化服务模式

1）个体健康管理精准化服务

个体健康管理精准化服务包含服务方向精准化和服务尺度精准化，旨在实现管理预警精准化和预防干预精准化。个体全生命周期健康状态监测获取的数据，经过数据分析生成数据衍生物，可以根据个体/群体健康管理服务需要，以更加精准的服务方向和服务尺度直接用于健康预警和预防干预。

（1）服务方向精准化意味着相比于传统的健康管理，利用个人健康数据资产可以实现更为精确的健康管理服务方向。例如，个体全生命周期健康数据分析显示某个体处于亚健康状态，并且这种亚健康状态的存在是缺乏锻炼导致的，那么预防干预的方向则会变为加强运动，简而言之，服务方向精准化可以根据个体健康状态判定或预测，以维持个体健康状态或改善个体亚健康状态的精准服务方向，进而实施精准化健康预警和预防干预服务。

（2）服务尺度精准化主要体现在精准化预防干预行为上，传统的健康管理方法即便可以有效预测健康管理的服务方向，但是只能给出模糊化的指导性意见。例如，个体处于亚健康状态，需要锻炼身体，但是这些意见并没有一个具体的衡量标准，个体需要如何锻炼身体是不明确的，精准化预防干预意味着利用个人健康数据分析结果，可以得到更加具体化、更加精准化的指导意见，通过数据挖掘及关联性分析，得到以何种方式锻炼身体及锻炼身体的具体指导性建议，通过服务尺度精准化实现个体健康管理精准化服务。

2）群体流行病管理精准化服务

群体流行病管理精准化服务，包含服务内容精准化和服务节点精准化。通过群体全生存空间的多维度监测，根据地域（空间）划分实时监测整个群体地域分布、饮食摄入、运动状况、环境质量等全生存空间数据，实现流行病管理服务内容精准化和服务节点精准化。

（1）服务内容精准化是相较于传统流行病管理方式而言的，传统的流行病尚未实现准确预警和管理，究其原因，在于没有准确掌握服务的具体内容和时间节点。通过群体全生存空间健康数据挖掘和分析，可以提前掌握流行病爆发的主要原因、传播特性、易感人群等关键数据，并在此基础上集中资源对尚未爆发的流行病进行有效遏制，对已经爆发的流行病控制传播速度、遏制发展趋势，并进一步借助医学知识数据资产进行治疗。群体流行病管理服务内容的精细化，有助于实现流行病预想、预知和预防，实现群体流行病管理精准化服务。

（2）服务节点精准化则涉及明确服务内容后的流行病预警和管理服务实施过程。由于群体生存在一定的区域空间范围内，群体流行病预警和管理向来是一件耗费人力、物力和财力的事情，如何精准地把握预警和管理服务的时间节点就是一个十分重要的问题，例如，严重的季节性流感常见于季节交替的时候，尽管每次交替时都会收到提醒，但是由于这种预警干预过弱，仍会出现大量的患者，此时应采取流行性感冒的强预警干预措施，如发放口罩、开设专门门诊等。因为过早地施行强预警干预又会浪费大量的医疗服务资源，所以利用群体全生存空间健康数据资产可以确认精准化服务节点，提升群体流行病管理的精准化服务能力。

## 3.3 医学知识数据资产价值

个人健康数据资产本质上是数据库，应用健康预警和预防干预措施维持个体健康状态，其价值来源于劳动价值向使用价值的转化，主要表现在个体个性化健康管理和群体精准化流行病管理之中。医学知识数据资产本质上是知识库，用于医疗诊断和治疗决策，其价值来源于使用价值向劳动价值的转化，主要体现在医疗机构实现个性化医疗服务，医疗相关机构实现精准化机构服务。

### 3.3.1 医学知识数据资产价值分析

医学知识数据资产价值可以从医疗及其相关机构进行分析，致力于从价值属性、价值生成、价值增值和价值实现的视角揭示医学知识数据资产价值形成和演化规律，为实现价值最大化目标而管理好数据资产价值。

1. 医学知识数据资产价值概念

医学知识数据资产是一类可交换价值的资源，预期能够给资产所有人带来经济利益，由医疗及其相关机构知识数据资产构成。医学知识数据资产价值，是对医学知识数据作为一种资产及一种权益的价值量化，可以通过提供个性化医疗（精准医疗）服务和精准化机构服务解决方案，具象化医学知识数据资产价值。

医学知识数据可以转化为资产的原因就在于其可交换的价值，只是这类隐性价值需要经过数据挖掘、数据分析才能得以显现，从而增加了医学知识数据资产价值量化的难度。医学知识数据资产价值不仅体现在"支持决策"和"智能决策"方面，而且依赖于科学有效的数据资产价值量化方法。

医学知识数据资产价值链（图3-6），贯穿于医疗机构的医疗知识数据资产价值链和医疗相关知识数据资产价值链，涵盖了数据采集、存储、管理、分析和使用全过程，是医疗知识数据资产及医疗相关知识数据资产价值生成和价值实现的过程。在医学知识数据资产价值链体系中，数据安全保障机制能否充分发挥作用至关重要。

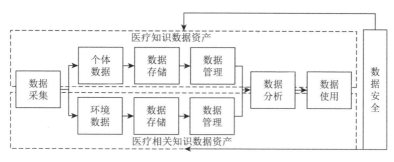

图 3-6　医学知识数据资产价值链

## 2. 医学知识数据资产价值

从医学知识数据资产价值概念可知，可以从价值属性、价值生成、价值增值和价值实现四个方面描述医学知识数据资产价值的内涵，以更加深入地理解医学知识数据资产价值。

1）医学知识数据资产价值属性

医学知识数据资产价值不仅具有数据资产的可交换性、可度量性等基本属性，而且具有医学知识数据资产价值特有的属性。

（1）无形资产性。医学知识数据资产与个人健康数据资产一样，都属于无形资产，具备无形资产的无消耗性和累积增值性，即医学知识数据资产每次使用对自身的损耗极少，例如，某位医生利用基于医学知识数据资产研发的专家系统，并不会使医学知识数据资产的价值有所贬值；同样某位患者的病例被收录进某医院可共享的疑难复杂疾病电子档案，并记录了详细的治疗过程，如果将其视为医学知识数据资产，当医院再遇到类似病例时，其他人就可以不限次数地学习和参考该病例，即使用该医学知识数据资产，而此时该资产本身并未受到损耗。医学知识数据资产价值，随着数据数量的不断积累而快速增长，但是前提是数据中必须包含数据质量和内核知识。

医学知识数据资产价值随着数据容量、时间维度、适用场景的变化而改变，具有价值易变性、价值动态性，因此难以准确衡量价值的大小。医学知识数据资产价值，随着数据容量的增加存在一个从量变到质变的突变过程，例如，某个医疗平台通过搜集某种病症的患者体征进行疾病预测，当找到第 1 个人并获取其健康医疗数据后，并不能对该疾病进行预测，此时的数据价值有限，约等于零，直到找到第 $n$ 份健康医疗数据才会产生从无到有的价值突变。

（2）复杂性。医学知识数据资产的复杂性主要体现在从医学知识到健康医疗数据转化方式和数据形式的不统一性。从医学知识中挖掘结构化的医学知识数据是一项非常艰巨的任务，需要建立专门的模型算法并且不断进行优化，而医学知识可以从书本、个人经验、研究成果等渠道获取，但不同渠道的医学知识均不具备结构化特征，且无法适用同一个知识挖掘模型，意味着针对从不同渠道获取的医学知识数据需要建立多种不同的知识获取模型，同时还要将不同的知识结构化后进行标准化处理，以达到数据间无缝衔接的目的。

（3）决策支撑性。为了解决管理过程中重大的现实问题，需要应用科学的决策方法和技术，从若干个有价值的方案中选择一个或者多个最佳方案，并在实施过程中加以完善和修正，以实现管理目标的活动过程。决策分为结构化决策、半结构化决策和非结构化决策，都需要数据支持和知识支持。医学知识数据作为决策知识支持，可以帮助决策者进行医疗活动决策，如疾病诊断和治疗、医疗服务资源配置等，以提高医学知识数据资产价值。

2）医学知识数据资产价值生成

从单纯的价值转化角度来看，医学知识数据将医疗及其相关机构的日常行为抽象为数据形式进行存储，是使用价值向劳动价值的转化。医学知识数据资产价值主要来自其收益能力的出现，收益的实现首先需要实现医学知识数据价值，其次则是通过价值输出兑换收益。

借鉴个人健康数据资产价值链思想，可以描述价值链各环节的价值输入、转化、输出过程。因为医学知识数据资产价值与个人健康数据资产价值转换的方向相反，所以两者的侧重点应该有所不同。在获取医学知识数据的内核知识的情况下，医学知识数据资产价值生成的关键因素更侧重于数据管理与分析，即将提取的数据的内核知识转化为医学知识数据库中的内容。每一个包含内核知识的数据或者数据集都可以被提取并转化，医学知识数据库中的内容可以经过系统化输出而获取经济收益，例如，基于医学知识数据资产研发的专家系统能够实现医学知识数据资产价值。

3）医学知识数据资产价值增值

医学知识数据资产价值包含医疗知识数据资产价值和医疗相关知识数据资产价值，可以分别从这两个方面分析医学知识数据资产价值增值。

（1）医疗知识数据资产价值增值。医疗知识数据资产价值增值，主要体现在同领域知识联盟和多领域知识协同两个方面。通过挖掘不同的医疗知识数据，经过清洗、合并、转换后提炼数据的内核知识，同领域不同的内核知识相互链接形成一个个同领域医疗知识关联体，可以提升辅助决策的同领域深度，这样的医疗知识关联体越多，医疗知识数据作为资产的价值也就越高。同时需要注意的是，此时的价值增值来源于两部分，一部分是医疗知识关联体增长所带来的资产价值的增加；另一部分是医疗知识关联体增长由其同类属性所带来的增益资产价值。由不同领域的医疗知识数据的内核知识关联所产生的医疗知识关联体，能够组合形成多领域医疗知识关联体，可以提升辅助决策的多领域广度，不同领域的医疗知识关联体越多，医疗知识数据作为资产的价值也就越高，且其价值同样来自医疗知识关联体增长所带来的资产价值增值和多领域属性带来的增益资产价值。

（2）医疗相关知识数据资产价值增值。医疗相关知识数据资产价值增值，主要体现在医疗服务资源的渗透、融合和应用上。医疗相关知识数据资产价值与医疗知识数据资产价值增值方式相似，除了价值酿造的基本数据增值方式以外，主要通过与医疗及其相关机构融合而实现价值增值，即价值共创的数据增值方式。医疗相关知识数据资产通过自我联合，与医疗知识数据资产、个人健康数据资产联合，甚至与其他行业相关数据资产联合，实现 1+1>2 的效果，享受价值共创所带来的增益价值。以医疗保险机构为例，通过投保人医疗相关知识数据资产与索赔数据的关联分析可以提升医疗相关知识数据资产价值，价值增值的表现之一就是能够提高保险欺诈分析的准确性，任何单一数据都无法达到该效果。

4）医学知识数据资产价值实现

个人健康数据资产价值主要体现在维系个体及群体自我健康管理和流行病预防干预上，医学知识数据资产价值主要体现在患者的疾病诊断治疗及康复过程中，实现对患者正确有效的诊断、高效的治疗和康复。医学知识数据资产价值实现，可以分为医疗知识数据资产价值实现和医疗相关知识数据资产价值实现两部分。

医疗知识数据作为资产的价值实现，表现在医疗技术、医疗组织两个方面。医疗知识数据资产可以借助精准医疗和个性化健康管理等医疗技术，更好地提高患者的医疗效果。医疗知识数据作为资产还可以输入医院驱动医疗服务资源高效利用，输入医药及医疗器械研发机构等医疗组织驱动产品升级换代，进而实现医疗知识数据资产价值。

医疗相关知识数据资产价值是通过价值融合及应用来实现的，具体可以根据主体的不同划分为个体/群体、医疗机构和医疗相关机构。个体/群体指到医疗机构或者医疗相关机构的患者；医疗机构指医院、社区诊所等从事专业医疗服务的机构；医疗相关机构则指医疗保险机构、医药研究机构等与医疗相关的机构。

针对个体而言，医疗相关知识数据资产价值体现在与其他个体资产链接后，通过数据挖掘、数据关联分析所提炼出的内核知识。提炼出的内核知识可以用来构建医学知识数据库，进而通过专家系统帮助医生决策，挖掘更高效的个性化医疗服务解决方案；针对医疗机构而言，医疗相关知识数据资产可以与医疗知识数据资产和个人健康数据资产相互补充，以实现患者诊断、治疗及康复过程中的精准化和高效化；针对医疗相关机构而言，医疗保险机构、医药研究机构等利益相关者可以利用医疗相关知识数据资产变现，例如，根据个人健康数据资产对健康医疗保费实行差异化定价，以实现自身利益最大化，直接将医学知识数据资产价值转化为切实利益。

## 3.3.2 医学知识数据资产管理、运作和服务

根据医疗服务主体的不同,可以将医学知识数据资产划分为医疗知识数据资产和医疗相关知识数据资产,分别针对医院、社区诊所等医疗机构和医疗保险机构、医药研究机构等医疗相关机构。不同医疗机构的医学知识数据资产价值的实现方式不尽相同,医疗机构表现为个性化医疗(精准医疗)服务,医疗相关机构表现为精准化机构服务。站在资产的角度,医学知识数据输入对象和输入量的不同会影响医学知识数据资产的价值产出。为了有效调节医学知识数据资产的输出方向和质量,有必要探索建立精益化管理、精细化运作、精准化服务的医学知识数据资产管理体系的方法。

1. 医学知识数据资产精益化管理

个人健康数据资产管理主张个体/群体未患病前的自我健康管理,提倡"治未病"的自我健康管理,将疾病扼杀在摇篮里,最大化减轻个体/群体患病后的巨额资源消耗。但是针对已患病的个体/群体,必须接受医疗机构或医疗相关机构的服务。医学知识数据资产呈现价值的表现形式有所差别,医疗机构数据服务需求方的效益,主要体现在为患病人群提供个性化医疗服务,以提升患者治愈率;医疗相关数据服务需求方的效益,主要体现在为个体/群体提供精准化服务,进而影响机构的利润,例如,通过医疗保险销售等途径将数据资产转化为机构利润。

医学知识数据资产管理主要针对两类机构,一是帮助医疗机构提升医疗服务水平,实现个性化医疗服务;二是帮助医疗相关机构提升服务水平,例如,提供精准化服务,实现数据资产价值向数据收益的转化。两类机构协同互补,分别为个体/群体提供医疗服务和医疗相关服务,并将个体/群体医疗服务结果数据作为医学知识数据资产的"原材料",如医疗服务的治疗结果、医药的试验结果等,通过数据清洗、整合分析后对资产进行补充。医学知识数据资产流动状况如图 3-7 所示。

1)依托医学知识数据库的精益化管理

医学知识数据库的精益化管理体系的建立,能够充分发挥医学知识数据库的价值作用,实现精益化管理的目标。

(1)充分挖掘医学知识决策支持作用。由于个人接触知识的范围不同,对不同知识面的了解深入程度不同,所作决策具有主观臆断性,偏向于在自己熟知的领域进行判断,在医疗诊断过程中,有可能因为极为相似的疾病表现特征而将两种截然不同的病症混淆,做出错误的判断,如果两种疾病的发病原理恰恰相反,

第 3 章 医疗服务资源数据资产精益管理价值观

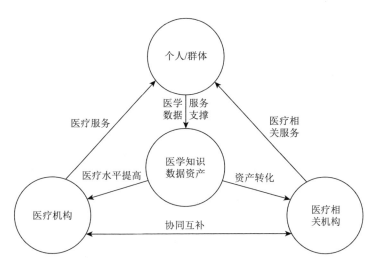

图 3-7 医学知识数据资产流动图

治疗结果完全不同，就会酿成不可逆转的严重后果，现实生活中也确实发生过这样的例子。基于人工智能的智能诊断具有客观性，辅助决策但不进行决策，汇总医学知识数据库中与患者病症相似的所有情况，以更广泛的知识帮助医生做出更加客观的医疗决策。

（2）丰富医学知识传播扩散的途径。通过医学知识数据的获取和分析建立的医学知识数据库，可以容纳远超医生等医疗服务主体的医学知识体量，是毋庸置疑的"最强大脑"。医学知识数据库具有数字化特征，具有广泛的传播途径和极为便捷的传播方式，有助于医学知识的广泛传播。医学知识数据资产具有的无消耗性和累积增值性特点，可以有效提升健康医疗从业者的医疗诊断水平和国民的医学知识素养，进而促进医学知识水平的升级，对医学知识数据库进行反哺，两者相互促进，呈现良性循环。

（3）精准化匹配医疗服务资源与需求。利用医学知识数据资产建立的医学知识数据库，根据输出端口的不同可以建立第三方导诊系统，通过输入病症特征进行简单诊断。从患者角度来看，可以帮助患者判断医疗服务需求进而导诊，例如，需要去哪类医院、什么科室，可能需要的医疗设备资源和医生医疗水平，帮助患者选择最为适合的医院和医生群体，一方面，从患者端选择最优的医疗服务资源，提升患者就医效率；另一方面，防止由患者盲目依赖大型医院而导致的医疗服务资源不合理利用，实现医疗服务资源均等化。从医院和医生的角度来看，依托医学知识数据库的第三方导诊系统可以实现医疗服务资源的优化配置，可以根据病情的轻重缓急引导患者到相应的医院进行治疗，实现医疗服务资源精准配置。

2）医疗相关机构支撑的医学知识数据资产管理

医疗相关机构支撑包含两个方面，一是以科研院所为代表的科技支撑，二是以医疗保险为代表的资金支撑。

医学知识数据资产具有很强的学术研究价值，主要体现在医学知识数据采集、存储、管理和分析等环节对于理论和技术发展的促进，以及研究成果的数据支持两个方面。医学知识数据采集、存储、管理和分析过程是一个与医疗信息化紧密结合的过程，包含诸多有价值的学术研究方向。以医学知识数据库建设为例，研究焦点主要集中在不同类型的知识库研究，对于知识库运用中的技术方法及具体应用领域研究相对匮乏（张斌等，2016）。跨学科的技术理论研究与实践探索，为医学知识数据库建设提供了良好的基础。医学知识数据汇聚可以为学术研究提供更多的数据支撑，解决数据获取困难的问题，数据支撑推进了医学研究的进展，而医学研究进展进一步转化为医学知识，经过数据清洗后成为医学知识数据，反哺医学知识数据资产，相互促进。

如果有效的数据权能交易方式为数据汇聚提供了基础支撑，为个人健康数据资产、医学知识数据资产汇聚创造了条件，那么数据资产的经济收益则决定了健康医疗数据产业未来发展的活力及水平高度。虽然健康医疗数据产业属于国家主导建设发展的产业，但是仅由政府推动并不利于产业长久的发展。如果开放部分市场进行市场化发展，就不能回避经济收益问题，由于市场是理性的，只有该产业具有客观的投资回报率，市场投资者才会进行投资，才能促进该产业的发展，进而影响数据资产的价值。

医疗保险等医疗相关机构通过对个人健康数据资产、医学知识数据资产的把控，可以有效缩小目标客户群以实现精准推送，降低招揽客户的成本。例如，健身房通过个人健康数据资产的应用，聚焦有健身需求的客户群，通过对锁定的目标客户群的精准营销，大幅提升客户选择健身房健身的意愿。

2. 医学知识数据资产精细化运作

在医学知识数据资产精益化管理基础上，应建立完善的医学知识数据资产运作体系，以更加全面地提高医学知识数据资产价值。医学知识数据资产精细化运作模式如图3-8所示。

1）完善医学知识数据规范和标准

知识规范和数据标准缺失、不完善或者分散于各相关业务部门，缺乏全局性的规范和标准，致使知识和数据无法规范提取或者即使提取了也不具备可比性，影响医学知识数据资产整合。随着医学知识数据处理工作量的不断增加，传统的处理模式已经无法满足现阶段的需求，社会各界对医学知识数据标准提出了新的要求。研究发现，知识规范化和数据标准化应该成为医学知识数据无壁垒传输交换的可行方案。

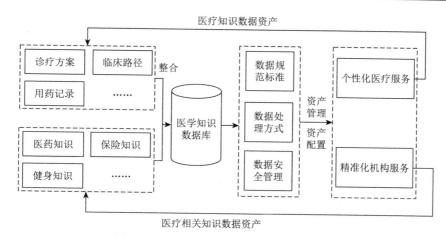

图3-8 医学知识数据资产精细化运作模式

(1) 知识规范化。医学知识是一类涉及人类健康的重要资产,需要严格把控知识内容的安全性和有效性。医学知识具有种类繁多的呈现形式,如医药相关知识书籍、医学从业者的经验和研究成果、医院等医疗机构开具的电子及纸质处方等,不同呈现形式下的医学知识均包含海量的医学知识数据。目前,医学知识来源过于混杂,除了科学健康知识之外,还混杂有带有迷信色彩的"偏方"、使用对象不确定的医疗诊断方法、短期效果显著但长期效果未知的治疗方式等,因此在医学知识数据采集环节,需要对知识源进行规范化管理,对医学知识的安全性和有效性进行分类鉴别。

(2) 数据标准化。首先需要统一医学知识数据的表现形式,由于数据处理量和复杂度过大,电子化和信息化成为医疗机构努力的方向。尽管目前各大医院信息化程度越来越高,许多医院已经开通电子挂号、电子支付、电子报告单等服务,但是病历等包含高密度医学知识数据的载体尚未实现完全电子化,多数医院仍采用纸质病历的形式,为了实现数据间的无缝衔接,需要对病历等医学知识数据载体推行电子化和标准化。在个体、群体、区域和国家范围内,采用统一的医学知识数据表现形式,并集聚在每一个人统一的电子病历和电子健康档案之中。

2) 完善医学知识数据处理方式

医学知识数据处理是医学知识数据价值密度提升的重要环节,也是医学知识数据作为资产进行升值溢价的关键阶段。医学知识数据通过清洗、转化,数据的资产特征进一步提升。医学知识数据处理,可以以最小化价值损失奠定数据资产价值最大化输出的基础。

(1) 建立切实有效的医学知识获取算法。医学知识的存在方式多种多样,有结构化医学知识数据,如诊疗记录等医疗明细记录,也有大量的医学知识以非结构化数据的形式呈现。以电子病历为例,电子病历会解释医生选择该项检查和开具处方的原因、用药效果等,包含非常重要的医学知识,但是它以文本数据的形式呈现,不同个体对于文本的撰写习惯不尽相同,是典型的非结构化数据。需要从结构化数据分析、文本数据分析、多媒体数据分析、Web 数据分析、社交网络数据分析和移动数据分析等多方面,建立切实有效的医学知识获取算法(夏慧等,2015),如构建语意知识库等,将采集的医学知识转化为结构化医学知识数据。

(2)软硬件设备支持。包含医学知识数据处理所需要的硬件设备及软件支持,尤其是数据存储时所需要的存储设备,其中硬件设备包含适合的存储器等;典型的存储器包含随机存取存储器、磁盘和磁盘阵列、存储级存储器;而软件支持包含配套数据库软件、数据处理分析软件等。

(3)建设优秀的人才支撑队伍。医学知识数据资产处理是一项复杂的系统工程,需要优秀的复合型人才,涵盖医学知识专业人才、医疗信息系统顶层规划人才和医疗运作软件设计人才,以及信息管理、数据资产评估等人才。医学知识数据资产处理的每一个环节,都需要优秀的人才支持队伍。

3)搭建医学知识数据资产安全管理平台

医学知识数据作为资产能够为所有人带来可预期的经济利益,但是必须为数据资产建立安全的环境。医学知识数据资产安全的重要性主要体现在数据资产对客户生命健康产生的影响。医学知识数据资产安全管理,必须贯穿数据采集、存储、管理和分析全过程。在数据采集阶段要确保数据源头的真实性,在数据存储、管理和分析过程中要保证数据的可追溯性,严格监控各个环节,谨防数据被恶意篡改和窃取。

3. 医学知识数据资产精准化服务

医学知识数据资产精准化服务,主要包含医疗机构精准医疗服务和医疗相关机构精准化服务两部分。医学知识数据资产精准化服务模式如图 3-9 所示。

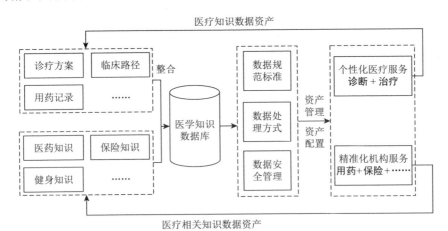

图 3-9 医学知识数据资产精准化服务模式

1)医疗机构精准医疗服务

精准医疗以个性化医疗服务为基础,是借助基因组测序技术、生物信息和大数据分析技术等发展起来的一种新型医学概念和医疗模式。在个人健康数据的帮助下,部分患者可以通过对正常人和病例个体的基因测序,对比分析患病情况,有针对性地利用靶向药物、细胞疗法等手段精准对病毒或基因进行打击治疗,从而安全、高效地精准治愈疾病。精准医疗服务思想也可以应用在前期的预防、诊断和后期的康复之中,为患者定制个性化医疗服务方案,提高医疗服务效果。

2)医疗相关机构精准化服务

医疗相关机构所提供的精准化服务,一方面,可以准确抓住个体/群体的痛点,实现精准营销,有效降低运营成本,例如,制药公司提供精准用药服务,有助于更加精准地满足个体/群体需求;另一方面,在精准化服务背景下客户需求得以充分满足,有效降低机会成本,实现双赢,例如,保险公司提供的精准化健康管理服务,有助于增加客户黏性。

## 3.4 健康医疗数据资产价值观

健康医疗数据资产价值观应该成为人们依据数据资产认知、理解、判断或抉择的一种思维或取向,成为推动我国健康医疗数据产业可持续健康发展的重要力量。健康医疗数据资产价值观的作用,在于反映社会群体正确的基本看法和价值评判准则;其对行为和动机模式的巨大影响,在于全方位保障和提升个体/群体健康水平。

### 3.4.1 健康医疗数据资产价值观基本框架

健康医疗数据资产价值观是对健康医疗数据资产价值率的主观反映。从宏观意义上讲,健康医疗数据资产价值观与资产价值观类似,都具有资产价值保值增值最大化的本质要求,都追求不同环节数据价值网络价值传导过程中所具有的资产价值保值增值能力。健康医疗数据资产价值保值增值是两个既有联系又有区别的问题,价值保值是基础、价值增值是目标。健康医疗数据资产价值观基本框架如图3-10所示,包含价值保值"三可"价值观和价值增值"三精"价值观,致力于提升人们的健康水平。

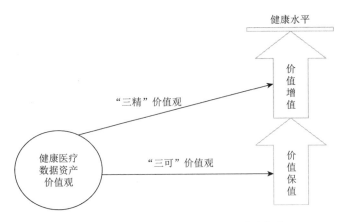

图 3-10 健康医疗数据资产价值观基本框架

**1. 健康医疗数据资产价值保值"三可"价值观**

健康医疗数据资产价值保值是开展数据资产精益管理的核心目标,没有数据资产价值保值就无所谓数据资产价值增值。健康医疗数据资产价值保值价值观,应致力于保持数据资产原有的价值不随时间和空间的变化降低,维持数据资产的边际效益稳定、递增。针对健康医疗数据资产价值而言,面向医疗服务资源数据服务需求构建的健康医疗数据资产可持续创新、可共享保护、可协调共赢的"三可"价值观,可以实质性地保持健康医疗数据资产价值。

1)健康医疗数据资产可持续创新价值观

健康医疗数据资产价值保值,必须以可持续创新价值观建立数据资产价值保值生态环境,以可持续创新替代因循守旧的数据资产价值保值方式。从健康医疗数据价值模型可知,健康医疗数据资产可持续创新价值观,可以分别从数据资源、数据技术和数据组织三个方面进行描述,创建一个健康医疗数据资源充分融合、数据技术充分利用、数据组织充分实施的生态环境。

(1)数据资源可持续创新。个人健康数据和医学知识数据资源越丰富、越全面,数据价值越大,也越能真实地反映个体、群体、区域和国家的健康状况。因此,应采取更加精准有效的方式采集个体全生命周期数据、群体全生存空间数据,充分挖掘医疗机构、医疗相关机构的数据资源,提高数据资源可持续创新能力。

(2)数据技术可持续创新。个人健康数据资产和医学知识数据资产价值保值,都依赖于大数据分析技术、认知计算技术等数据技术,都需要在数据采集、存储、管理和分析全过程应用先进的数据技术。通过数据技术可持续创新能力的提升,能够更加清晰地揭示健康医疗数据的内涵和演化规律。

(3)数据组织可持续创新。健康医疗数据资产价值保值,离不开数据组织具有的"对症下药"式数据价值匹配能力。通过数据价值网络价值共创能力的提升,提高数据组织可持续创新能力,为个人健康数据资产和医学知识数据资产探寻最佳的应用场景,使健康医疗数据资产获得最大化经济收益。

2)健康医疗数据资产可共享保护价值观

因为健康医疗数据具有隐私性,数据价值具有只有共享才能生成和实现的基本属性,所以应注重加强数据共享时的数据隐私保护及数据隐私保护基础上的数据共享。2016年,英国 Care.data 项目宣告失败的最主要原因在于 NHS 私下将公众数据卖给 Google 和保险公司,侵犯大众隐私而失去社会公众信任,公众不再上传个人健康数据。因此,探索数据隐私保护和数据共享的统一途径,有助于增强健康医疗数据资产价值保值能力。

(1)个人健康数据资产可共享保护。个人健康数据资产属于社会个体、群体等公众,即公众拥有数据所有权和管理权。然而,由于公众缺乏有效的数据分析工具,难以有效提取数据内核知识所包含的价值,需要将部分数据使用权和管理权交给医疗机构和医疗相关机构。个人健康数据资产可共享保护价值观,提倡公众参与数据管辖,拥有选择自身数据共享方式、共享渠道、共享对象等的权利,规避数据隐私泄露的风险。

(2)医学知识数据资产可共享保护。医学知识数据资产属于医疗机构和医疗相关机构,即医疗机构和医疗相关机构拥有数据所有权和管理权。医学知识数据资产对于医疗机构、医疗相关机构和公众都具有价值,例如,医疗机构拥有的糖尿病患者数据,即使对于健康人群仍具有警示与预防作用。医学知识数据资产会涉及个体、群体等公众数据隐私,所以也应该在数据共享时保护好数据隐私。

3)健康医疗数据资产可协调共赢价值观

健康医疗数据资产具有个体、群体、区域和国家属性,只有在最大范围内实现健康医疗数据资产共享,才能最大限度地实现多主体多方共赢。健康医疗数据资产可协调共赢价值观,反映了个体和群体共赢整合程度、区域和国家共治集成程度,能够从更深层次上提高健康医疗数据资产价值保值能力。

(1)个体和群体共赢价值观。共赢是指交易双方、共事双方或多方在完成一项交易活动或共担一项任务的过程中互惠互利、相得益彰,能够实现双方或多方共同受益的一种途径。个体全生命周期数据资产蕴涵了时间价值属性,群体全生存空间数据资产蕴涵了空间价值属性,个体和群体健康医疗数据资产价值融合,有助于实现数据价值从量变到质变、从劳动价值到使用价值的转化,保持健康医疗数据资产价值。

(2)区域和国家共治价值观。共治是指社会对于健康医疗数据资产的协同化治理,通过将有限的资产放置在最有效的时空节点上,实现健康医疗数据资产总价值最大化。在一个区域和国家范围内,医疗机构、医疗相关机构之间协同共治,不仅有助于丰富医学知识数据资产和医学知识数据库，而且有助于最大化健康医疗数据资产价值，提高健康医疗数据资产价值保值能力。

2. 健康医疗数据资产价值增值"三精"价值观

精益思想（lean thinking）源于20世纪80年代日本丰田汽车公司发明的精益生产（lean production）方式，核心是消除浪费，以越来越少的投入，即较少的人力、设备和场地，以及较短的时间创造尽可能多的价值。同时也越来越接近客户，提供客户确实需要的东西，精确地定义价值是精益思想关键性的第一步。针对健康医疗数据资产价值而言，面向医疗服务资源数据服务需求构建的健康医疗数据资产精益化管理、精细化运作、精准化服务的"三精"价值观，可以实质性地提升健康医疗数据资产价值。

1）健康医疗数据资产精益化管理价值观

从个人健康数据资产层面看，个人健康数据具有稀疏性等特征，只有在个体全生命周期数据和群体全生存空间数据采集、存储、管理和分析过程中实现精益化管理，充分管理数据价值网络的价值增值能力，才能深入挖掘数据资产蕴涵的时间价值或者空间价值，最大化健康医疗数据资产价值和价值增值能力。

对于医学知识数据资产而言，需要树立精益化管理价值观。医学知识数据作为资产的价值增值，主要体现在同领域知识联盟和多领域知识协同方面。同领域不同内核知识相互链接形成同领域医疗知识关联体，提升医学知识数据库的深度，不同领域的医疗知识关联体则有助于提升医学知识数据库的广度，从不同层面上实现医学知识数据资产价值增值。

2）健康医疗数据资产精细化运作价值观

健康医疗数据资产价值直接受到健康医疗数据质量高低的影响，标准化数据采集、存储、管理、分析方式可以有效提高数据质量，进而实现健康医疗数据资产价值增值。健康医疗数据资产精细化运作，依赖于大数据分析技术、认知计算技术等数据技术，特别是数据挖掘、过程挖掘技术，能够更加清晰地描述数据资产价值来源、演化趋势和规律。

面对复杂的健康医疗数据资产价值增值体系，需要从数据抓取、数据挖掘、数据安全、数据交易等方面构建精细化运作方式，以更加精细地刻画以内核知识相互链接形成的医疗知识关联体，从更深层次上挖掘内核知识、建立医疗知识关联体之间的内在联系，实现健康医疗数据资产价值增值最大化。

3）健康医疗数据资产精准化服务价值观

个体健康管理精准化服务，由服务方向精准化和服务尺度精准化两部分组成。服务方向精准化的价值增值体现在对于个体健康干预时制定更加明确的干预方案，而服务尺度精准化的价值增值体现在干预方案在某干预方向上的具体指标更加准确。群体流行病管理的精准化服务，由服务内容精准化和服务节点精准化两部分组成。服务内容精准化的价值增值体现在对于群体流行病预测时制定更加合理的控制方案，而服务节点精准化的价值增值体现在干预时间节点上的精准把握。正是基于个人健康数据分析，才使得精准化服务成为可能。

对于医疗机构而言，健康医疗数据资产精准化服务体现在医疗机构为个体/群体提供医疗服务的精准化，以及医学技术的精准化。精准医疗和靶向药物是典型的健康医疗数据资产价值增值方式。精准医疗通过患者数据分析，有针对性地将医疗服务送到有需要的患者面前，避免机会成本，有效提高医疗机构服务质量和效率。靶向药物是医学知识精准化服务的产物，通过大量的医学知识数据和基因数据辅助，更加安全高效地治愈患者。

## 3.4.2 健康医疗数据资产价值观表现形式

价值观是群体对于事物价值率的主观反映，人们根据不同事物的价值率大小决定自己对于不同事物的根本态度。价值观在指导群体的行为与思想时，必须化作具体的表现形式，以实现对于各种事物的选择、判断与理解。健康医疗数据资产价值观，也应该具有自己特有的表现形式。

1. 表现形式的概念

表述特定内容所使用的特定方法、手段，即表现形式。常说的"表现形式"主要是指文章的写作方法，以及这种方法所表现出来的语言形式特点。对于不同的领域，"表现"的范围很广，例如，绘画通过形式美法则，将点、线、形状、色彩、结构、明暗、空间、材质、肌理等元素有效组合，以此表达创作者的情感和当时的文化背景。对于价值观而言，表现形式一般为社会环境导向、技术变革、组织结构构造等。

2. 健康医疗数据资产价值观与表现形式的关系

健康医疗数据资产价值观与价值观表现形式之间，存在相互依存、互为前提的关系。健康医疗数据资产价值观作用于价值观表现形式，健康医疗数据资产价值观表现形式反作用于价值观。如果离开了健康医疗数据资产价值观，表现形式的存在就毫无意义，失去了呈现的主体和核心。如果缺少健康医疗数据资产价值观表现形式，价值观就成了虚幻缥缈的空架子，失去了呈现载体和传递对象，不能有效地实现价值观变革。

3. 健康医疗数据资产价值观典型的表现形式

价值观想要通过某种表现形式得以表达，必须依靠某种主体、呈现载体和传递对象。健康医疗数据资产价值观能够依靠的主体主要是医疗机构和医疗相关机构，呈现载体主要是个性化健康管理、精准化流行病管理、个性化医疗（精准医疗）服务和精准化机构服务，传递对象主要是健康人群、患病人群和康复人群。健康医疗数据资产价值观典型的表现形式为环境、技术和组织三个方面。

1）环境

健康医疗数据资产价值观的首要表现形式，就是共享开放的健康医疗数据采集、存储、管理、分析和使用环境。社会环境是健康医疗数据资产得以健康发展的土壤，如果没有良好的发展环境，健康医疗数据资产价值就无从谈起。

（1）共享开放的医疗服务行业政策。为了保障人人都能公平地享有健康医疗数据资产，国家需要出台相关政策，扶持国家健康医疗数据库建设，让公民都能够免费查询自身的基本健康医疗数据。2016年6月颁布的《国务院办公厅关于促进和规范健康医疗大数据应用发展的指导意见》（国办发〔2016〕47号），明确指出要推动健康医疗大数据资源共享开放。

从个人角度来看，共享开放的医疗服务行业政策倡导个体、群体上传自身健康医疗数据，共同打造健康医疗数据库，不同个体间能够共同享有数据量积累带来的价值增值过程。从医疗机构角度分析，共享开放的医疗服务行业政策保证了公立医院、商业医疗机构、科研机构等组织机构之间的数据流通，以法律形式允许健康医疗数据根据一定规则进行交换。不同医疗关联体依靠内核知识，形成"知识体系＋"，从而大大提升健康医疗数据资产价值。

因此，共享开放的医疗服务行业政策，是健康医疗数据资产可持续创新价值观、可共享保护价值观、可协调共赢价值观的表现形式。

（2）健全的健康医疗数据产权交易机制。健康医疗数据产权交易需要建立完善一套公开、公平、公正的交易规则和监管机制，以保障交易双方的利益。

健康医疗数据所有权与使用权的可分离性使得共治成为可能。社会群体参与到医疗机构的数据管理当中，个体选择自身数据的访问区域和权限，有助于提高个人上传数据积极性，保障自身隐私权，避免由隐私问题造成个人和医疗机构的对立，进而减少医疗机构数据搜集障碍，提高数据流通性，从根本上保障健康医疗数据资产价值和价值增值。医疗机构和医疗相关机构的数据交易必须遵守严谨的交易机制，避免公众数据隐私泄露，同时符合各方机构利益，使健康医疗数据价值链拥有足够的资金支持，实现长期的可持续运行，促进"知识体系＋"的不断发展。

因此，健全的健康医疗数据产权交易机制是健康医疗数据资产精益化管理价值观、精细化运作价值观和精准化服务价值观的表现形式。

2）技术

健康医疗数据资产价值观的重要表现形式之一就是先进技术。健康医疗数据从价值生成到价值实现生命周期的每一个阶段都离不开技术支持，技术创新体现了健康医疗数据资产价值观的基本思想。

（1）高效的健康医疗数据分析技术。健康医疗数据具有 5Vs-cps 综合特征，给数据分析带来很大的技术难度，传统的数据分析技术难以从海量的健康医疗数据中提炼出真正的价值。结合过程挖掘技术、健康医疗数据特征分析、关联分析，开发新的数据分析算法，会显著提高健康医疗数据的科研价值、医疗服务价值和健康管理价值，实现健康医疗数据资产价值增值。

（2）稳定廉价的健康医疗数据存储技术。健康医疗数据资产成本包含两个方面，一是健康医疗数据资产获取成本，二是健康医疗数据资产存储成本。健康医疗数据资产存储成本包含数据存储软硬件设施成本。根据健康医疗数据资产的累积增值性和价值突变性，健康医疗数据资产的获取成本决定着健康医疗数据搜集的广度和深度，存储成本则决定着健康医疗数据累积所带来的价值增益大小。

健康医疗数据资产存储除了依靠硬件设施之外，对软件技术也提出了更高的需求。大数据出现前的传统数据存储技术无法满足健康医疗数据资产的存储需求，针对大数据开发了诸多先进的技术，如分布式储存技术、非关系型（not only SQL，NoSQL）数据库、新型可扩展/高性能（NewSQL）数据库等，可以根据健康医疗数据资产的特性需要选择最为合适的软件存储技术。

（3）保护隐私的健康医疗数据封装技术。解决隐私问题不仅要从政策制度方面入手，技术创新也是保护隐私的有效手段。从技术上采取数据封装、数据分离、去除个人标识信息的数据脱敏技术等措施以保护隐私。数据封装需要进行数据隐私保护处理，使共享与交易数据不会对个人隐私造成任何损害。健康医疗数据封装技术的应用，能较好地解决个人隐私和安全问题，帮助健康医疗数据资产保值增值。

（4）精准匹配的医学知识数据应用技术。精准医疗是精益思想在健康医疗数据领域的主要表现，是价值精深的一种方式。价值精深就是对数据价值进行精益化管理、精细化运作、精准化服务的价值挖掘、再挖掘的价值实现方式。围绕医学知识数据的有效应用，如何实现医疗服务资源供需精准匹配成为一个重要的技术探索方向。

医疗服务资源供需精准匹配，贯穿于健康医疗数据资产精益化管理、精细化运作、精准化服务过程。健康医疗数据资产精益化管理可以降低运营成本和机会成本，精细化运作可以有效提高数据抓取、数据挖掘、数据安全、数据交易等精细化程度，精准化服务可以提高个性化医疗、精准医疗的准确性，从多方面实现健康医疗数据资产价值增值。

3）组织

数据组织在医疗服务领域的目标是提高数据需求情景——数据适配能力价值

匹配程度。数据组织构成了健康医疗数据资产价值的基本结构。数据组织架构直接影响着数据价值网络共创能力，影响健康医疗数据资产价值保值增值能力。因此，建立以医疗机构为中心，多层次的医疗数据组织，以知识体系为单元实现协同价值创造，创建符合"知识体系+"的数据组织结构，实现从资源整合到价值融合的跨越，是健康医疗数据资产价值保值增值的本质需求，也是健康医疗数据资产价值观的外在表现。

## 3.5 本章小结

医疗服务资源数据资产价值，可以分别以个人健康数据资产价值和医学知识数据资产价值呈现。在满足人们健康需要和医疗服务需求的动力驱动下，充分展现了健康医疗数据资产可持续创新、可共享保护、可协调共赢的价值保值"三可"价值观，以及精益化管理、精细化运作、精准化服务的价值增值"三精"价值观。医疗服务资源数据资产精益管理，将思维定位于以健康医疗数据资产价值和价值增值最大化来提升人们的健康水平，从而推动"数据—价值—驱动"医疗服务资源均等化理论的广泛应用。

# 第三部分　理　论　篇

医疗服务资源均等化已经形成了一个完整的理论体系，如果没有健康医疗数据资产数据观和价值观的发现，"数据—价值—驱动"医疗服务资源均等化理论仍然会埋藏在浩瀚的星河之中。"数据—价值—驱动"医疗服务资源均等化理论体系主要包含医疗服务资源数据价值理论、数据权利理论、数据驱动理论，致力于丰富依托于健康医疗数据价值、数据脉象价值的理论体系。

医疗服务资源数据价值理论，包含数据势能理论和数据动能（脉动）理论；医疗服务资源数据权利理论，从健康医疗数据资产权利的视角提供了描述数据产权关系、交易机制和保障机制的理论方法；医疗服务资源数据驱动理论，包含医疗服务静态资源一次配置理论、医疗服务动态资源二次配置理论。以数据价值、权利和驱动为核心的"数据—价值—驱动"医疗服务资源均等化理论，必将成为指导医疗服务资源均衡配置、均等享受实践的理论基础。

# 第4章 医疗服务资源数据价值理论

医疗服务资源数据价值体现在医疗服务资源精准配置的过程中,只有供给与需求实现精准匹配,才能最大限度地满足人们的健康需要和医疗服务需求,实现"人人享有基本医疗卫生服务"的目标。医疗服务资源数据价值理论涵盖了数据积蓄转化为势能和数据赋能转化为动能(脉动)的过程。

## 4.1 概　　述

在"数据—价值—驱动"的医疗服务资源均等化理论中,医疗服务资源数据价值理论用于阐述数据价值生成和价值实现的过程,以及最大限度地满足人们的健康需要和医疗服务需求的过程。医疗服务资源数据价值理论主要包含数据势能理论、数据动能(脉动)理论和数据价值转换三部分内容。

1. 医疗服务资源数据势能理论

医疗服务资源数据势能产生于数据积蓄的过程中,也产生于数据数量、数据质量和内核知识同步提升的价值增值过程中。医疗服务资源数据势能理论提供了从数据资源、数据技术、数据组织维度探讨医疗服务资源数据价值生成的基本原理,提供了揭示数据势能在个体、群体、区域和国家实现价值和价值增值的基本规律。

医疗服务资源数据积蓄转化为势能,支撑着应用"数据—价值—驱动"的医疗服务资源均等化理论将数据价值转化为数据驱动。数据资源、数据技术、数据组织的势能积蓄,为充分挖掘医疗服务资源数据价值奠定了基础,在需求引导下形成了数据集、价值集和驱动集,致力于实现医疗服务资源均等化。

2. 医疗服务资源数据动能(脉动)理论

医疗服务资源数据动能(脉动)产生于数据赋能的过程中,也产生于数据价值在时间、空间和形态释放的过程中。医疗服务资源数据动能(脉动)理论,提供了从时间价值、空间价值和形态价值视角探讨医疗服务资源数据价值脉动的基本原理。医疗服务资源数据价值贯穿于个体全生命周期的"生命脉"、群体全生存空间的"主动脉"、数据全方位呈现的"透明脉",即医疗服务资源数据价值脉动体现在时间价值、空间价值和形态价值三个维度上。

医疗服务资源数据赋能转化为动能(脉动),依赖于医疗服务资源数据势能释放。医疗服务资源数据势能,可以从时间价值、空间价值、形态价值三个层面进行宏观描述,从数据资源、数据技术、数据组织三个维度进行微观描述。为了充分挖掘医疗服务资源数据势能价值,应致力于提高数据势能释放能力和数据价值网络价值增值能力,完善医疗服务资源数据势能释放机制。

3. 医疗服务资源数据价值转换

医疗服务资源数据势能价值转换涵盖了数据势能价值转换和数据脉动价值转换的过程,同样具有个体、群体、区域和国家属性。医疗服务资源数据势能价值转换主要体现在个体/群体、医疗机构、医疗相关机构服务价值三个方面;医疗服务资源数据脉动价值转换主要体现在医疗服务资源均等化、医疗服务资源效率提升和医疗服务资源供需匹配三个方面。

医疗服务资源数据势能理论、动能(脉动)理论和价值转换,从整体上描述了医疗服务资源数据价值理论,也整体上构成了如图4-1所示的本章结构。

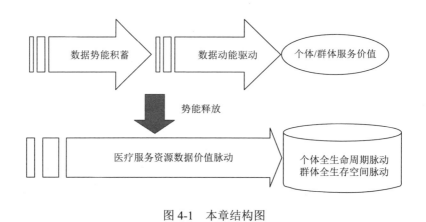

图 4-1 本章结构图

## 4.2 医疗服务资源数据势能理论

医疗服务资源数据势能理论用于阐述以数据积累积蓄数据势能的过程,以增强对医疗服务资源数据价值的理解和认识。从本质上讲,医疗服务资源数据势能积蓄就是数据价值的积蓄,就是以数据价值引导个体、群体、区域和国家医疗服务资源优化配置的过程,就是以有限的医疗服务资源最大限度地满足人们健康需要和医疗服务需求的过程。

## 4.2.1 医疗服务资源数据价值分析

随着我国经济的快速发展和公共消费需求的快速增长,我国居民对公共医疗服务的需求增长呈现逐年加速的趋势。在医疗服务资源配置中,人们对于人力、物力、财力等有形的物质资源,以及医疗数据、信息、技术、政策法规、管理模式等无形的物质资源的需求持续增长,拓展了医疗服务资源数据价值的应用领域。

1. 狭义的医疗服务资源数据价值

医疗服务需求是经济学意义上的概念,表示人们在一定的价格水平下,愿意购买并且能够购买的医疗服务数量。医疗服务需求的形成必须具备支付意愿和支付能力这两个条件,一是人们有通过医疗服务维持或缓解自身健康问题的期望;二是人们有经济能力完成医疗服务支付的行为。

1)需求视角下医疗服务资源数据价值

满足人们的健康需要和医疗服务需求,是整个社会医疗服务资源配置的原动力。我国医疗服务需求持续增长的动力,主要来自居民生活水平的提高、人口老龄化趋势的加大、基本医疗保障制度的完善等,整体上推动着我国医疗服务事业快速发展。人们日益增长的健康需要和医疗服务需求与医疗服务供给能力之间的不平衡,产生了人们对医疗服务资源数据价值的追求。

(1)医疗服务资源数据需求特征。基于大数据分析技术的智慧医疗,已经成为有限的医疗服务资源的重要补充,成为医疗服务资源数据价值生成和价值实现的载体。人口统计学角度分析的医疗服务需求因素包括年龄、性别、教育程度、婚姻状况、健康状况等(王翌秋和王舒娟,2010),仍然影响着人们对智慧医疗的需求,但是也呈现特有的需求特征。

医疗服务的可及性、互补性、精准性成为智慧医疗最主要的需求特征。远程医疗提高了医疗服务的可及性,能够便捷、低成本地满足人们的医疗服务需求,对我国地域偏远的甘肃、新疆等地的探索证明了远程医疗服务的价值作用(马惠娟等,2018;李勇等,2016,2015)。个性化健康管理提高了医疗服务的互补性,能够满足日益增长的健康意识驱动的自我健康管理需要。精准医疗提高了医疗诊断和治疗的精准性,能够满足人们更高的医疗服务需求,甚至探索未知疾病治疗途径的需求。

(2)医疗服务资源数据价值需求。通过医疗服务资源数据需求特征分析可知,远程医疗、个性化健康管理和精准医疗已经成为满足人们新型医疗服务需求的重要途径。在满足人们健康需要和医疗服务需求动力驱动下，人们对医疗服务资源数据价值的需求越来越大，对智慧医疗等颠覆性创新技术的需求也越来越大。

随着医疗服务资源数据价值呈现载体的日益丰富，以及人们对数据价值理解和认识的日益提高，医疗服务资源数据价值需求日益呈现多元化，如可穿戴设备支持下的自我健康管理、远程医疗支持下的慢性病管理、基于药物治疗数据的医学知识发现等，都体现了医疗服务资源数据价值需求。

2）供给视角下医疗服务资源数据价值

尽管我国医疗服务资源供给量逐年增长，但是医疗服务资源总量仍然不足，医疗服务资源配置不均衡、享受不均等的矛盾主要来源于供给侧。随着大数据分析、人工智能等技术在医疗服务领域的推广应用，医疗服务资源数据价值供给能力得到提升，人们致力于以高质量医疗服务解决医疗服务资源供需矛盾。

（1）医疗服务资源数据供给特征。传统的医疗服务质量受到治疗效果、候诊时间、药品可及性，以及地域空间可及性等的影响（王翌秋和王舒娟，2010）。基于大数据分析技术的智慧医疗，改变了传统的医疗服务质量制约因素的影响，有望以人类智慧与人工智能相融合的方式更加全面地提高医疗服务质量。

医疗服务资源数据供给具有智能化、实时性和便捷性等特征，增强了便捷、低成本地满足人们健康需要和医疗服务需求的能力。由于智慧医疗集聚了人类智慧与人工智能，逐步成为医疗机构、医生等医疗服务资源的存量资源，成为均衡医疗机构、区域和国家医疗服务资源的增量资源。可以预见，医疗服务资源数据价值供给必将带来颠覆性的医疗服务模式。

（2）医疗服务资源数据价值供给。从供给的角度看，医疗服务质量决定着医疗服务需求。医疗服务资源数据价值供给，能够让医疗服务资源数据价值在资源配置中发挥作用，依托数据价值提供高质量医疗服务。国家基本医疗保障制度和医疗保险制度的完善，能够为医疗服务资源数据价值供给创建良好的生态环境。在"广覆盖、保基本"的基础上，逐步加大覆盖深度。

随着我国医药卫生体制改革的深入，医疗服务资源供给能力和数据价值供给能力同步提升，互联网医疗、远程医疗和移动医疗等新型医疗模式得到快速发展。随着大数据分析、人工智能等技术的发展，医疗服务资源数据价值供给能力和模式创新能力持续增强，从而推动着"数据—价值—驱动"的医疗服务资源均等化理论的形成和发展。

2. 广义的医疗服务资源数据价值

医疗服务领域正在向大数据深度应用的方向迈进，通过大数据分析和人工智能等技术，分析、研究、引导、管理生命科学和医疗服务供应链发展，提供个性化健康管理产品和服务。随着可穿戴设备、智能检测仪器、远程医疗等产品的出现，健康医疗数据呈现爆炸式增长，大量的健康医疗数据亟待分析处理以挖掘数据蕴涵的价值。

1) 个体/群体视角下医疗服务资源数据价值

在个体/群体视角下探讨医疗服务资源数据价值，应考虑健康人群、患病人群和康复人群的分类，能够更有针对性、更加精细化地描述医疗服务资源数据价值。

(1) 健康人群。为健康人群配置预防性医疗服务资源数据，实现自我健康管理、个性化健康管理模式的广泛应用，更有效地维护居民的健康状态。预防性医疗服务资源数据包括来自保健性基础设施、健康小屋等的数据。健身场所等保健性基础设施提供了预防、保健、检测功能数据，帮助健康人群以健身方式维持和延续健康状态，并通过健康数据了解自己的健康状况。对于不同健康状态的健康人群，应有针对性地配置不同的保健性基础设施等预防性医疗服务资源，个性化定制保健性基础设施使用计划，更加科学合理地提高个体、群体健康水平，减少亚健康人群数量。

(2) 患病人群。对于危急重症、疑难复杂疾病等患病人群，从患者的医疗服务需求出发，应致力于缩短诊疗时间。既可以采用自我健康管理、个性化健康管理模式，通过对自身健康状态数据的长期监控分析，有效提高诊疗准确性，从而缩短诊疗时间；又可以采用互联网医疗、远程医疗和移动医疗等新型医疗模式，通过对患者健康状态数据进行远程监测和分析，在保障诊疗能力的基础上缩短诊疗时间。对于已经确诊的患病人群，从患者的医疗服务需求出发，分析健康状态数据，有效压缩治疗时间。对于无法确诊或者无法治疗的患病人群，应及时做好转诊服务，包括跨域转诊和跨国转诊服务。

(3) 康复人群。对于进入康复阶段的康复人群，医疗服务资源需求已由救治性医疗服务资源转入康复性医疗服务资源，需要监测的指标也发生了变化。在医疗服务资源配置时，应依据监测指标合理配置基层医疗机构和家庭医疗机构的康复性医疗服务资源，从空间布局和数量上满足康复人群身体检测和健康监测的需要。通过康复人群健康状态监测、数据分析，优化配置康复性医疗服务资源，缓解救治性医疗服务资源被不合理占用的矛盾；通过救治性和康复性医疗服务资源的合理配置，提高医疗服务资源使用效率和利用率，促进康复人群早日康复。

2) 医疗机构视角下医疗服务资源数据价值

医疗机构是医疗服务资源配置的最基本单元，也是满足医疗服务需求的最主要场所。在个体/群体医疗服务资源数据价值分析基础上，应准确把握医疗服务资源配置的流向、流量和流效，增强医疗机构、医生等核心资源的动态调配能力，从更深层次提高医疗水平和医疗服务水平。

(1) 面向需求的医疗机构动态调配。医疗机构动态调配必须考虑健康人群、患病人群和康复人群的不同需求，对于面向患病人群的医疗机构，应在有限的范围内依据医疗服务资源数据价值配置治疗性医疗服务资源。对于面向健康人群和康复人群的基层医疗机构和家庭医疗机构，应根据医疗服务资源数据加大预防性医疗服务资源的投入力度，配置应满足预防性医疗服务资源、家庭医疗服务资源等增量资源的优化需求。

对于保健性基础设施、健康小屋等预防性医疗服务资源，应根据医疗服务资源数据价值优先满足需求量最大区域的需求，以实现最大的健康人群增量、最大的患病人群减量的目标。在互联网医疗、远程医疗和移动医疗等新型医疗模式下，应根据医疗服务资源数据价值合理规划调配家庭医疗机构，在远程医疗机构医生指导下，家庭医疗机构凭借可穿戴设备等检测家庭成员的健康状态，供远程医疗机构的医生进行预防干预决策，从而满足以家庭为单元的自我健康管理需要。

（2）面向需求的医生资源动态调配。医生作为医疗服务的核心资源，基本满足了区域内常住人口的基本医疗服务需求，但是仍然存在配置不均衡、享受不均等的矛盾。在医疗服务资源数据价值驱动下，应将重点放在完善医生培养体制，注重加强对全科医生和专科医生等医生资源培养。在医疗服务体系中，全科医生服务于各类首诊患者，而专科医生服务于特定类患者。全科医生和专科医生培养体系的完善，有助于加速医生数量的增加和医生服务能力的提升，通过医生核心资源的激发增量提高医疗服务资源蓄能能力。

全科医生在基层首诊中发挥着重要的作用，加强全科医生培养，有助于提升基层医疗机构的医疗服务水平。我国基层医疗机构全科医生培养，主要有综合医院在岗医师进基层服务、基层在岗医生转岗、"5+3"定向培养三种模式（冀涛，2013）。专科医生和全科医生处于知识和技术两个不同的发展方向上，专科医生则是在一定广度上纵向探索而成为危急重症、疑难复杂疾病患者的救命人（吴春容，2002）。我国专科医生采取"三段式"培养模式，包含医学生教育、住院医师培养、专科医师培养三个阶段。

## 4.2.2 医疗服务资源数据势能积蓄

医疗服务资源除了传统意义上狭义的社会在提供医疗服务过程中所占用或消耗的各种生产要素的总称，包括人力、物力、财力等有形的物质资源之外，还应包括现代意义上广义的人类开展医疗活动所使用的社会资源，包括医疗数据、信息、技术、政策法规、管理模式等无形的物质资源。

1. 医疗服务资源势能积蓄

从狭义角度讲，在整个社会经济系统中，医疗服务资源的价值在于救死扶伤、维持健康水平，为社会提供具有劳动能力的健康劳动者，提高人类创造新财富的能力。医疗服务资源整合、集聚、配置的过程就是医疗服务资源势能积蓄的过程，而且医疗服务资源势能积蓄仍然具有个体、群体、区域和国家属性，产生的势能差会形成不同层次、不同范围、不同程度的影响。

1) 个体/群体势能差与健康水平

由于所在区域经济发展水平和个人收入水平的差异，个体/群体医疗服务资源整合、集聚、配置状况存在很多差异，而且会形成显著的个体/群体势能差。医疗服务资源配置不均衡是产生个体/群体势能差的主要原因，也是产生跨域医疗和跨国医疗的主要原因，驱动着低势能区域/国家的个体/群体进入高势能区域/国家接受医疗服务。

尽管一个区域/国家医疗服务资源势能差的影响存在个体/群体差异，但是整体上会转化为个体/群体资源享受的势能差。医疗服务资源长期积蓄形成的个体/群体势能差，就会形成长期的医疗服务资源享受不均等状况，深层次上反映了整个社会医疗服务资源配置不公平的状况，个体/群体资源享受的势能差会直接影响个体/群体的健康水平。

2) 区域势能差与跨域医疗

在医疗服务资源配置中，政府职能部门依据人口统计、城市规划，兼顾空间公平性和人口公平性原则，在常住人口医疗服务需求估算预测的基础上，进行医疗服务资源整合、集聚、配置。不同区域经济发展规模、人口规模的差异，产生了医疗服务资源势能差异，形成了区域医疗服务资源势能差，表现为不同区域医疗水平和医疗服务水平上的差异。

区域医疗服务资源势能差产生于长期的医疗服务资源势能积蓄过程，由点滴的配置不均衡转化成享受不均等。区域医疗服务资源势能差成为跨域医疗的驱动力，为满足自己的健康需要和医疗服务需求，人们开始从低势能区域进入高势能区域享受更高水平的医疗服务，长期的跨域医疗也会进一步拉大区域间的势能差。

3) 国家势能差与跨国医疗

由于不同国家发展阶段的不同，医疗服务资源势能积蓄状况也存在差异，从而表现为不同国家医疗服务资源在医疗水平、价格、数量等方面的势能差，如新加坡的高医疗水平、印度的低药品价格。高势能国家的医疗服务资源成为国际化竞争优势的主要来源，也成为吸引跨国输入型人口流动就医的重要驱动力。

为了构筑国家医疗服务领域的国际竞争优势，应致力于通过医疗服务资源势能积蓄形成医疗水平高地、价格洼地，为更多的跨国输入型人口提供医疗服务。医疗服务资源势能积蓄情况，可以从医疗费用、人力资源和基础设施及科技设备等方面进行分析（李蕾等，2017），也可以从这些方面推动我国早日进入医疗服务资源高势能国家。

## 2. 医疗服务资源数据势能积蓄模式

医疗服务资源数据势能积蓄过程，贯穿于数据资源、数据技术和数据组织相互融合的过程，以及数据采集、存储、管理、分析和使用的数据价值生成过程。从广义角度讲，医疗服务资源数据势能积蓄是医疗服务资源均等化的根基，是数据价值生成的重要基础。医疗服务资源数据势能积蓄模式如图4-2所示，描述了数据势能积蓄与数据价值生成交互融合的过程。

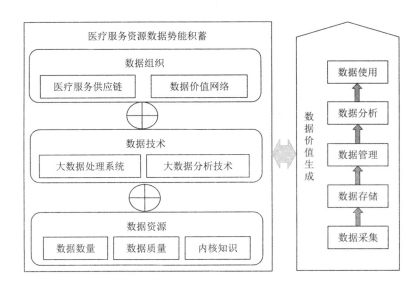

图 4-2　医疗服务资源数据势能积蓄模式

1）医疗服务资源数据资源势能积蓄

医疗服务资源数据资源势能积蓄是多层次、多角度的，可以从数据数量、数据质量、内核知识三个方面描述医疗服务资源数据资源势能积蓄。

（1）数据数量。随着大数据时代的到来，在医疗服务领域，大数据已经成为人类认识生命规律、拯救生命的重要资源，人们逐渐应用数据记录健康医疗信息、医学知识，从而驱动医疗服务资源数据数量呈指数式增长，医疗服务行业从相对独立封闭的状态向开放共享的数据时代转变。

健康医疗大数据是国家重要的基础性战略资源。2016年6月，我国颁布了《国务院办公厅关于促进和规范健康医疗大数据应用发展的指导意见》（国办发〔2016〕47号），将健康医疗大数据应用发展纳入国家大数据战略布局。经过国家总体规划，在推动国家健康医疗大数据中心建设的过程中，大大增加了健康医疗数据的数量，既避免了过去数据分散、互不联通、共享困难形成的数据孤岛和数据烟囱等问题，又为既有区域集中应用和国家一体化大数据中心建设提出了方向和要求，有利于健康医疗数据采集、存储、管理和分析，以及互联互通和共建共享（亿欧网，2018）。

（2）数据质量。尽管我国参照国际标准在临床研究数据规范化、标准化处理方面不断积累经验，但是仍然存在着数据标准不一致、医疗及其相关机构的健康医疗数据不能集成共享等问题。只有获得高质量、大数量、良好结构化的健康医疗数据，才能有效提高健康医疗数据价值生成和价值实现的效率。

在健康医疗数据采集、存储、管理和分析过程中，应遵循数据规范和标准，遵循标准化数据采集、存储、管理和分析流程，保障健康医疗数据的客观性、科学性、完备性。在数据结构化过程中，保证健康医疗原始数据的可溯源性。健康医疗数据质量控制、核查和分析，必须由专业的团队处理（郝雪阳和郭晓龙，2018），全面保障健康医疗数据质量。

（3）内核知识。随着大数据时代的来临，数据分析技术发生了革命性的变化。面对医疗服务领域产生的大量数据，数据挖掘、过程挖掘等数据分析技术的应用，能够深层次揭示数据内核知识蕴涵的价值。内核知识是医疗服务资源数据资源势能积蓄的内在动力，没有内核知识的数据不具有积蓄势能的价值。

医疗服务资源数据蕴涵的内核知识，是数据价值的核心、数据关联的纽带。"数据—价值—驱动"的医疗服务资源均等化理论，主要依托内核知识集聚海量数据、建立数据与价值之间的关联关系。应用大数据分析、认知计算等技术，提取医疗服务资源数据蕴涵的内核知识、关联关系，构建更具价值的"知识体系+"。

2）医疗服务资源数据技术势能积蓄

面对海量的医疗服务资源数据，如何挖掘数据价值成为数据应用的关键。大数据分析、认知计算等数据技术在医疗服务领域的应用，奠定了医疗服务资源数据价值生成和价值实现的重要基础条件。

（1）大数据处理系统。医疗服务资源数据处理形式，主要包含静态数据批量处理、在线数据实时处理和图数据综合处理（程学旗等，2014）。大数据处理系统以综合的数据处理能力提高静态数据、在线数据和图数据等复杂数据的综合处理能力，为医疗服务领域积蓄数据技术势能。

在医疗服务领域，批量数据处理包含患者既往疾病史、健康体检数据、遗传基因数据、生活习惯数据等；流式数据处理包含可穿戴设备数据、手术机器人数据等；交互式数据处理包含患者咨询数据、专家会诊数据等；图数据处理涉及CT扫描等医学影像数据。功能强大的大数据处理系统能够帮助医生更好地为患者进行诊断和治疗。

（2）大数据分析技术。医疗服务资源数据具有5Vs-cps综合特征，给健康医疗数据挖掘带来很大的技术难度。只有通过大数据分析才能实现健康医疗数据价值生成，大数据分析技术决定着数据是否有价值及价值有多大。深度学习、认知计算和可视化技术的综合应用，能够进一步提高大数据分析能力。

在语音、图像、自然语言理解等领域的深度学习成果都可以在医疗服务领域得到应用，认知计算技术的应用能够在交互过程中实现个性化医疗体验，面向大规模、多维度、来源广、动态变化的数据，应用可视化技术能够实现数据转换和视觉转换，从而更加深入地挖掘医疗服务资源数据价值。

3）医疗服务资源数据组织势能积蓄

医疗服务资源数据组织致力于提高数据需求情景——数据适配能力价值匹配程度，影响着数据价值生成和价值实现，应致力于提高数据组织能力。在医疗服务资源数据资源、数据技术势能积蓄的基础上，应进一步从医疗服务供应链、数据价值网络的视角提升医疗服务资源数据价值匹配能力。

（1）医疗服务供应链。医疗服务供应链是医疗服务资源数据的主要载体，个人健康数据和医学知识数据都在医疗服务供应链成员之间共享与交流，成为驱动医疗服务资源整合、集聚、配置的主要力量。医疗服务供应链成员依据自己的权限进行数据采集、存储、管理、分析和使用，从而实现医疗服务资源数据组织势能积蓄。

在医疗服务供应链运营过程中，健康医疗服务提供商、健康医疗保险提供商和健康医疗服务运营商等不同的医疗服务供应链成员，从不同的环节、不同的情景贡献着不同类型的数据资源。医疗服务资源数据的大量聚集，增添了医疗服务供应链数据组织的难度，需要探讨数据需求情景——数据适配能力价值匹配的新途径。

医疗服务供应链成员都是数据价值网络的关键节点，担负着数据价值生成和价值实现的重要使命，并使数据价值在不同的医疗服务供应链之间传递。医疗服务供应链集聚的数据资源，最终都会在数据价值网络中实现价值增值，都会依据数据价值引导医疗服务资源在医疗服务供应链中精准配置。

以医疗服务供应链为单元的数据组织，构建了多个医疗服务供应链之间的数据关系，呈现复杂性、动态性。多个医疗服务供应链描述了更大范围、更多类型数据之间的关系，如跨域医疗服务供应链、跨国医疗服务供应链等，需要以集成医疗服务供应链的数据组织方式积蓄数据势能。

（2）数据价值网络。从内核知识出发，通过数据组织构建具有内部关联性的单一数据价值网络，集聚多主体数据资源和数据技术优势，依托数据价值网络协同共创价值，实现单一数据价值网络知识体系的势能积蓄。以内核知识为主体的微观协同价值共创，能够持续优化单一数据价值网络的知识体系。

以内核知识为单元的数据组织，能够观察分析一个数据价值网络中的数据关系，尽管这种关系是动态变化的、多对多的。数据价值网络能够更加清晰地描述包裹内核知识的数据之间的关系，如生活习惯与个人健康状况、遗传基因与个人健康状况等，从而积蓄医疗服务资源数据组织势能。

从数据价值网络出发，通过数据组织构建具有外部关联性的多个数据价值网络，集聚多主体数据资源和数据技术优势，依托数据价值网络协同共创价值，实现多个数据价值网络知识体系的势能积蓄。以数据价值网络为主体的宏观协同价值共创，能够持续优化多个数据价值网络的知识体系。

以数据价值网络为单元的数据组织，构建了多个数据价值网络之间的数据关系，呈现复杂性、动态性。多个数据价值网络描述了更大范围、更多类型数据之间的关系，如某类疾病的演化状况、地方病的区域特征等，需要以个体、群体、区域和国家的数据组织方式积蓄数据势能。

## 4.3 医疗服务资源数据动能（脉动）理论

医疗服务资源数据势能积蓄着数据价值，在医疗服务资源数据价值网络中传导，能够实现医疗服务资源数据时间价值、空间价值和形态价值三个维度刻画的数据脉动价值。医疗服务资源数据动能（脉动）由数据赋能转化而来，可以观察数据势能释放、数据价值脉动两个经典过程。

### 4.3.1 医疗服务资源数据势能释放

医疗服务资源数据势能积蓄和释放，完整地描述了数据价值生成和价值实现的过程，能够深层次描述医疗服务资源数据价值及其存在的意义。医疗服务资源数据势能释放，需要从医疗服务资源数据势能内涵、数据势能释放概念及特征、原则、机制等方面，深刻理解医疗服务资源数据势能释放规律。

1. 医疗服务资源数据势能内涵

在医疗服务体系中，医疗服务资源数据势能的内涵可以从时间价值、空间价值、形态价值三个维度进行描述。在宏观层面上，医疗服务资源数据势能依赖于数据积蓄的时间长短、数据覆盖的空间大小、数据呈现的形态优劣。在微观层面上，医疗服务资源数据势能依赖于数据数量、数据质量和内核知识等数据资源，大数据分析、认知计算等数据技术，以及引导供需价值匹配等数据组织。医疗服务资源数据势能内涵如图 4-3 所示。

在图 4-3 所示的医疗服务资源数据势能内涵描述中，可以分别从宏观和微观两个不同的层面进行描述，以更加清晰地呈现医疗服务资源数据势能形成和演化的过程。

1）医疗服务资源数据势能宏观描述

在医疗服务资源数据势能宏观层面，可以从数据具有的时间价值、空间价值、形态价值三个维度进行描述。

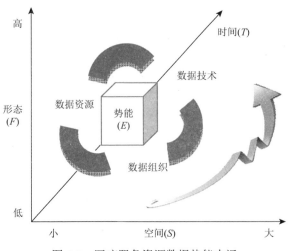

图 4-3　医疗服务资源数据势能内涵

（1）时间价值。医疗服务资源数据时间（$T$）是指以时间长短衡量的数据势能，医疗服务资源数据积蓄的时间越长，蕴涵的势能就越大，例如，个体全生命周期健康数据积蓄的势能大于某个时点或某个时段个人健康数据积蓄的势能。医疗服务资源数据势能时间价值，类似于数据价值生成原理——价值酿造，即以时间为工具酿造数据价值，以时间积蓄数据势能。

个体全生命周期数据势能越大，个体全生命周期的"生命脉"越能精准地判断个体的健康状态，越能帮助相关个体进行健康状态评价。医疗服务资源数据时间价值，始终蕴涵在时间轴上的价值酿造过程中，"生命脉"是个体数据脉象价值的主要来源。个体个性化健康管理重在寻找"生命脉"，并为精准的"生命脉"积蓄数据势能。

（2）空间价值。医疗服务资源数据空间（$S$）指以空间大小衡量的数据势能，医疗服务资源数据覆盖的空间越广，蕴涵的势能越大，例如，群体全生存空间数据积蓄的势能大于某个社区或某个区域健康数据积蓄的势能。医疗服务资源数据势能空间价值，类似于数据价值生成原理——价值共创，即覆盖空间范围内的个体协同创造数据价值，以空间积蓄数据势能。

群体全生存空间数据势能越大，群体全生存空间的"主动脉"越能精准地判断群体的健康状态，越能帮助相关群体进行健康状态评价。医疗服务资源数据空间价值，始终蕴涵在时间轴切面上的价值共创过程中，"主动脉"是群体数据脉象价值的主要来源。群体流行病管理重在探测"主动脉"，并为精准的"主动脉"积蓄数据势能。

（3）形态价值。医疗服务资源数据形态（$F$）指以形态优劣衡量的数据势能，医疗服务资源数据呈现的形态越好，蕴涵的势能越大，例如，心电图数据积蓄的势能大于应用文字表达数据积蓄的势能。医疗服务资源数据势能形态价值，类似于数据价值生成原理——价值评估，即通过价值评估选择易于理解、更加清晰的形式呈现数据价值，以形态积蓄数据势能。

数据全方位呈现数据的势能越大，数据全方位呈现的"透明脉"越能精准地评估数据蕴涵的价值，越能帮助评估数据呈现形态的价值。医疗服务资源数据形态价值，始终蕴涵在数据呈现形态的价值评估过程中，"透明脉"是数据形态价值的主要来源。数据呈现形态管理重在评估"透明脉"，并为精准的"透明脉"积蓄数据势能。

2）医疗服务资源数据势能微观描述

在医疗服务资源数据势能微观层面，可以从数据资源、数据技术、数据组织三个维度进行描述。

（1）数据资源。医疗服务资源数据依托于数据数量、数据质量和内核知识，三者相辅相成、缺一不可。医疗服务资源数据势能积蓄最直接的体现就是数据数量的积累，数据数量的积累好比个人知识的积累，"知识即力量"（Francis Bacon），相对而言，个人吸收的知识越多，个人拥有的知识能力就越大。

每一个个体全生命周期健康状况数据数量，如年龄、性别、地区、体重、血糖、血压、血脂、心跳、呼吸、睡眠质量、运动情况、疫苗接种等基本信息，既往疾病史数据、诊疗数据和疗效数据等疾病诊断及治疗数据，以及每一个群体全生存空间的健康状况数据，如生活环境、食品安全、经济水平、生态环境、医疗水平等，都体现了数据数量维度的医疗服务资源数据势能内涵。

医疗服务资源数据势能依赖于积聚的数据质量。数据质量好坏直接决定了数据势能强度，好比"精兵强将"与"乌合之众"的区别。良好的数据质量为大数据分析、数据挖掘奠定了坚实的基础，也为医疗服务资源数据势能积蓄创造了条件。内核知识是医疗服务资源数据价值得以最终释放和转化的核心，医疗服务资源数据依托内核知识建立"数据-知识"关联关系的过程，一方面体现了包含数据数量、数据质量、内核知识的数据势能内涵；另一方面体现了医疗服务资源数据势能随着内核知识积蓄的内涵。

（2）数据技术。医疗服务资源数据势能积蓄和释放都依赖于数据技术的应用，医疗服务资源数据势能只有通过大数据分析、认知计算等技术的应用，才能有效转化成可释放的能量，最终引导医疗服务资源数据势能向数据价值最大化的方向释放。医疗服务资源数据技术势能内涵，可以分别从需求侧和供给侧进行分析。

第一，需求侧数据技术势能。一个地域内的人口统计因素、健康状况因素、经济因素及保障因素是医疗服务资源需求最重要的影响因素。利用聚集的医疗服务资源数据和大数据分析技术不仅可以对医疗服务资源存量，如医疗服务技术人员数量、医疗机构床位数等进行分析，而且可以对某一地域内医疗服务资源需求人口的年龄结构、各种疾病的患病概率等实时动态分析。

通过整合的多层次、多空间的医疗服务资源数据，如输入型人口的流动就医行为数据、不同教育程度人群的健康意识数据等，构建个体/群体医疗服务资源需求画像。数据技术成为医疗服务资源数据势能积蓄和释放的引擎，最终引导医疗服务资源以患者为中心、以需求为导向进行数据势能积蓄和释放。

第二，供给侧数据技术势能。医疗服务结构、医疗服务资源数量及医疗服务资源质量共同影响着医疗服务供给。传统的医疗服务资源配置，在医疗服务结构方面"以疾病为中心"；在医疗服务资源数量上，不同地域之间的供应不均等，特别是城乡之间存在巨大差异；在医疗服务资源质量上，不同地域之间的医疗服务质量存在差异，特别是医疗水平和医疗服务水平不均衡。

大数据分析、认知计算等技术的应用，在个体层面可以动态追踪全生命周期的健康状态，在群体层面可以动态分析全生存空间的健康状态，依据数据分析结果动态调整医疗服务资源供给，形成以医疗服务资源均等化为导向的医疗服务资源数据势能。供给侧数据技术势能，为医疗服务资源数据势能积蓄和释放积累技术力量。

（3）数据组织。以提高数据需求情景——数据适配能力价值匹配程度为目标的数据组织，在医疗服务资源数据势能积蓄和释放过程中创造了势能积蓄和释放的能量场。数据组织一定程度上影响着数据价值网络价值共创能力，同时影响着医疗服务资源数据势能积蓄和释放的效能。

数据组织蕴涵的数据价值匹配能力，既要求医疗服务资源数据势能积蓄和释放能量最大化，又要求数据势能积蓄和释放后的传播能力最强。医疗服务资源数据价值网络展现了数据组织的载体，例如，远程医疗等新型医疗模式的应用能够跨越空间网络积蓄和释放势能，通过增加分级诊疗、双向转诊的层次性，实现跨层级积蓄和释放势能。

## 2. 医疗服务资源数据势能释放概念及特征

医疗服务资源数据势能释放是一个复杂的过程，应该从数据势能积蓄和释放整体上进行观察分析。首先需要厘清医疗服务资源数据势能释放概念及特征，以增强对数据势能释放过程的理解和认识。

1）医疗服务资源数据势能释放概念

势能是储存于一个系统内的能量，可以释放或转化为其他形式的能量。势能是状态量，积蓄的势能只有通过释放才能转化为能量。医疗服务资源数据势能释放是指将积蓄的数据势能以数据价值网络为载体，以转化的能量为动力，驱动医疗服务资源精准配置和调度。

医疗服务资源数据势能释放的本质,是将积蓄生成的数据价值通过释放而实现价值。例如,以医疗服务资源为载体的医疗服务资源数据价值网络,形成了资源要素配置和调度的若干节点,并根据等级高低、能量大小、联系紧密程度等集结成多极化、多层次的全球医疗服务资源网络体系。医疗服务资源数据势能,根据等级高低、能量大小、联系紧密程度等在医疗服务资源数据价值网络中传导。

巴菲特的"滚雪球理论"指出,投资如同滚雪球,要想滚好雪球,需要足够厚的雪、合适的湿度及足够长的斜坡。类似的,医疗服务资源数据势能大小与数据积蓄的时间、数据覆盖的空间及数据内核知识多少密切相关。个人健康数据积蓄的时间越长、群体健康数据覆盖的空间范围越广、数据蕴涵的内核知识越多,医疗服务资源数据势能就越大。

2) 医疗服务资源数据势能释放特征

医疗服务资源势能不同于医疗服务资源数据势能,在数据势能驱动下只能从高到低、从高地向洼地释放能量。医疗服务资源数据势能存在流向的双向性,可以根据需要指向高地或者洼地。除此之外,医疗服务资源数据势能释放仍然具有许多独特特征,重点阐述如下几个基本特征。

(1) 势能(价值)不变性。医疗服务资源数据势能释放符合数据资产无消耗性,在医疗服务资源数据势能释放过程中,势能及其蕴涵的价值不会发生变化。医疗服务资源数据势能通过数据价值网络传导能量,以数据价值引导决策者更加科学地开展个性化健康管理、医疗服务监管决策和医疗服务资源配置等。

医疗服务资源数据势能(价值)是一个相对的概念,相对于参照系的时间价值、空间价值和形态价值,并且具有复杂的主观性色彩。医疗服务资源数据势能会随着数据价值的消失而消失,例如,某类疾病患者积累了大批量的用药信息,对于精准用药一直具有指导意义,但是随着一款具有替代性的新药诞生和患者人群向新药的变迁,长期积蓄的数据势能瞬间清零。

(2) 资源关联性。医疗服务资源数据势能释放以数据价值网络为载体,必然形成与医疗服务资源的关联关系,以数据价值驱动着资源的科学配置和调度。数据价值网络本身就蕴涵在医疗服务资源中,只有将来源于个体/群体、医疗及其相关机构等数据传递给个人健康数据库和医学知识数据库,才会有数据势能积蓄和释放的机会。

在医疗服务资源数据势能积蓄过程中,就已经建立了数据势能与资源之间的关联性,数据数量、数据质量和内核知识都是与特定的医疗服务资源相关联的。在医疗服务资源有限的环境下,医疗服务资源数据势能释放在于最大化数据价值,最终实现供需精准匹配后的医疗服务资源使用效率和利用率最大化。

(3) 数据优先性。在医疗服务资源数据势能释放过程中,优先关注的对象是数据不是资源,尽管数据价值最终需要依托资源配置和调度实现。数据优先性主要体现在两个方面，一是优先依据数据优势定位势能释放范围，例如，一个侧重于个体全生命周期的数据，就应定位于个性化健康管理；二是优先依据数据价值配置或者调度势能释放关联资源，例如，数据价值显示主要侧重于指导患者精准用药，那么数据势能释放就应该重点关联具有处方权的医生。

数据优先权是相对于医疗服务资源而言的，即在配置或者调度医疗服务资源之前，应首先测试积蓄的医疗服务资源数据势能及数据价值驱动力的大小。只有数据势能积蓄的价值能够成为资源配置或者调度的依据时，医疗服务资源数据势能释放才具有价值，才能转化成整个医疗服务体系的价值。

（4）价值增值性。医疗服务资源数据势能释放符合数据资产累积增值性，在医疗服务资源数据势能释放完成后，由决策者依据数据价值配置或者调度的医疗服务资源反馈的信息，自然会增加医疗服务资源数据价值。医疗服务资源数据势能积蓄和释放，能够更加充分地积蓄和释放医疗服务资源数据价值。

医疗服务资源数据势能释放价值增值性，更多地体现在医疗服务资源供需精准匹配所产生的价值增值，不仅是反馈信息带来的数据价值增值。价值增值性是数据势能释放最重要的特征，如果没有价值增值性，数据势能积蓄和释放也就失去了价值。价值增值能力取决于势能大小、势能释放范围等因素。

### 3. 医疗服务资源数据势能释放原则

医疗服务资源数据势能释放，就是基于数据价值优势引导资源科学配置和调度的过程，在数据势能释放过程中需要遵循资源价值最大化原则。医疗服务资源数据势能释放价值，在于以数据势能导向作用决定势能释放的方向和效能，以及需求侧健康状态改善、供给侧医疗服务能力提升和数据侧数据价值增值。

1）需求侧健康状态改善原则

医疗服务资源数据势能释放，应致力于实现需求侧健康状态改善，使个体、群体、区域和国家不同程度地受益。在医疗服务资源数据势能达到理想状态的情况下，数据势能释放能够解决不同个体/群体健康医疗、不同区域跨域医疗、不同国家跨国医疗等复杂决策问题，以供需精准匹配的医疗服务资源最大化满足人们的健康需要和医疗服务需求。

个体全生命周期和群体全生存空间数据势能释放，有助于形成一个完善的健康管理和医疗服务方案，更加精准地配置和调度医疗服务资源，从而更加科学地调高医疗服务资源配置目标。区域和国家的健康状态改善，有助于增强跨域和跨国输入型人口的流动就医需求，在更大范围内增强人们的健康保障能力。

2）供给侧医疗服务能力提升原则

需求侧是医疗服务资源数据势能释放的最大受益方，主要通过供给侧医疗服务能力提升实现，而且最原始的智慧医疗动力是由医疗服务资源数据势能释放的。

医疗服务资源数据势能释放,以增强个体、群体、区域和国家医疗服务资源公平与效率为导向,弥补不同区域、不同医疗机构(医联体)之间医疗服务资源配置不均衡的缺陷,整体上提升医疗服务能力。

在医疗服务资源数据势能释放指导下,医疗服务资源配置以均等化为目标,致力于弥补不同国家、不同区域之间的医疗水平差距,实现一个区域医疗服务能力的整体优化,有助于降低跨域医疗和跨国医疗人口规模。在无法调整医疗服务资源配置的情况下,供给侧医疗服务能力提升来自资源优化调度,特别是远程医疗等新型医疗模式应用带来的医疗服务能力提升。

3) 数据侧数据价值增值原则

需求侧健康状态改善和供给侧医疗服务能力提升,都依赖于数据侧数据势能释放产生的动力,驱动着供需精准匹配。在医疗服务资源数据势能释放过程中,应始终维持医疗服务资源数据势能优势,以获取的新数据、新知识增强医疗服务资源数据价值。医疗服务资源数据势能释放描述了一个新的价值链:数据价值→资源价值→健康价值,最终实现人的健康价值。

医疗服务资源数据势能释放以数据价值网络为载体,数据侧数据价值增值过程蕴涵在网络中,需求侧、供给侧每一个节点数据和知识的贡献都会转化为新的势能积蓄,从数据数量、数据质量和内核知识创造价值增值的机会。从形成的新的价值链视角看,需求侧健康状态改善为核心原则,供给侧医疗服务能力提升为根本原则,数据侧数据价值增值为基本原则。

4. 医疗服务资源数据势能释放机制

医疗服务资源数据势能释放原则,更多地描述了数据势能释放需求侧、供给侧和数据侧的目标,以有限的医疗服务资源最大限度地满足人们的医疗服务需求。在医疗服务资源数据势能释放过程中,应建立完善数据势能释放机制,以更加充分地利用医疗服务资源数据势能价值。

1) 激励机制

医疗服务资源数据势能释放必须建立有效的激励机制,有效提高需求侧、供给侧和数据侧数据势能积蓄和释放的努力水平。从分析可知,医疗服务资源数据势能释放的驱动力有内外两个来源,一是内部医疗服务资源数据价值网络数据价值增值的内在动力;二是外部个体、群体、区域和国家健康状态改善和医疗服务能力提升的外在动力。

医疗服务资源数据势能释放激励机制最大的价值作用,在于激励数据价值网络成员使用数据价值的正确行为,正确地引导医疗服务资源的流向、流量和流效,从而使资源配置和调度达到预期效果。在激励机制作用下,数据势能释放会使数据价值网络与医疗服务网络形成长期稳定的协作模式,驱动着医疗服务资源均等化。

2）共享机制

医疗服务资源数据势能释放必须建立在两个网络互联互通的基础上，数据价值网络与医疗服务资源网络，通过两个互联互通的网络实现需求侧、供给侧和数据侧信息、资源和能力共享。数据价值网络透明化奠定了信息共享的基础，医疗服务资源网络互联互通奠定了资源共享的基础，涉及操作、管理和决策等能力共享，需要两个网络的互联互通。

医疗服务资源数据势能释放共享机制，致力于创造共享的基础和条件，增加数据势能释放全过程的透明度，使医疗服务资源向个体、群体、区域和国家的配置过程更加透明化。数据价值驱动的医疗服务资源配置信息、资源和能力共享，使供需精准匹配信息方案转化为精准的资源配置和真实的医疗服务能力，共享创造了价值。

3）协同机制

医疗服务资源数据势能释放的关键，在于医疗服务资源数据价值网络与医疗服务资源网络之间的协同，在于需求侧、供给侧和数据侧之间的协同。医疗服务资源均等化目标、公平与效率原则等都建立在协同机制基础上，数据势能释放协同机制能够提升个体、群体、区域和国家医疗水平和医疗服务水平。

医疗服务资源数据势能释放协同机制，能够使数据价值网络与医疗服务资源网络形成一个有机的协调组织，通过信息、资源和能力互补，增强同一层级医疗服务资源网络成员合作，以数据价值驱动降低医疗服务资源势差。在协同机制作用下，数据价值网络传导的数据势能转化为医疗服务资源网络中供需匹配的增量资源，实现数据势能释放的目标。

### 4.3.2 医疗服务资源数据价值脉动

医学概念上，脉象是中医辨证的一个重要依据，对于分辨疾病原因、推断疾病变化、识别病情真假、判断疾病预后等都具有重要的临床意义（燕海霞等，2005）。医疗服务资源数据价值脉动类似于人的脉象分析，致力于辨识个体和群体的健康状态，抉择区域和国家医疗服务资源配置的合理性，实现医疗服务资源数据价值最大化。

1. 医疗服务资源数据价值脉动概念及特征

由于脉为血之府，贯通全身，所以人体脏腑发生病变，往往反映于脉，有时在症状充分显露之前，脉象就已经发生了改变。医疗服务资源数据集聚了个体全生命周期数据、群体全生存空间数据，应用大数据分析和认知计算等技术获得的分析结果，应该能够全面地反映个体、群体的健康状况，就像中医把脉辨识人体状况一样。

1）医疗服务资源数据价值脉动概念

医疗服务资源数据包含来自个体全生命周期的健康状态数据，如年龄、性别、地区、体重、血糖、血压、血脂、心跳、呼吸、睡眠质量、运动情况、疫苗接种等基本信息，既往疾病史数据、诊疗数据和疗效数据等疾病诊断及治疗数据，以及群体全生存空间健康状态数据，如生活环境、食品安全、经济水平、生态环境、医疗水平等。在理想环境下，医疗服务资源数据价值就像人体的脉象一样，以"脉象"的形式真实地反映着个体和群体的健康状态，及其代表的区域和国家的健康保障能力。

医疗服务资源数据价值脉动，就是能够真实反映个体/群体健康状态的一组"脉象"，蕴涵在个体全生命周期数据和群体全生存空间数据中。只有借助大数据分析和认知计算等技术，才能准确地捕捉到医疗服务资源数据价值脉动的"脉象"，以"脉象"刻画医疗服务资源服务个体、群体的健康状态。医疗服务资源数据价值脉动，建立了"脉象"与健康状态之间的关联关系，形成了医疗服务资源数据脉象价值。

2）医疗服务资源数据价值脉动特征

医疗服务资源数据价值脉动，源自医疗服务资源服务对象的健康状态及其生存环境状况，如果能够真实呈现个体、群体、区域和国家的健康状态，它就会成为一个重要的反映健康状态的核心指标。因为医疗服务资源数据价值脉动具有个体、群体、区域和国家属性，所以它会呈现个体、群体、区域和国家特征。

（1）个体特征。个人健康数据贯穿于个体全生命周期，个体健康数据价值脉动能够用于观察一个个体的健康状况及其特征。个体全生命周期健康状况数据分析，如年龄、性别、地区、体重、血糖、血压、血脂、心跳、呼吸、睡眠质量、运动情况、疫苗接种等基本信息，可以对个人疾病的影响因素、疾病的形成原因（如饮食习惯、生活环境等）进行关联分析，掌握各种指标对于疾病成因的影响权重。针对常见慢性病的患者，通过长时间周期健康医疗数据采集，结合患者长期的生活数据，可以分析慢性病的成因、跟踪慢性病的发展态势，从而制定个性化健康管理方案。

（2）群体特征。群体健康数据覆盖了群体全生存空间，群体健康数据价值脉动能够用于观察一个群体的健康状况及其特征。群体全生存空间健康状况数据分析，如生活环境、食品安全、经济水平、生态环境、医疗水平等，通过区域个体健康状况的关联分析，有助于描述流行病、慢性病等具有群体和地域特征的疾病状况、演化趋势，更加科学、精准地制定宏观政策。群体健康数据可以反映以不同属性划分群体健康水平上的差异，如知识分子群体、老年群体等，通过不同群体健康状态与医疗服务资源享受状况关联分析，更有针对性地在不同群体之间进行医疗服务资源配置。

（3）区域特征。区域健康数据来自整个区域内的所有个体和群体，区域医疗服务资源数据价值脉动能够用于观察一个区域人口的健康状况及其特征。由于受到区域经济发展、生态环境等因素的影响，区域健康数据具有明显的区域特征，能够反映一个区域医疗水平、医疗服务水平的高低。通过不同区域健康状况的关联性分析，有助于分析比较不同区域之间健康状态与医疗服务资源配置状况之间的关联性，更加深入地刻画不同区域的健康状况差异及其形成原因。在一个特定的时空维度上，一个区域的健康状况数据能够揭示这个区域的经济发展进程、生活环境演化历程、健康理念和就医观念的变化过程。

（4）国家特征。国家健康医疗数据覆盖整个国家的所有区域、群体和个体，国家医疗服务资源数据价值脉动能够用于观察一个国家人口的健康状况及其特征。对于一个国家而言，国家健康医疗数据最重要的价值作用在于描述国家健康保障能力，以及医疗服务资源均等化水平所反映的国家医疗服务公平与效率。通过不同国家健康状况的关联性分析，有助于分析比较不同国家之间的健康状况与医疗服务资源配置状况之间的关联性，更加深入地刻画不同国家健康状况差异及其形成原因。在一个特定的时空维度上，一个国家人口健康状况主要受经济发展、产业政策、生态环境等因素影响，是一个国家历史发展阶段的体现和重要指标。

2. 医疗服务资源数据价值脉动原理分析

医疗服务资源数据价值脉动原理，就是对数据价值脉动普遍的或基本规律的理解和认识。医疗服务资源数据价值贯穿于个体全生命周期的"生命脉"，群体全生存空间的"主动脉"，数据全方位呈现的"透明脉"，所以医疗服务资源数据价值脉动蕴涵在时间价值、空间价值、形态价值三个维度中，可以分别从时间脉动、空间脉动和形态脉动分析数据价值脉动原理。

1）时间脉动

个人健康数据贯穿于个体全生命周期，个人健康数据所蕴涵的价值随着时间的积蓄而增加，集聚的数据价值使个人在未来的医疗服务中受益，如图4-4所示。

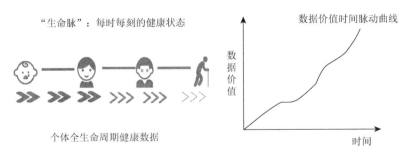

图4-4 医疗服务资源数据价值时间脉动原理

个人健康数据价值时间脉动原理蕴涵在"生命脉"中，数据价值随着时间的积累而增长，形成数据价值时间脉动曲线，可以掌握个体每时每刻的健康状态。个人健康数据价值时间脉动可以向两个方向释放，一是赋能自我健康管理；二是赋能个性化健康管理。

俗话说"久病成医"，患者根据自身的医疗经验，一定程度上可以进行自我健康管理，知道去哪个专科就诊，知道一些常见症状的通常治疗方法。随着人们健康意识的不断增强和医疗服务需求的显著提升，人们对自己的健康问题越来越关注。可穿戴设备等智能采集设备、远程医疗等新型医疗模式的广泛运用，提升了人们对慢性病、常见病的自我健康管理能力。例如，成年糖尿病患者可以借助先进的移动设备，动态监测自己的健康医疗数据，有效管理生活方式和病情发展。

个人健康数据不仅包括既往疾病史数据、诊疗数据和疗效数据等疾病诊断及治疗数据，而且包括饮食习惯、生活方式、运动情况、生活环境等数据，通过个人健康数据特征提取和分析，结合长期的生活数据，可以深入剖析疾病成因，制定个性化健康管理方案。例如，利用具有健康医疗数据分析功能的先进设备，可以对糖尿病患者所提供的数据（如血糖值水平）进行跟踪、评估和趋势预测，为患者制定个性化健康管理方案，增强患者自我健康管理能力，有效控制血糖值水平。

2）空间脉动

群体健康数据存在于群体全生存空间，群体健康数据所蕴涵的价值随着空间范围的扩展而增加，集聚的数据价值使群体在未来的医疗服务中受益，如图4-5所示。群体健康数据价值空间脉动原理蕴涵在"主动脉"中，数据价值随着空间范围的扩展而增长，形成数据价值空间脉动曲线，可以掌握群体所处空间的健康状态。群体健康数据价值空间脉动可以向两个方向释放，一是赋能流行病管理；二是赋能区域协同医疗。

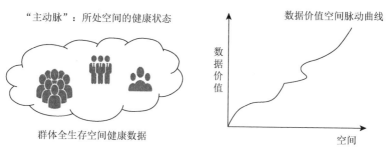

图4-5　医疗服务资源数据价值空间脉动原理

医疗服务资源数据价值空间脉动，首先指向流行病管理。面向一个群体或者一个区域，长期的、连续的健康数据采集、分析，有助于实时掌握不同群体健康状况与区域之间的关联性,通过不同区域之间的分析比较及时发现流行病的潜在征兆。通过分析一个或多个群体的健康状况及其演化规律,可以有效掌握群体流行病爆发前后的状态,集中资源进行流行病预防和管理。

不同区域之间医疗服务资源配置不均衡,导致区域医疗水平和医疗服务水平存在差异,医疗服务资源数据价值空间脉动能够推动不同区域之间协同医疗。以群体为单位的健康状况评估,能够更加精准地描述一个区域群体的健康状况,动态评估、实时追踪一个群体或多个群体的健康状况。在不同区域医疗服务资源配置和医疗服务需求分析的基础上,以医疗服务资源数据价值空间脉动引导不同区域协同医疗,增强区域之间医疗服务协同保障能力。

3)形态脉动

个人健康数据和群体健康数据都依赖于具体的呈现形态,健康数据所蕴涵的价值随着呈现形态易于理解程度增加而增加,集聚的数据形态脉动价值在个人未来的健康医疗服务中受益,如图 4-6 所示。健康数据价值形态脉动原理蕴涵在"透明脉"中,数据价值随着形态价值的增长而增长,形成数据价值形态脉动曲线,可以掌握数据每种形态的价值。健康数据价值形态脉动可以向两个方向释放,一是赋能数据呈现形态多样化;二是赋能数据呈现形态智能化。

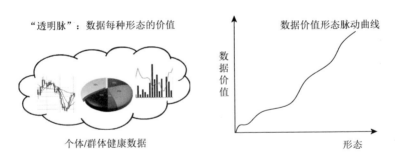

图 4-6 医疗服务资源数据价值形态脉动原理

随着显示技术的发展,医疗服务资源数据的呈现形态向着多样化方向发展,从传统的点线面立体的呈现形态,到三维动画、虚拟现实等更加生动形象的呈现形态,医疗服务资源数据形态价值逐步提高。医疗服务资源数据价值形态脉动指向数据呈现形态多样化的环境,为医生、患者等数据使用者增添了更多选择。数据呈现形态多样化始终处于一个动态优化的过程中,未来会有越来越多的数据呈现形态,而且也会越来越清晰、越来越生动形象。

在现实环境中,无论多清晰、多生动的医疗服务资源数据价值形态都是呈现给数据使用者的,会受到数据使用者行为习惯、认知能力等因素影响,如果能够一对一地以定制化方式呈现,必然会进一步提升数据形态价值。医疗服务资源数据价值形态脉动,应指向数据呈现形态智能化的环境,为数据使用者智能匹配最适合的数据呈现形态。数据呈现形态智能化需要记载每一位数据使用者的行为习惯、认知能力等因素,在智能交互过程中增强数据使用者的智能匹配能力。

## 4.4 医疗服务资源数据价值转换

医疗服务资源数据价值理论,包含数据势能理论和数据动能(脉动)理论,提供了有机融合"生命脉"、"主动脉"和"透明脉"的理论体系,反映了数据价值生成和价值实现的过程。在具体的应用情景中,医疗服务资源数据价值必须经过转换才能得以实现,涉及数据势能价值转换和数据动能(脉动)价值转换。

医疗服务资源数据价值转换,描述了数据价值→资源价值→健康价值的新价值链。从图 4-7 可知,在医疗服务资源数据势能积蓄过程,即 a→b 中,数据势能价值转换主要通过微观的区域视角、宏观的国家视角实现。在医疗服务资源数据动能(脉动)过程,即 b→c 中,数据动能(脉动)价值转换主要通过个体/群体、医疗机构、医疗相关机构实现。

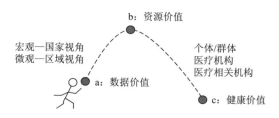

图 4-7 医疗服务资源数据价值转换

### 4.4.1 医疗服务资源数据势能价值转换

医疗服务资源数据势能价值转换,体现在新价值链的"数据价值→资源价值"过程中,侧重于数据势能价值驱动医疗服务资源的优化配置,即实现微观的区域视角、宏观的国家视角的优化配置。医疗服务资源数据势能价值转换,就是将数据价值转换为微观和宏观的资源价值。

1. 微观的区域视角——医疗服务资源区域和跨域均衡配置

从区域视角看,医疗服务资源数据势能价值向资源价值转换,具体表现在区域供需精准匹配、跨域动态精准补偿两个方面。

1)医疗服务资源区域供需精准匹配

在一个特定的区域内,医疗服务资源配置不均衡、享受不均等的矛盾主要来自供需不匹配，难以充分满足人们日益增长的健康需要和医疗服务需求。医疗服务资源数据势能价值，在于数据关联医疗服务资源的透明化，数据数量、数据质量和内核知识的透明化。医疗服务资源数据势能价值转换，依托积蓄的数据势能价值引导医疗服务资源更加科学地进行整合、集聚、配置，实现区域供需精准匹配。

区域供需精准匹配，能够实现以有限的资源最大限度地满足人们的医疗服务需求的目标，提高医疗服务资源使用效率和利用率。随着新医改的推进，区域医疗服务资源的配置单元逐渐由医疗机构变为区域医联体，即联合一定区域范围内的三级医院、二级医院和社区卫生服务机构构成的一个联盟。配置单元内部调度能力的提高，相对提高了区域资源优化配置能力。

2）医疗服务资源跨域动态精准补偿

在现实的医疗服务环境中，不同区域之间的医疗服务技术人员、医疗设施设备等医疗服务资源配置不均衡，例如，北京、上海、江苏等区域中心城市集聚了大量的优质医疗服务资源，河北、山东、安徽等周边地区的医疗服务资源在数量和质量上都与其存在明显差距。医疗服务资源数据势能价值转换，能够准确把握不同区域人口的医疗服务需求、不同区域跨域医疗人口的状态，追求医疗服务资源跨域动态精准补偿。

医疗服务资源数据势能价值，能够精准地描述不同区域医疗服务资源结构、资源布局、资源使用状态等资源配置图，以资源价值的形式描述不同资源的使用价值情况。面对不同区域资源配置不均衡、享受不均等的现状，数据势能价值转换最重要的途径，就是以高地的溢出效应增强洼地的资源可获得性。医疗服务资源跨域动态精准补偿，建立在数据势能价值驱动的资源透明化前提下，以科学的资源配置图提高跨域动态精准补偿能力。

### 2. 宏观的国家视角——医疗服务资源国内和跨国均衡配置

从国家视角看，医疗服务资源数据势能价值向资源价值转换，具体表现在国内均等化、跨国协同调度两个方面。

1）医疗服务资源国内均等化

在国家层面上，医疗服务资源数据势能价值直接体现在医疗服务资源均等化，即追求人口公平性和空间公平性。面对有限的医疗服务资源，以数据势能价值描绘的资源配置图，能够真实地反映一个国家资源结构、资源布局和资源使用状态等，引导医疗服务资源向着需求方向流动。在公平与效率原则指导下，最大限度地满足人们的医疗服务需求，提高医疗服务资源效率。

由于不同区域经济发展水平、人口密集度等因素客观上存在的差距，医疗服务资源国内均等化只能是一种相对的均等化，表现在不同区域医疗服务资源公平与效率之间的均衡。在国家范围内依托医疗服务资源数据势能价值，建立不同区域之间医疗服务资源共享机制,以远程医疗等新型医疗模式动态调度资源,有助于维持偏远地区与发达地区之间医疗服务资源配置均衡,实现医疗服务资源国内均等化。

2)医疗服务资源跨国协同调度

由于不同国家医疗水平和医疗服务水平存在的差距,在全球范围内寻求优质医疗服务成为跨国医疗人口的主要驱动力。医疗服务资源数据势能价值具有的资源可视化能力,能够清晰地描述国内医疗服务资源的优势、分布,引导危急重症、疑难复杂疾病等重症医疗患者寻求国内外优质医疗服务资源,并依据病情需要安排跨国转诊。跨国医疗是生命健康的最后一道保障线。

跨国医疗需要国内外医疗服务资源之间建立协作、协调和协同运营的体系,医疗服务资源数据势能价值有助于保障跨国医疗人口流动就医检测、诊断、治疗、康复全过程的一体化、透明化,增强跨国医疗协同保障能力。以国家为单元的资源配置图,就像一张关联国内外医疗水平高地的跨国医疗路线图,以医疗服务资源跨国协同调度网络,最大限度地满足跨国医疗人口的流动就医需求。

## 4.4.2 医疗服务资源数据动能(脉动)价值转换

医疗服务资源数据动能(脉动)价值转换,体现在新价值链的"资源价值→健康价值"过程中,侧重于数据动能(脉动)价值驱动医疗服务资源价值实现,即实现健康价值。医疗服务资源数据动能(脉动)价值转换,就是将资源价值转换为个体/群体、医疗机构和医疗相关机构的健康价值。

1. 个体/群体健康价值

医疗服务资源数据动能(脉动)价值的通透性,能够直接转换为个体/群体的健康价值,即以数据价值驱动资源价值实现健康价值。从需求侧视角看,个体/群体是数据价值的实际承载者,最终具体表现为个体/群体健康状态改善。

1)个体健康价值

在医疗服务资源数据动能(脉动)价值转换过程中,个体健康价值主要通过个性化医疗(精准医疗)服务和个性化健康管理实现,致力于将医疗服务资源数据动能(脉动)价值转换成个体健康价值。

(1)个性化医疗(精准医疗)服务。个性化医疗(精准医疗)服务的关键在于数据价值。依托医疗服务资源数据动能(脉动)价值,能够实时监测个体健康状况,有针对性地提供健康管理方案、健康服务指南,提供如病情预警和用药提醒等健康管理服务。如果遇到健康状态突变或者健康指标波动等情况,可以通过智能移动医疗设备、可穿戴设备等实时监测个体健康状态。

数据动能（脉动）如同人体脉搏的脉动，以数据脉象价值评价个体就诊前后健康状态的变化情况。数据动能（脉动）价值能够更好地支撑个体从疾病治疗转向预防保健，借助个体全生命周期健康数据价值，实现人、物、流程、效果的全过程健康管理，依据全员追踪、全程追溯、全要素数据分析的效果进行预防干预。医生可以根据患者的检测、诊断、治疗、康复等就诊数据，饮食、睡眠、运动等健康状况数据进行数据分析，及时做出个性化医疗决策。

（2）个性化健康管理。数据动能（脉动）价值来自个体全生命周期健康档案，包含就医记录、临床表现、病史记录、健康指标、健康日记、治疗指导建议等数据。通过个人健康档案数据挖掘、过程挖掘、关联分析，以及持续不断地维护更新、演化模拟，从相似性的角度探寻个人健康状况可能的演化方向。大数据分析和认知计算等技术的应用，提供了将数据价值转换为个性化健康管理方案的工具。

个性化健康管理能够清晰地描述个体健康状况及其演化趋势，例如，应用数据动能（脉动）价值进行一定时间跨度的个体健康状况演化分析，可以了解一个处于健康状态的个体几个月甚至几年后健康状态发生变化的可能性及其演化趋势。可见，数据动能（脉动）价值在疾病预防方面可获得资产变现的机会，相比于健康管理中的预防干预，疾病治疗中的临床干预显然价值不菲。

2）群体健康价值

在医疗服务资源数据动能（脉动）价值转换过程中，群体健康价值主要通过群体精准预防服务和群体健康管理实现，致力于将医疗服务资源数据动能（脉动）价值转换成群体健康价值。依托医疗服务资源数据动能（脉动）价值的群体健康价值分析，必须考虑健康人群、患病人群和康复人群的分类。

（1）群体精准预防服务。以群体为单元的精准预防，关键在于面向不同群体的数据价值。尽管应用不同的划分方法就会形成不同的群体，但是在医疗服务领域常见的有按地域划分的群体、按年龄划分的群体，更重要的是健康人群、患病人群和康复人群的分类。群体精准预防服务主要针对健康人群，重在预防健康人群不进入患病人群和康复人群，就是如何提供精准预防服务，以改善健康状态，使群体远离"未病-疾病"的临界状态。

数据动能（脉动）价值不仅为健康人群提供了健康标准、健康的生活方式，而且提供了健康状态改善的途径和方法，使健康人群具备了可行的"健康参照系"，而且不同地域、不同年龄等健康人群都具有各自的"健康参照系"。数据动能（脉动）价值转换为各具特色的"健康参照系"，为群体精准预防服务创建了可资借鉴的理论方法体系，能够更有效地实现群体健康状态改善。

（2）群体健康管理。以群体为单元的健康管理，已经成为我国医疗服务体系的一大特色，以企事业单位员工为单元开展群体健康管理。群体健康管理虽然距离个性化健康管理还存在一定差距，但是却是现实中存在的一道风景线。在群体健康管理向个性化健康管理过渡的漫长岁月里，数据动能（脉动）价值应该拥有一席之地，将数据驱动的资源价值转换为群体健康价值。

群体健康管理能力主要受群体规模、群体健康状况、群体健康预期等因素影响，受到群体健康数据的制约。数据动能（脉动）价值转换的"健康参照系"，为群体健康监测、健康评估和健康干预提供了参照标准，更有效地控制了群体健康危险因素。基于"健康参照系"的群体健康管理，必须有效捕捉群体特征，特别是常见病、多发病、流行病等特征，达到群体最大的健康效果。

2. 医疗机构健康价值

从供给侧视角看，医疗服务资源数据动能（脉动）价值转换为健康价值，最直接的载体仍然是医疗机构，即通过医疗机构医疗服务能力的提升间接转换为健康价值。在数据动能（脉动）价值驱动下，医疗机构健康价值可以通过精准医疗服务和虚拟医院服务实现。

1）精准医疗服务

精准医疗是一种全新的诊疗策略（Alyass et al., 2015），包含精准诊断、精准治疗和精准康复（黄小龙等，2017；肖建华，2017）。数据动能（脉动）价值能够打破临床医生固封在自己头脑中的疾病治疗图谱，以数据价值引导精准医疗服务，以肿瘤诊断为例，借助基因测序技术和肿瘤基因图谱，准确定位患者的基因变异信息，制定个性化治疗方案，实现靶向用药。

数据动能（脉动）价值转换能够将患者内在基因和外在环境相结合，提供个性化医疗服务。以肿瘤治疗为例，依靠基因图谱有效识别肿瘤细胞和正常细胞，可有针对性地杀死肿瘤细胞及驱动其生长的细胞群，将对正常细胞的危害降到最低点（毛鲁平和徐鑫，2017）。面向精准医疗服务，数据动能（脉动）价值转换注重建立基因组数据与临床数据之间的关联、基因组数据与健康数据之间的关联。

精准医疗服务能够实现疗效最佳、风险最低、资源浪费最小的理想目标，更加深度地依赖于数据价值、资源价值。医疗服务资源数据动能（脉动）价值转换逐步将临床医生的疾病治疗图谱转化为临床医生共享的公共疾病治疗图谱，并在共享中得以更新。随着基因测序技术的发展和应用，公共疾病治疗图谱加入了基因组数据、环境数据，从而形成精准疾病治疗图谱。

2）虚拟医院服务

互联网医疗、远程医疗和移动医疗等新型医疗模式，在集聚数据价值、资源价值方面发挥了重要作用，但是并没有真正融入医疗机构之中。虚拟医院（virtual hospital）凭借集聚的技术能力和医疗服务资源，作为医院功能拓展而融入医疗机构，成为数据价值转换为健康价值的纽带。虚拟医院突破了传统的医疗服务时空局限性，成为优质医疗服务资源拓展延伸的重要渠道，成为跨域医疗和跨国医疗的终结者。虚拟医院运营模式如图 4-8 所示。

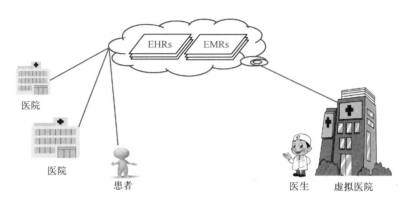

图 4-8　虚拟医院运营模式

虚拟医院全科医生与患者沟通交流，根据疾病种类和病情转给专业医师，专业医师根据患者病情进行确诊和治疗，可选择来院治疗、远程治疗和就近医院协助治疗三种方式。对于来院治疗患者，可以直接进入检测、诊断、治疗阶段；对于远程诊断、治疗的患者，专业医师可以直接开具处方；对于确诊后需要入院治疗的患者，如果距离较远，例如跨域或者跨国诊疗患者可以选择就近医院协助治疗，专业医师通过远程指导或者智能机器人完成手术治疗。

医疗服务资源数据动能（脉动）价值转换，能够将电子健康档案、电子病历中的数据价值转换为虚拟医院患者的健康价值。虚拟医院凭借自身拥有的先进的医疗设备、经验更丰富的医生等资源，能够建立与不同区域、国家医疗机构之间紧密的合作关系。虚拟医院以"远程医疗＋多家医院"的创新模式集聚信息、资源和能力，不仅成为数据价值的载体，而且成为数据价值转换的资源价值和健康价值。

3. 医疗相关机构健康价值

在医疗服务体系中，医疗研究机构、医疗保险机构、医药研究机构等医疗相关机构发挥了重要作用。医疗服务资源数据动能（脉动）价值转换为健康价值，可以通过医疗相关机构精准化服务能力的提升间接转换为健康价值。在数据动能（脉动）价值驱动下，医疗相关机构健康价值可以通过健康医疗研究、保险风险分析和真实药效评估实现。

1）健康医疗研究

医疗服务资源数据动能（脉动）价值，不仅能够为医疗研究机构提供健康医疗数据，而且能够为医疗研究人员提供新的疾病治疗知识、新的疾病治疗图谱。数据价值驱动的健康医疗研究，能够更加科学合理地利用医疗服务资源数据，例如，通过对个人健康指标的历史对比或者疾病并发率的历史对比，可以研究人们健康水平的发展趋势或者疾病发生的种类、发病的概率，判定未来健康水平的走向和疾病的流行趋势。

在健康医疗研究方面，除了持续的精准医疗探索之外，基于数据价值探索不同治疗方案治愈效果和改进方向也成为重要的研究领域。例如，根据历史疾病治愈情况，探索不同治疗方案对于同一种疾病治愈的合理性，挖掘深层次原因。对于罕见疾病、疑难复杂疾病等领域的研究，医疗服务资源数据动能（脉动）价值提供了更广泛的数据价值，增加了从中筛选亟待解决的研究方向、探索可行治疗方案的可行性。

2）保险风险分析

从医疗保险机构的业务模式可知，保险风险分析能力至关重要，决定着医疗保险机构的盈利能力。由于健康医疗大数据及其分析能力的局限，医疗保险机构保险风险分析通常依照经验进行，过程相对粗犷、准确度不高，也制约了医疗保险机构创新能力的提高。医疗服务资源数据动能（脉动）价值，增强了医疗保险机构通过数据分析挖掘潜在风险的能力，能够提供更加精准的医疗保险风险分析结果。

在数据价值驱动下，医疗保险机构可以通过数据分析提高医疗保险风险管控能力，如新的险种设计，以及投保金额、报销机制等投保标准设置，投保人全生命周期健康数据精准分析，可以更加科学地推动社会医疗保险和商业医疗保险的差异化竞争，全方位地保障人们的生命健康。借助医疗保险机构保险风险分析能力，数据价值直接转换为健康保障能力，从根本上提升了健康价值。

3）真实药效评估

因为精准医疗依赖于靶向药物的临床应用，所以肿瘤/癌症等重大疾病靶向药物研发、新型病毒及重大疾病的精准疫苗研发成为重要的研究方向。对于医药研究机构，能够依托数据价值深入分析药物真实药效和副作用、用药安全性和经济性等，更有效地开展新药物研发和药物再利用。可见，依托医药研究机构的研发能力，数据价值可以直接转换为药效价值、健康价值。

医疗服务资源数据动能（脉动）价值，有助于提高药物真实药效和副作用评估、药物开发的效率和准确性，优化药物开发、测试等流程，推动新药物研发模式创新、研发能力提升，重塑药物与人类健康之间的关系。在药物全生命周期可追溯、可监控环境中，数据动能（脉动）价值转换，致力于融合基因图谱、疾病治疗图谱等数据价值，为不同患者构造不同的靶向药物图谱，确保药效价值和健康价值的充分利用。

## 4.5 本章小结

医疗服务资源数据价值理论涵盖了数据势能理论、数据动能（脉动）理论和数据价值转换，用于观察医疗服务资源数据积蓄转化为势能和数据赋能转化为动能（脉动）的过程。由数据价值→资源价值→健康价值构成的新价值链，反映了医疗服务资源数据势能积蓄和释放过程中的价值转换形式，以更加精准地捕捉医疗服务资源数据脉象价值，增强"数据—价值—驱动"的医疗服务资源均等化理论的价值和价值增值能力。

# 第 5 章 医疗服务资源数据权利理论

以健康医疗数据为主体的医疗服务资源数据不仅需要关注其内在的价值，而且更需要深入了解其外在的权利和内在的驱动。大数据分析技术为海量健康医疗数据及其产权的运用提供了基础，而这些健康医疗数据及其产权又为大数据产业发展提供了保障。因此，有必要深入探讨医疗服务资源数据权利理论。

## 5.1 概　　述

产权关系描述了一种权利结构。产权关系是指产权主体之间，在财产占有、使用、收益、处置中发生的各种权利和义务关系的总和。大数据分析、人工智能等技术的发展，驱动着大数据与知识产权相互融合，致力于共同创造新的生产力和生产关系。数据产权在医疗服务领域的渗透，驱动着医疗服务资源数据权利理论的形成和发展。

1. 医疗服务资源数据权利

从医学层面上说，医疗服务资源数据资产就是能够同时为数据所有人、数据经营者带来经济利益的资产，能够形成多方互惠互利、协同合作的多赢局面。医疗服务资源数据作为医疗服务行业的一类特殊财产，数据产权涉及所有权、管理权、支配权和使用权等，因为数据资产会牵扯到数据隐私，所以应充分考虑人格权。

在医疗服务资源数据权利中，能否辨清医疗服务资源数据财产权、人格权的双重属性，直接影响着医疗服务资源配置和享受过程中的公平与效率。医疗服务资源数据权利描述了数据产权关系，构建了数据所有权、管理权、支配权和使用权等权利结构，既要保障医疗服务资源数据财产权，又要保障医疗服务资源数据人格权。

2. 医疗服务资源数据权利主体

由于各种因素影响，医疗服务资源数据产权和权属构成具有很大的复杂性。只有明确了产权关系，才能有效地进行管理。在清晰明确的产权关系基础上，建立一个包含激励机制、制约机制和保障机制的多元化医疗服务资源数据产权交易机制，以充分发挥市场的社会福利效应。针对医疗服务资源数据产权交易机制建立相应的质量标准，以衡量数据产权交易市场的质量。

医疗服务资源数据来源于健康医疗数据价值链。健康医疗数据价值链涵盖数据采集、存储、管理、分析和使用的全过程。健康医疗数据价值链中存在不同的利益主体，在不同的利益需求驱动下分解成不同的数据权利主体，所以应从规避数据权利主体间利益冲突的视角设计健康医疗数据产权利益均衡机制。

### 3. 医疗服务资源数据权利层次

健康医疗数据具有个体、群体、区域和国家属性，从而使医疗服务资源数据权利呈现不同的层次。医疗服务资源数据权利不仅包含个人层面、群体层面，而且包含区域层面和国家层面。

基于个体的健康医疗数据，描述了一个个体全生命周期健康状况。从个体数据权利出发，在个体全生命周期中的各种健康状况下，都可以通过向各类机构授权使用自己的健康医疗数据，从而得到高质量精准诊断结果、精准治疗方案、个性化康复计划、个性化健康管理方案等，进而有效提升自身的健康利益。

基于群体的健康医疗数据，描述了一个群体全生存空间的健康状况。从群体数据权利出发，群体健康医疗数据被公共机构进行采集、分析、处理后，利用大数据分析结果为大众带来高质量医学服务，从而提升公共利益。因为医疗服务资源数据具有特定的时空属性，在特定的时间和空间范围内隶属于一个区域和国家，所以医疗服务资源数据权利也就打上了区域和国家的烙印。

在新型的健康医疗数据价值链体系中孕育着一种新型的产权关系，这种产权关系能否形成一类新型的健康医疗数据权利理论？为了深刻地理解医疗服务资源数据权利理论，需要深入剖析医疗服务资源数据权利属性、健康医疗数据主体间的权利关系，从而形成了如图 5-1 所示的本章结构。

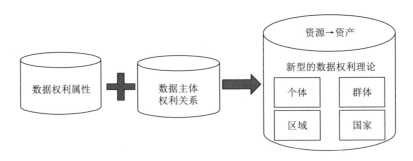

图 5-1　本章结构图

## 5.2 医疗服务资源数据权利属性

大数据分析、认知计算等技术的发展,使健康医疗数据分析和使用成为可能,但是数据隐私的影响制约了数据的应用。清晰地理解和认识医疗服务资源数据权利属性,特别是辨清医疗服务资源数据财产权、人格权的双重属性,有助于更好地保护数据隐私和应用数据价值。

### 5.2.1 医疗服务资源数据资产化

数据资产化,顾名思义就是将数据变成可用资产。从金融层面上讲,数据资产就是企业或组织拥有或控制的,能在未来带来经济利益的数据资源(高伟,2016)。医疗服务资源数据资产化就是将健康医疗数据等医疗服务资源数据变成可用资产,能在未来给相关数据权力主体带来经济利益的数据资源。医疗服务资源数据资产化能够带来经济利益,是否意味着资产化的目的就在于获取经济利益?这个问题值得我们深入思考和探索。

1. 医疗服务资源数据资产化特征

从本质上讲,医疗服务资源数据资产化对于个体/群体、医疗机构、医疗相关机构等不同的数据权利主体具有不同的目标,以医疗机构为例,就是希望医院等医疗机构能够积蓄更多的数据资源,形成医疗机构更好地服务于患者、患者更加信任医疗机构的良好的生态环境。提高医疗水平和医疗服务水平,为患者提供精准高效的个性化医疗服务是每一家医院和每一位医生的责任和目标,医院和医生除了应该具有先进的医疗技术手段、具有一流的医疗水平之外,还需要掌握每一位患者的基本信息和健康状况,因此能否及时获得患者的医疗服务资源数据就显得尤为重要。医疗服务资源数据资产化,具有私密性、有效性和可变现性三大特征。

1) 私密性

从健康医疗数据特征分析可知,健康医疗数据具有复杂性、隐私性和稀疏性等特征,已经涉及数据隐私性。以健康医疗数据为核心的医疗服务资源数据资产化后,涉及的私密性大体上可分为两类。

(1) 患者健康数据私密性。患者在就医过程中,不可避免地要提供个人信息,如姓名、年龄、职业等,以及个人习性、有无不良嗜好、身体不适症状、有无重大既往疾病史等,这些均属于患者不愿意透露的个人隐私,医疗及其相关机构均有义务对自己客户的隐私负责,保护患者的健康数据私密性。

（2）医院医疗数据私密性。在医疗服务过程中，医院除了依托人力、物力、财力等有形资产提升竞争优势之外，由医疗数据、信息、技术、政策法规、管理模式等无形资产产生的竞争力也不容忽视。医院拥有的医疗数据，不仅关乎医院的竞争优势，而且关乎患者的生命健康和切身利益，医院有义务对外保密。

2）有效性

在医疗服务资源数据资产化过程中，必须保持数据价值和价值增值能力，保持健康医疗数据等数据资产化的有效性。医疗服务资源数据资产化，有助于激励医疗服务供应链成员之间构建新型的生产关系，以数据资产有效性提高数据资产收益率。同时，以持续提高的数据资产收益率激励医疗服务供应链成员提高数据价值贡献度和努力水平。

医疗服务资源数据资产有效性，取决于每一个医疗服务供应链成员的贡献，每一个成员都应付出努力保证数据资源的真实性、可靠性，避免在数据采集、存储、管理和分析过程中出现失误。例如，医生未能按照规范及时记录患者的医疗信息、患者未能遵照医嘱用药等行为都会影响数据资产有效性。

3）可变现性

无论是有形资产还是无形资产都可以应用货币计量，医疗服务资源数据资产也不例外。面对复杂的医疗服务资源数据资产及其环境，如何量化医疗服务资源数据资产、如何变现等成为一系列重要问题。医疗服务资源数据具有的数据数量、数据质量、内核知识等属性，进一步提高了数据资产可变现性。

医疗服务资源数据资产可变现性体现在数据价值生成和价值实现过程中，以个人健康数据资产为例，可以通过提供个性化健康管理方案和个性化医疗（精准医疗）服务方案实现。健康数据银行就是一类满足个人健康数据资产和医学知识数据资产变现的机构，关键也在于如何衡量数据资产价值，即数据资产定价问题。尽管医疗服务资源数据资产为无价之宝，但是这类价值是不可见、不可测度的隐性价值，需要应用大数据分析、认知计算等技术才能将部分价值显性化。

2. 医疗服务资源数据资产化模型

医疗服务资源数据资产化是一个复杂的过程，需要每一个医疗服务供应链成员付出努力，蕴涵在数据价值网络的数据价值生成和价值实现过程之中。在医疗服务供应链体系中，健康医疗服务提供商、健康医疗保险提供商和健康医疗服务运营商等成员，形成各自的数据资产并共同支持核心企业——健康医疗服务提供商提高医疗水平和医疗服务水平。医疗服务资源数据资产化模型如图 5-2 所示。

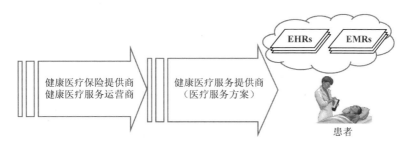

图 5-2　医疗服务资源数据资产化模型

1）医疗服务资源数据资产化模型分析

医疗服务供应链成员依托各自的优势形成各自的数据资产，个人数据存储在相应的电子病历和电子健康档案中，更好地满足个性化健康管理和个性化医疗（精准医疗）服务的需要。在现有医疗服务资源数据产权结构上存在核心企业与其他成员之间的产权关系，以及所有医疗服务供应链成员与相关个体之间的产权关系。面对这些复杂的产权关系，究竟应该构建什么样的数据权利理论值得深入研究。

医疗服务资源数据资产化，可以应用数据价值生成、数据价值实现、数据价值传递和数据价值变现几个阶段进行描述。在依托数据价值进行数据资产化的过程中，数据价值持续增值是数据变现获取经济利益的重要基础。从数据资产化模型结构来看，医疗服务资源数据资产化的关键在于可持续的数据价值增值和核心企业的数据变现能力。

2）医疗服务资源数据资产变现模型

在数据资产化模型中，健康医疗服务提供商作为核心企业担负着数据价值变现的重要使命。以医院等医疗机构作为健康医疗服务提供商为例，在医院等医疗机构的电子病历和电子健康档案中，集聚了所有医疗服务供应链成员的有价值数据，可以直接面对患者提供数据变现医疗服务。在医院等医疗机构中包含患者数据和医院数据，能够低风险、低成本地为患者提供个性化医疗（精准医疗）服务，实现整个医疗服务供应链数据资产变现。

医疗服务资源数据资产变现模型（图 5-3），借助患者的基因子库、生活数据、人体监测数据，以及医院的主治医师、医疗器械、药物资源数据，重点是患者电子病历和电子健康档案中的数据，应用大数据分析和认知计算技术为门诊部、急诊部和住院部提供个性化医疗（精准医疗）服务方案和个性化康复服务方案，在此过程中需要进行科学的医患双方因素交互分析。

数据资产变现模型立足于医疗服务供应链成员奠定的大数据基础，利用 Hadoop 分布式文件系统（Hadoop distributed file system，HDFS）海量存储数据，按照门诊部、急诊部和住院部对不同患者的健康医疗数据进行批处理。利用事件

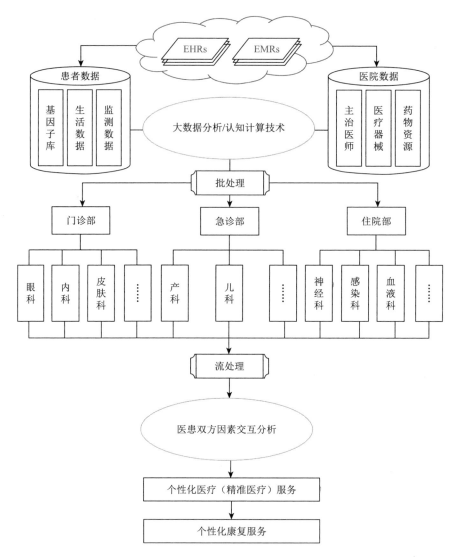

图 5-3 医疗服务资源数据资产变现模型

溯源（event sourcing）+复杂事件加工（complex event processing）进行流处理，依据患者电子病历和电子健康档案中的数据将患者与医院的主治医师、医疗器械、药物资源进行交互分析、匹配，为患者提供最佳的个性化医疗（精准医疗）服务方案和个性化康复服务方案。

3. 医疗服务资源数据资产化困难

医疗服务资源数据资产化模型看似简单，但是在现实环境中仍会遇到难以解决的问题。医疗服务资源数据资产化困难，贯穿于医疗服务供应链全过程。医疗服务供应链成员在数据采集、存储、管理和分析过程中都会遇到难以克服的数据资产积聚困难，特别是数据资产增值和变现困难。

1) 医疗服务资源数据资产积聚困难

数据资产积聚贯穿于数据采集、存储、管理和分析过程中，每一个医疗服务供应链成员都在各自的环节积聚数据资源。个人意愿的影响，致使个体全生命周期、群体全生存空间数据采集、存储、管理和分析的数据并不完整，例如，患者会对医生隐瞒自身信息、医护人员录入患者或医院数据时发生错误，都会直接影响健康医疗数据的有效性。

医疗服务资源数据价值逐步被人们理解和认识，但是由于管理制度不完善、数据隐私等因素影响，大部分健康医疗数据资源仍然不能被及时有效地采集、存储、管理和分析，难以具象化医疗服务资源数据资产价值而影响可变现性。医疗服务资源数据资产积聚不仅需要医疗服务供应链成员的共同努力，而且需要患者、医护人员等相关人员共同努力，积聚真实、可靠的健康医疗数据资产。

2) 医疗服务资源数据资产增值困难

医疗服务资源数据资产价值取决于数据数量、数据质量和内核知识，不仅需要数据资产积累，而且需要应用可靠的数据资产分析模型。在医疗服务资源数据资产化过程中，受医疗服务供应链成员各自利益的影响，数据资产之间的关联性分析难以实现，无法真实可靠地验证设计的大数据分析、认知计算等模型的有效性。

从健康医疗数据价值链结构来看，每一个环节的价值增值能力都会影响整个价值链的价值增值能力，如可穿戴设备等健康医疗数据采集设备的可靠性、NoSQL 数据库等健康医疗数据存储环境的可靠性等。为了实现数据资产价值增值，健康医疗数据价值链成员都应该具备数据采集、数据清洗、数据转换和数据合并能力，增强拥有数据资产的数据数量、数据质量和内核知识。

3) 医疗服务资源数据资产变现困难

医疗服务资源数据资产与医院等医疗机构中的医资力量、医疗服务系统和医疗器械等资产同等重要，应该得到医疗服务供应链成员的高度重视。可变现性是医疗服务资源数据资产化的一个重要特征，也是数据资产的价值体现。医疗服务资源数据资产化的可变现性建立在数据资产有效性基础上，数据分析、数据价值评估等能力的有限性，直接影响了数据资产变现能力。

在现有的医疗服务资源数据资产变现途径中，依据数据资产的类型和价值，不同类型的数据资产具有不同的变现途径。例如，个人健康数据资产主要包含个性化健康管理方案和个性化医疗（精准医疗）服务方案。健康数据银行具有的数据价值生成、价值实现和价值传递能力，不仅增强了数据资产的有效性，而且提升了数据资产变现能力。因此,需要进一步围绕数据资产价值探索更具创新性的服务模式。

## 5.2.2 医疗服务资源数据资产权利双重属性

医疗服务资源数据资产具有私密性、有效性和可变现性特征,带来了复杂的数据资产权利关系,必须明确所属权益,包括所有权、管理权、支配权和使用权等。医疗服务资源数据资产具有财产权、人格权的双重属性。从法律意义上讲,人格权是有别于财产权专属的绝对行使权,他人不得以任何理由代为行权(吴祖谋,2013),包括当事人的姓名权、肖像权、身体权、名誉权及婚姻自由权等。

1. 医疗服务资源数据资产财产权的特点

财产权作为重要民事权利之一,需要权益人自身不断完善保护机制,更需要法律保驾护航。由于医疗服务资源数据资产财产权属于医疗服务供应链成员,为了能够清晰地刻画数据资产财产权的特点,重点从医疗服务供应链核心企业——医院等医疗机构的视角出发,分析数据资产财产权的特点。

1)双向性

在医院的电子病历中集聚着与医生处方行为相关的数据资产,医院拥有电子病历中患者健康医疗数据资产的所有权、支配权、管理权和使用权等财产权,但是患者拥有该数据资产的人格权,医院在任何情况下都不能私自篡改患者数据、私自泄露患者数据隐私。医疗服务资源数据资产财产权具有双向性,典型的健康医疗数据资产的内在关系如图5-4所示。

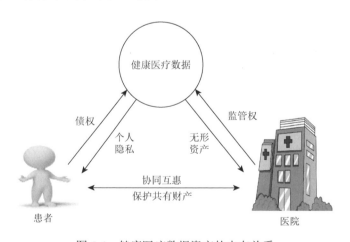

图 5-4 健康医疗数据资产的内在关系

医疗服务资源数据资产财产权的双向性,决定了医院只能拥有患者健康医疗数据的监护权,患者的人格权则体现在健康医疗数据的债权上。医院和患者都有权利保障健康医疗数据的真实性,都不得要求对方做出其权限以外的行为。随着区块链技术的发展,可以给每一位患者的健康医疗数据增加个人标签,从技术上保障患者应有的权益不受到侵犯。

2)恒久性

医疗服务资源数据资产是医院和患者双方共同的资产,财产权具有恒久性(除非所有人或财产消亡)。医疗服务资源数据资产财产权具有双向性,同时受双方保护,要求永久留存很有必要。医疗服务资源数据资产财产权的恒久性,有助于通过长期不断的科学研究,更好地保障患者的健康、提高医生的医疗水平,探索罕见疾病、疑难复杂疾病和未知疾病的治疗途径。

医疗服务资源数据资产财产权的恒久性从时间维度上给医疗服务资源数据采集、存储、管理和分析提出了更高的要求,也进一步增加了医疗服务资源数据资产化的必要性。通过长期持续不断的健康医疗数据分析而衍生出新的医疗技术、积蓄新的数据资源,不仅增加了数据资产价值增值能力,而且提高了数据资产变现能力。

3)司法性

在国家现有的法律中,尚未将数据资产财产权保护纳入立法机关行政法规及管理条例。如果要让数据资产得到全社会的合理保护,数据资产财产权就应具有司法性,医疗服务资源数据资产财产权也应具有司法性。如果医疗服务资源数据资产受到侵害,例如,他人强行破坏数据系统或故意泄露数据信息,应由司法部门追究其民事责任。否则,医疗服务资源数据资产财产权便形同虚设。

医疗服务资源数据作为无形资产,本身就存在一定的监管难度,如果有人蓄意破坏,取证将是一大难题。面对无形资产带来的司法性难题,需要医疗服务供应链成员共同建立完善健康医疗数据监督体制机制,杜绝内部人员泄露数据隐私,杜绝外部人员非法入侵数据系统窃取数据隐私。

4)平等性

尽管医疗服务资源数据资产财产权尚未纳入立法机关行政法规及管理条例,但是在相应的行政法规及管理条例设计时,应充分考虑医疗服务资源数据资产财产权的平等性,一方面,医疗服务资源数据资产财产权应该与商标权、专利权、商誉权、股权等享有同等受保护的权利;另一方面,医疗服务资源数据资产财产权应该与其他无形资产财产权、有形资产财产权享有同等受保护的权利。

从公平的视角看,法律对医疗服务资源数据资产财产权的认知程度和维护力度不应与其他资产财产权有任何差别,这是因为对财产权的保护都是对人权的尊重,尽管人权不仅限于财产权。医疗服务资源数据资产的特殊性,在于财产权和人格权的双重属性，在于人权本身具有的平等性。为了维护患者等利益相关人员的人格权，医疗服务供应链成员不得使用任何手段干涉妨碍这些人员维护其基本权益。

2. 医疗服务资源数据资产财产权的社会目标

医疗服务资源数据资产财产权应该具有经济和社会双重目标。医疗服务资源数据资产财产权的目标，不应仅局限于增加数据资产价值增值能力、提高数据资产变现能力的经济目标上，而应拓展到探索未知疾病、保障人类健康和生态文明的社会目标上。

1）提高社会医疗保障水平

医疗服务资源数据资产财产权能够站在法律的高度更好地保障健康医疗数据采集、存储、管理和分析过程，依托集聚的数据资源探索罕见疾病、疑难复杂疾病和未知疾病的有效解决方案，提高整个社会的医疗水平和医疗服务水平，有效降低医疗风险，以最佳的社会医疗保障水平保障人类健康。

医疗服务资源数据资产的积累和大数据分析能力的提高，必将推动人类智慧与人工智能更紧密地融合，推动一个全生命周期、全生存空间保障个体、群体健康的社会医疗保障体系的形成和发展，智慧医疗成为重要的补充。相信未来哪个国家拥有强大的医疗服务资源数据资产财产权，哪个国家就会构筑起全球的医疗水平和医疗服务水平高地。

2）积累人类社会宝贵财富

医疗服务资源数据资产财产权的存在，使人们具备了积累宝贵财富的法律依据。医疗服务资源数据资产伴随着数据数量、数据质量和内核知识的增长而增长，数据价值和价值增值能力也将持续提升。从财产权的视角，推动医疗服务资源数据资产积累应该纳入国家战略，以国家之力维护这一宝贵的无形公共财产。

面对人们健康需要和医疗服务需求的持续增长，医疗服务资源数据资产所有人、经营者应该树立正确的数据观、价值观，应该将健康医疗数据视为全社会、全人类的资产，以更大的社会责任感保护人类社会的宝贵财富。医疗服务资源数据资产财产权，就是这把为数据资产保驾护航的利刃。

3）提高医疗服务资源均等化水平

医疗服务资源数据资产财产权，有效保障了"公平优先，兼顾效率"的医疗服务资源配置原则的实施，能够借助医疗服务资源数据决策能力，提高医疗服务资源均等化水平。在医疗服务资源数据资产支持下，远程医疗、移动医疗等新型医疗模式增加的医疗服务能力成为传统医疗服务的重要补充。

面对医疗服务资源配置不均衡、享受不均等的现状，在数据资产财产权保护下提高医疗服务资源优化配置能力，一方面，加大医疗服务资源数据资产投入力度,更充分地挖掘健康医疗数据价值,提升医疗水平和医疗服务水平;另一方面,在医疗服务资源数据资产引导下,更加有效地提高动态资源的二次配置能力,提高医疗服务资源使用效率和利用率。

4) 奠定颠覆性医疗服务创新的基础

医疗服务资源数据资产财产权,为个性化健康管理、个性化医疗(精准医疗)服务创造了法律环境。在医疗服务资源数据资产基础上的深度学习,能够进一步提高医疗服务的智能化、自动化能力。在此基础上,医疗服务资源数据资产所有人、经营者能够为客户提供便捷、低成本的医疗服务,从而带来颠覆性医疗服务创新模式。

医疗服务资源数据资产的应用,实现了人类智慧与人工智能的融合,不仅减轻了医疗服务技术人员的工作量,而且增强了医疗服务技术人员的责任感,整体上提高了医疗服务领域的社会责任指数。医疗水平和医疗服务水平的提高,有助于提高客户满意度、缓解医患矛盾、维护公共秩序,为医疗服务行业培育良好的生态环境。

### 5.2.3 医疗服务资源数据资产经营权属性

在医疗服务供应链体系中,医院等医疗机构通过数据采集、存储、管理和分析,获得医疗服务资源数据资产的部分财产权和经营权。尽管所有权和经营权分离有助于提高资产效率,但是如果希望医疗服务资源数据资产能够充分展现其内在价值,那么相较于财产权,医院等医疗机构需要在经营权上担负更多、更重要的职能。

1. 医疗服务资源数据资产经营权的特点

对于医疗服务资源数据资产安全运行的有效监管,医院等医疗机构自然是责无旁贷,而妥善经营医疗服务资源数据资产,使其产生价值和价值增值,需要医院等医疗机构做出长期的不懈努力。由此可见医疗服务资源数据资产经营权的重要性。医疗服务资源数据资产经营权具有以下特点。

1) 合法性

毋庸置疑,医疗服务资源数据资产经营必须具有合法性。尽管我国法律尚未明确适用于医疗服务资源数据资产经营权的相关条例与制度规范,但是随着医疗服务资源数据资产在整个医疗服务体系中地位的日益提高,将其经营权法制化成为我国社会未来的必然趋势。社会秩序依仗法律维持,百姓才会有稳固安定的生活,医疗服务资源数据资产与人们的健康息息相关,更需要法律的支撑才能保障其生命机体及个人财产安全。在合乎法律和道德规范的同时,医疗服务资源数据资产用于经营活动时，都应以不伤害个人利益为基本前提，侵犯个人人格权也属于违法行为。

2）平等性

医疗服务资源数据资产经营权与财产权同样具有平等性，与医院等医疗机构其他资产经营权享有同等受法律保护的权利。不仅如此，医院等医疗机构在经营管理医疗服务资源数据资产时也应给予同样的重视。例如，药品或器械失去效用需要更换，健康医疗数据系统过时或者损坏也应及时更新，以保证正常运行。

3）可转让性

医疗服务资源数据资产经营权同样具有可转让性。如果医院等医疗机构没有足够的技术或专业人才经营数据资产，就可以通过聘请职业经理人或外包给第三方机构经营。在这种情况下，只是转让医疗服务资源数据资产经营权，医院等医疗机构仍保留所有权。

4）可变更性

经营权变更在企业中比较常见，会随着企业的兼并或分裂而变化。医院等医疗机构也会出现并购或者分离，例如，在区域医联体建设中，A医院收购了B医院，因此B医院所有的数据资产归A医院所有。根据《中华人民共和国民法通则》第四十四条，B医院之前委托C公司经营的医疗服务资源数据资产，就由变更后的法人承担权利和义务，即A医院有权利单方面解除B医院与C公司的合同，将原属于B医院的数据资产经营权并入A医院，因此医疗服务资源数据资产经营权产生了变更。

2. 医疗服务资源数据资产所有权与经营权分离的影响

所有权与经营权分离已经成为人类物质文明进步的标志。在现代企业经营过程中，所有权与经营权的统一能够保障资产安全，所有权与经营权的分离能够提高资产效率。那么，医疗服务资源数据资产所有权与经营权分离究竟会产生怎样的影响？

1）积极影响

所有权与经营权分离产生的积极影响，主要体现在增强管理专业度和提高经营效率两个方面，整体上有助于提高资产效率。

（1）增强管理专业度。由于绝大多数医疗服务人员均致力于医学领域研究，而对于经营数据资产缺乏应有的专业性。一旦医疗服务资源数据资产经营中出现专业问题，将会给医疗服务人员造成极大的工作负担。大部分的职业经理人是受过专门训练的管理精英，如果能得到这类专业人才的帮助，将有助于妥善解决数据资产经营中遇到的问题，保障医疗服务资源数据资产经营的正常运营。

（2）提高经营效率。转让经营权不仅可以打破医疗服务人员专业上的局限性，同时一定程度上提高了经营效率。由于职业经理人更懂得如何经营，在数据资产出现问题时能以最有效的方式加以处理，应用适宜的经营理念和决策方式让医疗服务资源数据资产发挥其内在价值，帮助医院等医疗机构提高投资回报率，避免由经营不当而导致的资源浪费及效益流失。由此，医疗服务人员在职业经理人的协作下能创造更多条件专注于医学研究成果，为患者及全人类带来福音，实现医患双方的共赢局面。

2）消极影响

所有权与经营权分离产生的消极影响，主要体现在经营成本高昂、易造成数据隐私泄露和无法确定数据资产价值保值三个方面。

（1）经营成本高昂。由职业经理人或第三方机构掌握经营权会为法人带来积极影响的同时，也会产生相应的消极影响。转让经营权本身有可能为医疗机构带来收益，高收益伴随着高风险，意味着医疗机构需要支付更高的经营成本，以满足职业经理人或第三方机构的经济需求。规模较大的医疗机构或许能够承受，但是规模较小或者非一线城市的医疗机构就难以支付职业经理人或第三方机构高昂的费用，所以医疗服务资源数据资产所有权与经营权分离尚缺乏足够的现实基础。

（2）易造成数据隐私泄露。假如合同到期或其他原因导致医院等医疗机构与职业经理人或第三方机构解除合作关系，那么患者数据隐私就存在被泄露的风险，从而造成医疗机构和患者的共同损失。虽然医疗机构可以通过提出诉讼或申请仲裁等法律手段维护自身权益，但是一些损失一旦形成便难以挽回。假如患者的数据隐私被泄露，可想而知医疗机构将会失去患者的信任。医疗机构在委托经营过程中，需要针对职业经理人或第三方机构建立严格的健康医疗数据管控机制。

（3）无法确定数据资产价值保值。尽管职业经理人或第三方机构具有足够的专业知识和能力，但是仍然难以确保职业经理人或第三方机构全身心地投入到经营管理之中，存在一定的道德风险。如果在合同期内职业经理人或第三方机构不再满意既定的薪金所得或者与医疗机构产生利益纠纷，就会导致数据资产价值增值大打折扣，甚至无法保值。即使职业经理人或第三方机构愿意投入全部精力经营数据资产，但是能否实现数据资产效用最大化还取决于职业经理人或第三方机构在真实情景中的思考及实践能力。医疗机构在委托经营决策过程中，对职业经理人或第三方机构综合素质的精准考量和判断就变得非常重要。

## 5.3 健康医疗数据主体间的权利关系

在医疗服务资源数据中，健康医疗数据占据着主体地位。面对医疗服务资源数据资产化的必然趋势，探索具有中国情景的健康医疗数据产权关系、数据产权交易机制和利益均衡机制,更加清晰地描述健康医疗数据主体间的权利关系具有重要意义。

### 5.3.1 健康医疗数据产权关系

由于各种因素影响,数据产权和权属构成问题具有很大的复杂性。从数据层面上看,因为数据来源的多样性,个体、群体、区域和国家对于数据产权归属具有不同的视角和关注侧重点。从外部环境层面上看,信息技术发展水平、政府政策、数据分析能力等因素都会对数据产权关系产生影响。

1. 健康医疗数据产权关系明晰

国内对数据产权的认识较为落后,国外的学者很早就开始研究数据所有权问题。Loshin 于 2001 年提出数据所有权概念,他认为数据所有权不仅包括拥有数据,还包括对数据的责任,拥有数据的所有权,则意味着绝对的权利和控制,包括对数据的修改、销售、删除、分配访问权限等(Loshin,2001)。近年来,国内学者也开始注重数据产权关系,从个人和国家角度提出数据权属构成。从主体上加以区分,可以将数据产权分为数据主权和数据权利两个部分,其中数据主权包括数据控制权和数据管理权,数据权利包括人格和财产权双重属性(肖冬梅和文禹衡,2015)。数据产权也是由数据主权和数据权利两部分组成的,数据控制权和管理权构成了数据主权,而且跨国医疗数据流也应纳入管理范畴,个人数据权和财产权组成了数据权利(齐爱民和盘佳,2015)。

1) 健康医疗数据产权关系

产权明晰是建立现代产权制度的重要特征,也是基本要求。产权明晰的基本点就是理顺产权关系,具体而言,在医疗服务领域是指健康医疗数据所有权和经营权在健康医疗数据所有人和经营者之间的严格界定。健康医疗数据产权,以健康医疗数据所有权和经营权两种不同的形态存在着,正确认识和把握所有权和经营权在健康医疗数据产权中的本质和形式是设计健全健康医疗数据产权关系的基础。唯有充分认识健康医疗数据产权关系,充分考虑产权关系中涉及的各利益相关者、健康医疗数据产权利益均衡机制,才能维持产权关系中利益主体间的内部均衡,有效防止风险的发生。健康医疗数据产权关系的建立与管理可以借鉴知识产权中产权关系的管理,但前者与后者在产权结构、制度体系和法律环境等方面又存在着差异,对用户数据的安全性、完整性及用户自身的隐私权和保密性的要求也不尽相同,建立健康医疗数据产权关系管理体系显得尤为重要。

从法律的视角看,健康医疗数据所有权是指用户(数据所有人)对自身健康医疗数据的排他的、绝对的占有、使用、收益和处置的权利。健康医疗数据所有人，既包括有医疗服务需求的患病人群、康复人群，又包括有健康需要的健康人群。健康医疗数据所有权，具体体现在数据的控制权、收益权及剩余索取权，由所有权主体，即个人享有。健康医疗数据经营权是指经营者对个人上传的健康医疗数据或通过医疗检查和可穿戴设备采集的健康医疗数据的占有、使用、处置和收益的权利，具体表现为数据经营者对个人健康数据决策的经营权、有限使用权和收益权。

2）健康医疗数据产权利益相关者

在政府主导下，每个人都应建立电子健康档案，包含如基本信息、病史资料、数字影像、病理信息、检验数据和配药说明等一系列有关个人健康的生理学信息。健康医疗数据可能由个人自身产生，也可能来源于医疗机构、制药公司、保险公司、第三方信息提供商等利益相关者。医疗机构、保险公司等企事业单位对健康医疗数据具有收集汇总、数据挖掘和价值重组的功能，将用户海量的健康医疗数据转化为知识资源。在个人授权的情形下，数据所有人会选择出售他们的数据隐私获取收益，可以在每次存取个人数据隐私时计算收益。

数据交换只在制药公司、保险公司、教育科研机构等企事业单位之间进行，用于支持非营利性研究服务。制药公司可以利用获取的海量健康医疗数据和临床用药数据研发新药物，为患者提供更有效的药物治疗，也为健康人群带来符合健康需要的保健药品。为了激励个人和机构积极提供数据，保险公司应依据利益相关者之间健康医疗数据交换的频率给予数据提供者适当的奖励。教育科研机构也可以利用获取的大量健康医疗数据，更好地开展医学教学和研究工作，攻克各种罕见疾病、疑难复杂疾病，为人类健康带来福音。

在上述产权关系中，健康医疗数据所有权规定了健康医疗数据资产最终归个人所有，并为个人所管理和控制，健康医疗数据经营权可视为经个人许可，分离给数据经营者的权利，最终形成两权分离的状态。个人拥有的这些权利部分甚至全部委托给数据经营者行使，个人和数据经营者之间也因此形成一种委托代理关系。最为关键的是，必须科学合理地界定出个人和数据经营者的责任和权利边界，数据经营者对个人健康数据的经营活动也必须在个人的监管之下进行，健康医疗数据在各利益相关者之间的传递、转换和交互必须以个人为中心，让每一个人真正成为健康医疗数据所有人。

2. 健康医疗数据产权关系管理

在健康医疗数据产权关系管理中，如何分辨健康医疗数据属性是一个关键问题。健康医疗数据属性既包含未经加工的原始数据，又包含经过加工的数据衍生物。数据衍生物形式多样，涵盖健康医疗产品、数据分析报告、健康解决方案等。

在经个人许可的前提下，健康医疗数据可以以一定的价格出售或出租给数据使用者，个人可以从中获得一定的报酬。健全的健康医疗数据产权关系能够构成一个完整的闭环价值链，不仅能够依靠数据处理、技术创新持续增值，而且健康医疗数据包含的数据隐私也会受到法律保护。

1）健康医疗数据产权制度

健康医疗数据产权关系管理，应充分体现产权激励、约束、资源配置和协调功能的价值。健康医疗数据产权仍是一种物质利益关系，任何交易主体对交易客体健康医疗数据产权的行使，都是在收益最大化动机支配下的经济行为，合理的利益分配机制能够确保各方利益。设计各方都能接受的利益机制，是保证健康医疗数据产权收益最大化的根本。

政府职能部门要发挥规范、引导的作用，加强对健康医疗数据产权的保护力度，保障各方权益不受侵害，促使每一笔数据产权交易都在法律允许的范围内进行。产权制度具有的调节或影响资源配置的功能作用，有助于提高市场资源配置效率、实现有限资源的合理配置。在市场经济条件下，产权关系更加复杂多样，需要对产权主体进行定位，建立规范健康医疗数据产权交易主体行为的产权制度，从而协调健康医疗数据产权关系。一个公开、公平、公正的健康医疗数据产权制度，会将人类带入一个健康保健的新时代。

2）健康医疗数据提供者管理权

在健康医疗数据产权关系管理中，要重视数据提供者的地位。数据提供者即生产数据的个体，经过所有权和经营权分离后，数据所有权和经营权归于不同主体，其中数据经营权主要归于医疗机构，但是不应该完全忽视数据提供者对自身数据的管理权，需要个体、医疗机构或者医疗相关机构共同参与数据经营过程，实现共同治理。

在数据经营过程中最容易侵犯个人隐私权，主要是缺乏个人同意和授权，从而增加了健康医疗数据产权关系管理的困难。为了有效保护数据隐私，需要合理划分健康医疗数据，个人可以选择上传哪一部分数据，对哪些医疗机构开放哪一部分数据使用权，从而克服个人在健康医疗数据隐私权问题上与医疗机构或医疗相关机构之间的主要矛盾，达到更好的产权关系管理结果。

## 5.3.2 健康医疗数据产权交易机制

健康医疗数据产权交易属于产权交易的范畴，指健康医疗数据所有人以产权为商品进行的一种市场经营活动，不仅需要遵循市场规律和等价交换的原则，而且同样存在所有权转让和经营权转让两种类型。因此，需要更加清晰地构建健康医疗数据产权交易机制。

1. 健康医疗数据产权交易概述

健康医疗数据产权交易需要建立完善一套公开、公平、公正的交易规则和监管制度,以保障交易双方的利益。

1) 健康医疗数据产权交易定义

数据产权交易(data property transactions)是指数据所有人将其数据所有权和经营权有偿或无偿转让的一种经济活动,这种经济活动是一种以实物形态为基本特征的财产收益的全部或部分出卖的行为。从广泛意义上讲,健康医疗数据产权交易是不同民事主体之间通过市场转让数据产权的一种民事法律行为。

2) 健康医疗数据产权交易构成要素

健康医疗数据产权交易构成要素,主要包含交易主体、交易客体、交易场所和监督管理等。

(1) 交易主体。整个系统包括三个交易主体,分别是数据提供者即个人、医疗机构和医疗相关机构。个人就是健康医疗数据产权的最初所有人。医院等医疗机构既可以作为数据产权交易的主体直接与数据提供者进行交易,也可以作为中介方搭建数据提供者与数据使用者之间的联系。制药公司、保险公司、教育科研机构等医疗相关机构是数据产权的主要使用者,通常具备一定的资金实力、足够的硬件设备条件和专业技术人员使用数据产权,且应当具备一定的技术研发资质或认证水平,保证数据产权的效用。

(2) 交易客体。健康医疗数据产权交易客体是数据产权交易所涉及的具体数据产权,包括未加工的原始数据,以及已经加工的健康医疗数据衍生物。目前,由于涉及健康医疗数据提供者的数据隐私问题,健康医疗数据产权交易在市场环境中仍然受到限制。随着法律、数据安全技术和运行机制的完善,相信未来只要交易双方遵守法律和交易规则,就不会对健康医疗数据产权交易客体有所限制。

(3) 交易场所。健康医疗数据产权交易场所也称为数据产权交易平台,是健康医疗数据产权在交易过程中所处的空间环境,有可能是办公场所等实体空间,或者是网络平台等虚拟空间,这取决于交易双方的意愿。

(4) 监督管理。健康医疗数据产权交易监督管理必不可少,不仅政府职能部门要恪尽职守,交易主体也要加强自我监督管理,医疗服务行业协会也要制定相关的行业自律规则,从而形成上下贯通、由点到面的监督管理体系,完整地覆盖实体空间和虚拟空间。

3) 健康医疗数据产权交易分类

健康医疗数据产权交易有很多类型,根据不同的划分方式可以将健康医疗数据产权交易分为如下几类。

（1）按产权占有程度分类。在健康医疗数据产权交易中，常见买方占有产权、卖方占有产权和只买卖有限的使用权三种类型。

买方占有产权。买方获得健康医疗数据所有权、使用权和收益权。买方能最大程度地独享数据价值，缺点在于健康医疗数据价格很高，而且为了避免买下不合适的数据，买方必然会在了解数据真实价值上花费高额成本。

卖方占有产权。卖方仍然保留健康医疗数据所有权，买方只拥有无限的使用权。这种方式能以较低的健康医疗数据产权交易价格满足买方数据应用需求，卖方仍可以低价销售健康医疗数据，有助于扩大健康医疗数据市场的整体规模，而且数据用户越多，就越容易发现数据中的错误，有助于督促卖方自觉地提高数据质量。此方法对于买方有一定的不足，就是不能阻止后续数据产权交易的进行，包括卖方将数据使用权卖给买方的竞争对手。

只买卖有限的使用权。在资金有限的情况下，买方仅购买健康医疗数据库中有限字段的有限次操作的使用权，适用于资金有限的买方，以避免买到无用数据，在没有获得数据分析预期结果的情况下，也不会损失太大。

（2）按交易客体分类。在健康医疗数据产权交易中，主要有健康医疗原始数据和健康医疗数据衍生物两类方式。

健康医疗原始数据。卖方只需要收集、分类整理健康医疗数据，以原始数据的形式进行交易，数据产权交易价格较低，选择此方式的买方大多具有专业数据分析能力，购买原始数据后由专业数据分析人员进行数据挖掘。

健康医疗数据衍生物。卖方在收集健康医疗原始数据后，有针对性地将数据产品转化为知识产品，形成更具价值的数据衍生物，如数据分析报告等，其价格通常较高。适合数据分析能力较弱的买方，直接获得比原始数据价值更大的数据分析结果。

（3）按收益方式分类。在健康医疗数据产权交易中，存在协议性交易，以租赁、检索等形式交易，交易双方共享利润等方式。

协议性交易。健康医疗数据买卖双方是一次性交易，交易双方通过洽谈、协商，就交易内容、交易价格等达成协议，按协议进行交易，不存在其他利益关联。

以租赁、检索等形式交易。卖方尽可能多地将获得的健康医疗数据出租给相关企业或机构使用，且只允许买方在指定的时限内检索和查询，若超过时限继续使用就要续费，买方还要承诺健康医疗数据只在企业或机构内部使用，不会泄露给其他企业或机构，否则将承担法律责任。

交易双方共享利润。买方在使用数据获得利润后，需要与卖方进行利益分割。这种交易方式比较少见，因为无法准确界定因健康医疗数据获得利润的范围，对于交易双方都比较困难。

（4）按交易时间长短分类。在健康医疗数据产权交易中，主要有短期交易和长期交易两种类型。

短期交易。卖方短期内交付健康医疗数据，买方按照约定付清数据款。卖方按照买方的健康医疗数据需求收集数据，将数据整理成一个数据压缩包，在买方收到数据、卖方收到付款后交易结束。

长期交易。在很长一段时间内，卖方需要不断地为买方更新健康医疗数据。在履约过程中，长期交易有可能提高履约成本：一是如果买方需要调整所需数据类型、数据精度、数据数量等，需要跟卖方协商，甚至需要重新签订协议，但是卖方有可能会拒绝买方的要求；二是买方也会以减少购买量要挟卖方降价，进一步增加双方的协商成本。

2. 健康医疗数据产权交易机制质量标准与设计

交易机制是产权交易市场正常运行所必须执行的机制，它贯穿于整个产权交易过程，不仅需要交易主体严格遵守，而且需要各个环节有效配合。交易机制能否顺利实施，直接关系着市场运行的效果。健康医疗数据产权交易机制，需要综合考虑健康医疗数据产权交易机制分类、质量标准，需要进行交易机制设计。

1）健康医疗数据产权交易机制分类

在微观层面，健康医疗数据产权交易机制表现为医疗服务供应链成员之间相互作用的过程和方式；在宏观层面，健康医疗数据产权交易机制表现为医疗服务行业与整个社会之间相互作用的过程和方式。健康医疗数据产权交易机制具体表现为一套结构化的规则及运行方式，包括激励机制、制约机制和保障机制。

（1）激励机制。目前，我国以健康医疗数据产权为客体的交易非常少，健康医疗数据产权交易主体间的数据产权交易严重缺乏。以医疗机构为例，如果医疗机构能够免费或者低价为患者提供个性化医疗（精准医疗）服务、个性化健康管理服务，则有助于进一步集聚健康医疗数据、提升健康医疗数据价值，从而激励医疗机构更加努力地开展健康医疗数据产权交易。

在健康医疗数据产权交易激励机制形成过程中，政府的财政激励机制相当重要，包括资助、补贴、奖励，可以直接对基础研究进行投资，以推动健康医疗数据产权的市场化、规模化和产业化。税收激励是政府给予数据产权交易主体税收优惠的一种激励方式，它可以使健康医疗数据产权交易主体充分享受高收益、低成本的市场环境。

（2）制约机制。我国健康医疗数据产权交易市场并不成熟，缺乏规范的市场管理制度，数据产权交易过程不能得到很好的监督制约，增加了数据产权交易主体的交易风险。因此，应建立严格的监督制约机制，增强健康医疗数据产权交易主体对法律法规的认识，提高自身的社会责任观念。面对健康医疗数据产权交易过程中存在的各类风险，应建立完善的数据产权交易法律体系，加强政府监管、加大惩罚力度，从法律层面保障健康医疗数据产权交易市场正常运行，用强制手段制约违法行为的发生。

（3）保障机制。由于健康医疗数据产权交易市场的复杂性和高风险性，需要构建一个完善的安全保障机制。为了保护数据隐私、保障数据安全，国家应建立完善的数据产权法律保障机制，从法律层面对数据产权交易主体进行保护，在法律制度中明确规定数据产权交易主体的权能空间和利益限度，从而避免侵权行为的发生。一旦健康医疗数据产权受到侵害，数据产权主体就可以诉诸法律，以追回损失的利益。在法律制度的保障下，在健康医疗数据产权交易过程中，数据产权交易主体应全面实施协议保障，通过签署具有法律效用的契约，保证自己的合法权益不受侵害。

2）健康医疗数据产权交易机制质量标准

健康医疗数据产权交易机制质量标准应与交易机制目标之间相互协调、相互配合，致力于达到最优目标。参照数据产权交易市场质量评价标准，可以构建健康医疗数据产权交易机制质量标准，包括流动性、透明度、稳定性、高效率、低成本和安全性等六个方面。

（1）流动性。流动性是健康医疗数据产权交易市场的生命力所在。没有流动性，市场也就失去了存在的必要。流动性指交易双方根据市场供求的基本状况，以合理的价格迅速成交的能力。市场流动性越高，即时交易成本就越低。一般而言，流动性包含以交易时间体现的交易速度和以交易成本体现的价格折扣两方面内容。当健康医疗数据产权能够以较小的交易成本迅速转换成交易主体拥有的能力时，该数据产权的流动性较好。影响流动性的因素主要有市场结构、价格形成机制、市场集中度、竞争等因素。

（2）透明度。透明度是维持健康医疗数据产权交易市场公开、公平、公正的基本要求，它直接影响着数据产权交易市场的流动性、波动性和有效性。从维护市场公平的角度看，透明度指健康医疗数据产权交易信息的透明程度，即数据产权交易价格、数量等信息，且影响交易行为等信息公开披露的及时性。健康医疗数据产权交易市场需要高透明度，能够及时、准确、全面地向所有交易主体发布交易信息，保障交易信息时间和空间分布的无偏性。

（3）稳定性。稳定性是指健康医疗数据产权交易的稳定性，即健康医疗数据产权价格、供求关系等短期波动程度及平衡调节能力。一般来说，宏观经济状况、微观市场规则等外部因素，以及健康医疗数据质量变化、数据产权关系变化等内部因素都是影响稳定性的主要原因。面对复杂的市场环境，保持健康医疗数据产权交易机制相对稳定性，防止数据产权价格、供求关系等大幅度波动，已经成为数据产权交易市场健康平稳运行的内在要求。

（4）高效率。从交易机制角度看，数据产权交易市场只有保持高效率，才能带来市场的高流动性。健康医疗数据产权交易市场的效率,主要指信息效率、价格决定效率和运行效率。信息效率也称价格效率,指健康医疗数据产权价格及时、准确,能够充分反映数据产权价值的程度。价格决定效率指价格决定交易机制的有效性。运行效率指交易执行系统的效率。在健康医疗数据产权交易机制设计时,应致力于提高数据产权交易市场的效率。

(5)低成本。从交易机制角度看,数据产权交易市场只有保持低成本,才能提升市场的生命力。健康医疗数据产权交易成本包括直接成本和间接成本。直接成本指数据产权交易价格、交易手续费、税费等由购买者直接承担的费用,间接成本指与数据产权交易有关的市场维护成本、市场开发成本等并非由购买者直接付出的费用。在健康医疗数据产权交易机制设计时,应致力于降低数据产权交易市场的成本。

(6)安全性。安全性指健康医疗数据产权交易过程中的数据安全性,交易市场必须具有安全防范机制,如交易数据的储存和备份机制、数据完整性和数据私密性保障机制,以及访问控制和身份认证等以确保健康医疗数据不被破坏、不被更改、不丢失,患者的健康医疗数据不被窃取、不被滥用。

3)健康医疗数据产权交易机制设计

健康医疗数据产权交易机制研究的目的,在于更好地改善数据产权交易机制设计方法,使市场具备良好的价格发现机制和资源配置效率功能。健康医疗数据产权交易机制设计时,在充分考虑市场结构、规模和技术水平的前提下,进一步考虑市场的目标定位、价格发现机制的有效性和交易机制的有效性体现。

(1)市场的目标定位。因为市场是一个需要协调多个目标的复杂系统,所以需要从不同的角度分析才能形成自己的目标定位。对于交易主体来说,一个理想的市场可能就是以最低的价格偏离或者最小的交易成本满足其交易需求的市场。对于政府来说,一个理想的市场可能就是那个最稳定的、最容易监管的市场。从社会层面来说,一个理想的市场可能就是能够以数据资源配置保证社会福利效应的市场。在健康医疗数据产权交易机制设计时,不仅需要完善不同目标之间的协调机制,而且应始终保持以公民健康利益最大化的市场目标定位。

(2)价格发现机制的有效性。在现实环境中,单纯的定价过程与有效的价格发现机制存在一定的差距,健康医疗数据产权价格不能与真实价值相关,而是与真实价值信息的市场表现相关。在健康医疗数据产权交易机制设计时,应保障价格发现机制的有效性,以避免偏离真实价值的价格扭曲现象。大数据分析和人工智能等技术的应用,以客户健康状态改善为真实价值,通过真实价值与价格关联关系分析提高价格发现机制的有效性,更有效地保障健康医疗数据产权的价值和价值增值能力。

(3)交易机制的有效性体现。交易机制的有效性体现复杂多样,如市场稳定性、市场的社会福利效应等。在具体实践中，无法准确判断市场交易机制的有效性。在健康医疗数据产权交易机制设计时，应明确交易机制的有效性体现，以更加精准地完善市场交易机制。市场的社会福利效应应该成为交易机制的有效性体现，以真实价值关联性提高价格发现机制的有效性，提高市场资源配置效率。

健康医疗数据产权交易机制设计的目标，在于充分发挥市场的社会福利效应。健康医疗数据产权交易机制效率与社会福利效应之间的联系，有助于更好地观察市场的微观结构，以更有效地设计健康医疗数据产权交易机制。如果市场价格能够快速、准确、有效地反映健康医疗数据产权的潜在真实价值，也就达到了最佳的市场资源配置效率。

### 5.3.3 健康医疗数据产权利益均衡机制

在日常生活中，企业之间利益分配不均时有发生，围绕利益相互博弈不利于长期合作共赢。健康医疗数据产权利益分配不均，会影响健康医疗数据价值链的稳定性，降低利益主体的积极性。因此，应建立完善健康医疗数据产权利益均衡机制。

1. 健康医疗数据价值链

Curry 等（2016）对大数据价值链做了定义并给出了相关概念，借鉴 Curry 等学者的大数据价值链思想，可以构建如图 5-5 所示的健康医疗数据价值链，涵盖了健康医疗数据采集、存储、管理、分析和使用全过程。

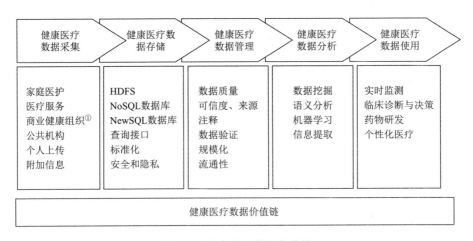

图 5-5　健康医疗数据价值链

---

① 商业健康组织：community health officers，CHOs

1)健康医疗数据采集

健康医疗数据来源的广泛性,决定了健康医疗数据的丰富性。针对健康医疗数据的来源主体,设计有效的激励机制以促进主动的健康医疗数据上传和采集行为,确保健康医疗数据采集的准确性和安全性。健康医疗数据来源主要涵盖如下几个方面。

(1)家庭医护,包括家庭医生、家庭护理护士、健康顾问、家庭人员、可穿戴设备等提供的医疗和保健记录。

(2)医疗服务,包括病理学/基因学记录、放射检查、视听监控设备档案、药房记录、远程医疗服务记录等。

(3)商业健康组织,包括医院、救助站、慢性病护理康复中心、养老院、健康维护组织(health maintenance organizations,HMOs)、保险公司等提供的医疗记录。

(4)公共机构,包括政府机关、医疗卫生部门等制定的标准。

(5)个人上传,包括健康日记、治疗指导建议、家庭成员报告、疾病治疗体验、用药行为与疗效等。

(6)附加信息,包括环境信息、治疗效果信息等。

健康医疗数据采集渠道广泛、复杂多样,涉及医疗、卫生、金融、保险、互联网、政府等多个行业领域。针对个体、群体上传健康医疗数据的激励机制,关系着健康医疗数据的完备性和准确性。

2)健康医疗数据存储

健康医疗数据主要存储于医疗机构和医疗相关机构中,这些机构建有健康医疗数据库,用以存储众多类型的健康医疗数据。典型的数据存储技术模块有以下几种。

(1)Hadoop 的 HDFS 模块,为用户提供了屏蔽系统底层细节的分布式存储和计算的编程平台。具有容错性高、吞吐量大、伸缩性好的优势,允许用户将 Hadoop 部署在价格低廉的硬件上,形成分布式文件系统,适合有超大型数据集合的应用程序。

(2)NoSQL 数据库,指与关系数据库相对的一类数据库的总称。NoSQL 数据库在设计上更注重可扩展性、可用性和分布式,往往会牺牲传统关系数据库所秉持的一致性。

(3)NewSQL 数据库,不仅具有 NoSQL 海量数据存储管理能力,而且保持了传统数据库支持 ACID 和 SQL 等特性。

(4)查询接口、标准化、安全和隐私是数据库构建的基本要素。

3)健康医疗数据管理

健康医疗数据标准尚未统一,而且数据来源广泛、形式各异,给数据管理带来困难。为了保持健康医疗数据价值和价值增值能力，健康医疗数据管理主要针对如下几个方面。

（1）数据质量。健康医疗数据质量直接影响着数据价值和价值增值能力，应从数据数量、数据质量和内核知识三个方面管理数据质量。

（2）可信度、来源。健康医疗数据对安全性和真实性要求较高，所以必须建立可信度评判指标体系，严格控制健康医疗数据来源。

（3）注释。大量的数据存储在健康医疗数据库中，如果不加注释，会丢失数据的一些重要特质。

（4）数据验证。在健康医疗数据使用过程中，应该有针对性地验证其是否与数据库中的数据相匹配，以降低误操作风险。

（5）规模化。对于个体、医疗机构和医疗相关机构而言，只有健康医疗数据达到一定规模，才能实现从量变到质变的转化，深入挖掘到核心知识的价值。

（6）流通性。健康医疗数据涉及数据隐私，所以制定严格的流通规范，在健康医疗数据流通环节严加把控，保护好数据隐私。

4）健康医疗数据分析

健康医疗数据多态性、时效性等特点，决定了只有采用多重数据分析技术才能深入挖掘数据"内核知识"蕴涵的价值。由于数据采集来源的差异，不同类型的数据应采取不同的处理方式、选择有效的分析方法，才能实现健康医疗数据价值和价值增值最大化。现有的数据分析方法主要有以下几种。

（1）数据挖掘，主要包含关联分析、聚类分析、分类分析、异常分析、特异群组分析和演变分析等，从大量数据中寻找规律。如果能够结合数据的时间维度特性，可以采用过程挖掘技术。

（2）语义分析，主要负责审查源程序有无错误，为代码生成阶段做铺垫。

（3）机器学习，归纳综合人类行为，分析数据产生新的知识，重新组织数据结构，达到模型自我优化的目的。

（4）信息提取，针对文本、图像等形式的健康医疗数据，将提取信息进行结构化处理，并转变为表格类数据。

5）健康医疗数据使用

在健康医疗数据采集、存储、管理和分析基础上，面对具体的情景应用健康医疗数据，充分挖掘健康医疗数据在不同领域的价值。健康医疗数据的使用主要体现在以下几个方面。

（1）实时监测，可穿戴设备和移动智能终端有效支撑了远程医疗的远程监控功能，远程医生可以实时了解用户的各项生命体征数据、健康状态和参数，有效实施健康预警和预防干预。远程医疗服务平台聚集的健康医疗数据，也可以用于慢性病分析，为患者提供最佳的用药和治疗方案。

（2）临床诊疗与决策，通过医疗服务资源数据比较研究，可以精准分析包括患者体征、费用和疗效等大型数据集，从而帮助医生提供最有效、最具成本效益的治疗方法。健康医疗数据处理系统增强的非结构化数据分析能力，有效提升了临床信息系统的智能化水平。例如，可以利用识别和分析技术，识别医疗影像数据或者挖掘医疗文献数据，建立医疗专家数据库（医学知识库），为医生提供诊疗建议。

（3）药物研发，通过分析临床试验注册数据和电子健康档案，可以优化临床试验设计，招募适宜的临床试验参与者。通过分析临床试验数据和电子病历，针对患者处方治疗信息的药物疗效深度挖掘，提高药物副作用分析、药效分析和药物开发的效率和准确性，降低耐药性和药物相互作用带来的影响（代涛，2016）。

（4）个性化医疗，通过对基因组数据等大型生理数据集的分析，可以全面分析患者体征数据和疗效数据，包括考察患者基因排序，对特定疾病的易感性和对药物的特殊反应关系。基于健康医疗数据，结合运动习惯、生活习惯、社交媒体信息等相关数据分析建模，可以更有针对性地实施个性化医疗，为用户提供个性化医疗护理方案。

2. 健康医疗数据产权利益主体

在整个健康医疗数据价值链中，存在不同的利益主体，利益均等化的主要困难就在于不同利益主体的利益需求不同。

1）健康医疗数据产权利益主体的概念

健康医疗数据产权利益主体指在经济利益上具有一致性的行为主体及其构成的集合。经济利益的影响因素和占有方式相似程度越高，利益一致性程度就越高，相关主体（人员或部门等）也就越有可能成为同一个利益主体。健康医疗数据产权利益主体的最小化单元可以是个体，也可以是群体或社会组织。

利益主体具有相对性和多重性的双重属性。具体而言，群体或社会组织面对对方时是两个利益主体，但是在面对个体时，多个群体或社会组织有可能合并为一个利益主体。针对不同的业务或目标，一个主体可能会归属于几个利益主体。正是利益主体的特殊属性，给健康医疗数据产权利益均衡带来了难度。

2）健康医疗数据产权利益主体分类

根据健康医疗数据产权利益主体的概念和健康医疗数据价值链结构，可以将利益主体分为个体、健康医疗数据收集者（采集和存储）、处理者（管理和分析）和使用者。健康医疗数据产权利益主体之间的关系如图5-6所示。

（1）个体。个体是健康医疗数据的源头和所有人，但是在大数据蓬勃发展的背景下，个体对于健康医疗数据价值了解的程度，远不及群体或社会组织，所以个体健康数据使用权大多掌握在健康医疗数据经营者手中，并且缺乏有效的数据隐私保护。

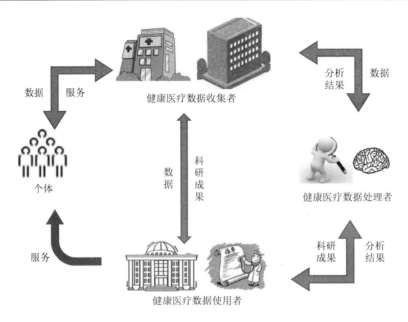

图 5-6　健康医疗数据产权利益主体及关系

（2）健康医疗数据收集者。健康医疗数据收集者负责数据采集和数据存储。医院、体检中心等医疗服务供应链成员在提供医疗服务的过程中，获得了大量的健康医疗数据，成为健康医疗数据的收集者。由于健康医疗数据蕴涵丰富的价值，在利益驱动下一些企事业单位研发了健康相关 APP 以收集健康医疗数据。政府是掌握健康医疗数据最多的组织，不仅可以通过常规方式收集健康医疗数据，还可以通过个人登记、调研等方式免费获取大量的健康医疗数据。

（3）健康医疗数据处理者。健康医疗数据被健康医疗数据收集者收集后，只有经过数据管理和数据分析获得数据衍生物，其价值才能由劳动价值转化为使用价值。健康医疗数据处理者通常具有大数据分析能力，拥有大数据分析、人工智能或机器学习等相应的技术，经过实践积累了丰富的经验和人才队伍。随着健康医疗数据的广泛应用，一些大型医疗机构建立了自己的数据分析部门，开始将自己拥有的健康医疗原始数据转换成健康医疗数据衍生物。

（4）健康医疗数据使用者。在现实环境中，制药公司、保险公司等医疗相关机构，依托自己拥有的医药研发数据、医疗保险数据等健康医疗数据，通过购买健康医疗原始数据和健康医疗数据衍生物，更加精准地挖掘数据价值。制药公司购买个人的健康医疗数据后，有针对性地开发药物，避免药品不良反应，降低药物研发成本和风险。保险公司购买个人的健康医疗数据后，针对不同人的健康状况，设计不同的医疗保险，有效降低经营风险。

3. 健康医疗数据产权利益冲突与均衡机制设计

从健康医疗数据产权利益主体及关系分析可知，为了更好地保障健康医疗数据的价值和价值增值能力，协调利益主体之间的利益、解决利益主体之间的冲突，需要设计一个有效的健康医疗数据产权利益均衡机制。

1) 健康医疗数据产权利益冲突

健康医疗数据产权利益均衡机制设计的目的，在于解决主体间的利益冲突。通常，健康医疗数据产权利益主体间的利益冲突主要包含如下几方面。

（1）数据自由与人格利益保护间的利益冲突。从个人层面上看，人格利益就是维护个人数据的所有权、使用权和收益权，以及保护数据隐私。然而，健康医疗数据经营者希望能够更广泛地进行数据交易，以拥有的数据产权换取商业价值，从而导致了数据自由与人格利益保护间的矛盾。

（2）个体与数据使用者间的利益冲突。健康医疗数据是与个体相关联的，无论产权关系如何，个体始终应是生成健康医疗数据的个人用户，即拥有自身健康医疗数据的使用权。然而当前的普遍情况是，个体并不拥有自身健康医疗数据的使用权，健康医疗数据的使用权集中掌握在医院等机构中。因此，个体与数据使用者间直接的利益冲突越发严重。

（3）公权力与私权利之间的冲突。健康医疗数据公权力应有利于私权利的实现并促进社会的文明与进步。从我国现有大数据法律制度来看，公权力与私权利之间存在一定的冲突（张才琴等，2015），例如，在数据采集、存储、管理和分析过程中，并未建立完善的个人数据权利保障体系，在数据交易和使用过程中并未建立规范的流程和有效的数据隐私保障机制。公权力与私权利之间的冲突，反映了政府职责作用的缺失。

2) 健康医疗数据产权利益均衡机制设计

面对健康医疗数据产权利益主体间存在的利益冲突，在清晰辨明各方利益诉求、权利和利益关系的基础上，应科学合理地设计我国健康医疗数据产权利益均衡机制，以引导我国健康医疗数据产业可持续健康发展。

（1）协同治理机制。在健康医疗数据交易过程中，不可避免地会触碰到数据隐私，仅仅依靠市场机制和政府监管难以有效地均衡各利益主体间复杂的利益关系。因此，改变数据所有人治理的模式，构建各利益主体"利益共享，风险共担"的协同治理机制，形成个体、群体、区域和国家协同治理的新格局，提高各利益主体参与意愿和自我保护意识。

第一，以新的利益格局创新监测监督机制。在"利益共享，风险共担"原则驱动下，围绕健康医疗数据产权利益冲突的关键风险源建立协同监测、协同监督机制，共同保护健康医疗数据价值和价值增值能力。

第二，以新的利益纽带创新补偿赔偿机制。以全局性利益纽带替代传统的碎片化利益纽带关系，建立正外部性补偿机制和负外部性赔偿机制。对于保障健康医疗数据产权利益的努力（正外部性）给予经济补偿，对于遭受健康医疗数据产权利益的损害（负外部性）予以经济赔偿。

（2）竞争治理机制。协同治理机制展现了健康医疗数据产权利益的合作关联性，有利于提高各利益主体的参与意愿，共同化解利益冲突。由于健康医疗数据产权利益具有多主体关联性，应防止垄断导致利益分配不均的现象。在国家层面，应鼓励更多的社会资本进入健康医疗服务产业，合理引入竞争，以更好地保护健康医疗数据产权利益。在区域层面，应鼓励多种交易主体并存的局面，以适度的竞争引导具有数据隐私保护能力、数据产权利益保障能力的交易主体获得竞争优势，从而更好地均衡健康医疗数据产权在个体、群体、区域和国家之间的利益分配。

（3）参与激励机制。健康医疗数据直接关系着每一个个体的生命健康，尽管所有的健康医疗数据都来源于个体，但是并不是所有个体都能获得健康医疗数据产权利益。为了提高个体、群体贡献健康医疗数据的意愿和监督非法使用健康医疗数据的积极性，激发、引导、保持和规范个体、群体的行为，应建立全民参与激励机制，更有效地约束健康医疗数据所有人、经营者的违法行为。面向全社会的参与激励机制，有助于创建一个公开、公平、公正的健康医疗数据产权交易氛围。

（4）政府监管体制。受不规范的健康医疗数据产权交易环境的影响，产权利益主体间的利益冲突在所难免。为了建立完善健康医疗数据产权交易环境，应充分发挥政府在管理企业、维护个人与企业之间利益分配均衡化方面的强制力和公信力，建立完善强化利益合理分配的政府监管体制。

第一，进一步完善健康医疗数据产权交易市场制度。在政府监管体制中，建立完善健康医疗数据产权交易市场准入、监管、淘汰制度，将是否具有保护个人数据隐私和合法权益的能力和意愿纳入市场准入、监管、淘汰制度指标体系，更加科学精准地监管健康医疗数据经营者的经营行为。

第二，进一步完善政府监管技术体系。面对健康医疗数据这类无形资产在产权交易过程中监管的困难，政府应引用更加先进的技术完善监管技术体系。引入区块链技术，建立健康医疗数据产权交易信用体系和数据隐私保护技术体系，从技术层面保护个体、群体权益和数据隐私安全，防止个体、群体利益受损。

## 5.4 新型的健康医疗数据权利理论

随着健康医疗数据分析技术的发展，人们对健康医疗数据的认知从知识向"脉象"转变、从资源向资产转变，人们对健康医疗数据产权的理解也发生着变化，从而形成一种新型的健康医疗数据权利理论，即财产权和人格权的统一、公权力和私权利的统一、所有权和经营权的统一。健康医疗数据产权理论提供了最大化保障个体和群体健康医疗数据资产权利的理论基础，为实现个人隐私保护、个体健康利益和群体公共利益最大化提供了全新的途径。

### 5.4.1 健康医疗数据资产权利

2011年，麦肯锡发布了报告《大数据：创新、竞争和生产力的下一个前沿》，第一次提出了"大数据"的概念，认为数据正在全球范围内呈爆炸式增长，并指出"数据，已渗透到当今每一行业及各职能领域，成为一种重要的生产要素"（James et al.，2011）。健康医疗数据与人们的生命健康紧密相关，对数据数量和数据质量都有很高的要求。然而健康医疗数据中大量的非结构化数据难以整合，海量健康医疗数据亟待挖掘分析（马灿，2016）。

1. 健康医疗数据资源

随着大数据相关技术的不断发展，人们对于数据的理解和认知在不断更新，数据所展现出的特点也在不断更新。在互联网发展初期的数据资源阶段，人们共享与交流的数据主要是互联网环境的聊天记录和网站信息等，数据呈现无主、无价、主动公开等特点，数据没有权利保护需求（刘涤西等，2017）。

健康医疗数据资源主要来自于医院等医疗机构，用于政府的统计分析和教学科研机构的医学研究。在传统医学统计学中，一般健康医疗数据资源会经过严格设计与控制，在前瞻性研究方案中会对数据采集内容、采集频次、持续时间等进行具体定义，但是数据质量控制和数据采集成本降低的要求，使健康医疗数据资源的来源往往比较局限（蔡宏伟，2016）。

来自于传统医学统计学的健康医疗数据资源，因为需要基于模型、控制成本，所以数据资源数量往往较少。因为传统医学统计学要求数据准确、完整、真实、一致、可追溯，所以健康医疗数据资源的质量往往相对较高。健康医疗数据资源采集主要通过人工录入，一般应用 $t$ 检验等经典统计模型和贝叶斯方法分析数据。从结果上看，在传统医学统计学中，健康医疗数据资源主要存在相关关系和因果关系。

2. 健康医疗数据资产

从价值观的视角理解和认识健康医疗数据，存在从知识向"脉象"的转变，如果从数据观视角理解和认识健康医疗数据，主要存在从资源向资产的转变。资产成为健康医疗数据价值生成和价值实现的重要载体，也成为可持续提高健康医疗数据价值和价值增值能力的重要途径。

1）健康医疗数据资产认识

目前，关于数据资产尚未有一个统一的理解。一方面，从大数据产业发展的历史和现状出发，将大数据资产定义为自然人或法人拥有的能够带来现实的或者潜在的可计量的经济利益的大数据或其衍生物；另一方面，大数据资产就是可量化、可数据化，并且通过数据挖掘给企业未来经营带来经济利益的数据集合（徐漪，2017），强调数据资产具有的潜在的经济利益。

健康医疗数据资产主要是健康医疗原始数据和健康医疗数据衍生物，来源于电子病历、电子健康档案、实验室检验、影像等医疗机构数据，医疗保险等保险公司数据，基因组学、蛋白质组学等教学研究机构数据，可穿戴设备等个人数据，社交媒体等数据，公共卫生等政府公开的数据库数据，家族疾病史、居住环境等背景数据等（蔡宏伟，2016）。健康医疗数据资产具有个体、群体、区域和国家属性。

健康医疗数据资产价值主要体现在健康医疗原始数据，但是需要经过数据清洗、数据整合等数据关联，以及关联分析、聚类分析、分类分析、异常分析、特异群组分析和演变分析等数据分析转换成健康医疗数据衍生物才能得以实现。健康医疗数据与人类生命健康具有关联性，所以不仅应该强调健康医疗数据资产能够带来潜在的经济利益，还应该强调它能够带来显著的社会利益。

2）健康医疗数据资产的特点

健康医疗数据资产具有私密性、有效性和可变现性特征，以及数据资产的可交换性、可度量性等基本属性，能够带来潜在的经济利益和社会利益。健康医疗数据资产作为一种无形资产，具有如下特点。

（1）非实物性。健康医疗数据资产具有无形资产的属性，以隐性的虚拟资产形式替代了显性的实物资产存在。尽管健康医疗数据资产是以一定的物质形态存储在有形的服务器、存储器等介质中，但是健康医疗数据资产价值体现在非实物形态的数据衍生物中，需要应用大数据分析、认知计算等技术。从本质上说，健康医疗数据资产价值蕴涵在数据价值生成和价值实现过程中，始终处于难以观察分析的、隐性的虚拟环境中。

（2）收益性。健康医疗数据资产的价值和价值增值能力，使其能够为数据所有人和经营者带来潜在的经济利益和社会利益。大数据资产价值需要通过转让、交换、交易等方式才能够获得（徐漪，2017），健康医疗数据资产价值也在产权交易的过程中进行传递和转移。由于健康医疗数据产权包括财产权和人格权，一方面，健康医疗原始数据资产具有独占性和排他性特征，只有数据所有人和经营者能够获得数据价值；另一方面，健康医疗数据衍生物具有公益性，可以为所有具有健康需要和医疗服务需求的人员提供服务。

（3）不确定性。因为健康医疗数据资产的价值取决于数据数量、数据质量和内核知识,取决于大数据分析和认知计算等技术,健康医疗数据价值生成和价值实现的过程具有不确定性,所以健康医疗数据资产未来的潜在的经济利益和社会利益具有不确定性、难计量性。健康医疗数据资产缺乏普遍公认的参照物和价值标准,所以在健康医疗数据资产转让、交换、交易等过程中的价格具有不确定性,能够给数据所有人和经营者带来的潜在的经济利益和社会利益也是不确定的。

3. 健康医疗数据资产权利和保障机制

大数据从具有无主、无价、主动公开等特点的资源向着具有有主、有价、有偿交换等特点的资产的转变,使数据开始有了权利保护需求(刘涤西等,2017)。健康医疗数据从资源向资产的转变,也同样引发了对资产权利的关注。正确理解和认识健康医疗数据资产权利,才能更加清晰地描述新型的健康医疗数据权利理论的本质。

1)健康医疗数据资产权利概念

健康医疗数据资产权利,包含健康医疗数据资产所有权和经营权两种不同的形态。唯有充分认识健康医疗数据资产权利关系,充分考虑产权关系中所有利益相关者的利益分配机制,才能有效维持利益主体间的产权关系均衡,才能有效规避数据产权利益冲突、防止数据隐私泄露风险。健康医疗数据资产权利关系如图 5-7 所示。

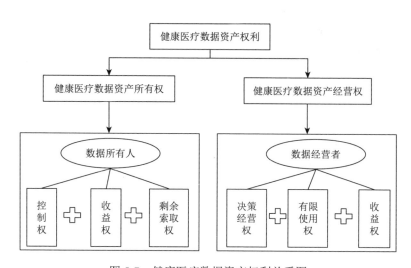

图 5-7 健康医疗数据资产权利关系图

(1)健康医疗数据资产所有权。健康医疗数据资产所有权是指数据所有人对自己拥有健康数据的排他的、绝对的占有、使用、收益和处置的权利,具体体现为数据所有人享有的健康医疗数据资产的控制权、收益权和剩余索取权。

数据所有人对健康医疗数据资产的控制权是指数据所有人依法对自己拥有的健康医疗数据资产所享有的占有、使用和处置的权利。数据所有人对健康医疗数据资产的收益权是指数据所有人依法对自己拥有的健康医疗数据资产所享有的收益的权利。数据所有人对健康医疗数据资产的剩余索取权，是指数据所有人依法对自己拥有的健康医疗数据资产所享有的索取剩余（总收益减去合约报酬）的权利。

（2）健康医疗数据资产经营权。健康医疗数据资产经营权是指数据经营者对数据所有人的健康医疗数据资产不变更其所有制性质，依法占有、支配、使用和收益的权利，具体表现为数据经营者对数据所有人的健康医疗数据资产的决策经营权、有限使用权和收益权。

数据经营者对健康医疗数据资产的决策经营权，是指数据经营者依法对数据所有人的健康医疗数据资产所享有的根据市场的需要独立做出经营决策，自主地开展生产经营活动的权利。数据经营者对健康医疗数据资产的有限使用权，是指数据经营者依法对数据所有人的健康医疗数据资产所享有的受数据所有人监督的有限的占有、使用的权利。数据经营者对健康医疗数据资产的收益权，是指数据经营者依法对数据所有人的健康医疗数据资产进行决策经营后所享有的收益的权利。

健康医疗数据资产所有权规定了健康医疗数据资产所有权最终归数据所有人所有，并为数据所有人所控制和管理，健康医疗数据资产经营权可视为经数据所有人许可，从数据所有人处分离出来的给数据经营者的权利，最终形成所有权与经营权分离的状态。数据所有人将自己拥有的数据资产权利部分甚至全部委托给数据经营者行使，数据所有人与经营者之间由此形成一种委托代理关系。健康医疗数据资产所有权和经营权实施的关键在于，必须科学合理地界定出数据所有人和经营者的责任和权利边界，数据经营者对数据所有人健康数据资产的经营活动也必须在数据所有人的监管之下进行，健康医疗数据资产在各利益相关者之间的传递、转换和交互必以数据所有人为中心，让数据所有人真正成为健康医疗数据资产的所有人。

2）健康医疗数据资产权利保障机制

在复杂的市场环境中，健康医疗数据资产权利必须得到充分的保障，才能实现健康医疗数据资产价值保值增值的目标。因此，健康医疗数据资产权利保障机制的建立至关重要。健康医疗数据资产权利保障机制，应包括合法性保障、公平性保障、安全性保障等基本要求。

（1）合法性保障。健康医疗数据资产权利首先需要得到法律上的保障，保护健康医疗数据所有人、经营者的合法权益。"合法性"已经被广泛应用，用于表达某一事物符合法律法规的程度，尽管需要有机融合主观的和客观的评估标准，但是合法性界定至少需要具备如下三个要素。

第一，有效性。有效性体现了合法性的主观经验维度，是一种价值判断，致力于追求最大程度上的有效性。健康医疗数据资产权利必须具备有效性，只有具备保值增值有效性的合法性才是可持续的合法性，离开有效性支持的合法性不可持续。因此，应依据现有的数据产权、知识产权相关法律，证实健康医疗数据资产权利对于医疗服务行业是有效的、必需的。

第二，规范性。规范性体现了合法性的客观标准维度，是一种合规性判断，必须达到所要求的规范性。健康医疗数据资产权利必须具备规范性，满足法律法规的合宪性等基本要求，才能得到法律的保护和民众的支持。因此，应根据适应法律约束的数据需要满足的条件，为健康医疗数据采集、存储、管理和分析提供规范。

第三，正当性。体现了合法性的政治和道德要求维度，是一种正确性、公正性判断，必须达到所要求的正当性。健康医疗数据资产权利必须具备正当性，满足法律法规的政治性、道德性等基本要求，才能得到应有的法律保护和民众的支持。因此，应明确各数据对象的权利与义务，使健康医疗数据的使用符合正当性考量。

尽管针对健康医疗数据保护的相关法律尚未出台，但是随着互联网和大数据的推广应用，国内外围绕数据产权、知识产权保护领域相继出台了一系列法律法规。1995年以来，国际上逐步形成了有关个人数据、数据库等问题的立法，如欧盟的《个人数据保护指令》、世界知识产权组织的《数据库知识产权条约草案》、加拿大的《个人信息保护和电子文档法案》、美国的《隐私权法案》等。2000年以来，我国从知识产权保护、互联网个人信息数据管理等问题出发，先后出台了《全国人民代表大会常务委员会关于维护互联网安全的决定》《全国人民代表大会常务委员会关于加强网络信息保护的决定》等。2013年工业和信息化部颁布了《电信和互联网用户个人信息保护规定》（工业和信息化部令第24号），对电信业务经营者、互联网信息服务提供者收集、使用用户个人信息的行为加以规制。

（2）公平性保障。"人人享有基本医疗卫生服务"的目标体现了健康医疗服务的公平性，从而要求健康医疗数据资产权利需要得到公平性保障。通常，公平存在着起点公平、过程公平和结果公平三种形式，并且公平是起点公平、过程公平和结果公平的统一体。健康医疗数据资产权利的公平性保障，应该建立在以下三个方面。

第一，健康医疗数据资产权利的起点公平性（机会公平）保障。强调健康医疗数据资产权利是平等的，应建立平等占有、使用、处置和收益权利的保障机制。尽管健康医疗数据的结构、内核知识等特征不尽相同，但是应保障占有、使用、处置和收益健康医疗数据资产的权利是平等的。

第二，健康医疗数据资产权利的过程公平性（程序公平）保障。强调在公开、公正的规则下建立过程公平性保障机制,保障所有的健康医疗数据资产都有平等的机会进行转让、交换、交易。公开、公正的规则是指符合个体、群体、区域和国家利益,符合道德规范、法律法规、政策方针的基本要求等。

第三,健康医疗数据资产权利的结果公平性(分配公平)保障。强调建立结果公平性保障机制,保障健康医疗数据资产在转让、交换、交易等操作后获得的收益、回报具有公平性。健康医疗数据资产权利的结果公平性,可以分为结果相对公平性和结果绝对公平性两类。结果相对公平指同一健康医疗数据资产的产出、贡献与所得相匹配、相称,即结果纵向相对公平;结果绝对公平指不同健康医疗数据资产之间的所得差距保持在一定的范围之内,不论贡献大小其分配结果基本公正,即结果横向绝对公平。

(3)安全性保障。面对健康医疗数据资产转让、交换、交易环境的复杂性,应建立健康医疗数据资产权利安全性保障机制,以防止数据泄露给数据所有人、经营者带来不必要的利益损失。健康医疗数据资产权利的安全性保障,要求利用物理、技术或管理方面的保护措施和工具,保护可识别的健康医疗数据,以防止其受到未经授权的访问、更改和信息泄露(Cohn,2006)。数据安全性保障强调 CIA 三元组的目标,即保密性(confidentiality)、完整性(integrity)和可用性(availability)(严霄凤和张德馨,2013)。

第一,保密性。健康医疗数据资产权利安全性要求的关键是保密性,即健康医疗数据只能提供给经过允许的人员,以许可的方式使用,防止健康医疗数据被非法泄露。一方面,要保障健康医疗数据资产权利的安全性,即防止未经授权访问健康医疗数据,避免数据泄露带来的损失;另一方面,要保障健康医疗数据所指向的个人隐私安全。

第二,完整性。完整性是指获取的健康医疗数据完整、有效,不存在被删除和篡改的可能性,不会受不安全因素影响而降低数据质量。健康医疗数据完整性保障机制,应防止健康医疗数据在采集、存储、管理和分析过程中被删除和篡改的可能性,保证原始数据和数据衍生物的真实性、完整性。

第三,可用性。可用性是指健康医疗数据在需要时即可使用,涵盖了硬件和软件方面的可用性保障机制,不因系统故障或操作失误等而丢失数据或妨碍数据使用。在硬件方面,应用硬件冗余技术、完善的灾难备份和恢复机制;在软件方面,具备预警及自动修复功能,从而形成完备的安全防护功能。

## 5.4.2 健康医疗数据权利理论

健康医疗数据资产权益最大化,主要涵盖个体、群体、区域和国家的健康医疗数据资产权益最大化,其中区域和国家的权益最大化分别体现在区域和国家的医疗服务资源均等化水平上。个体和群体的健康医疗数据资产权益最大化,可以分别从个体全生命周期和群体全生存空间的视角进行观察分析,形成包含个体和群体数据的健康医疗数据权利理论。

1. 基于健康利益最大化的个体数据权利理论

个体健康医疗数据能够描述一个个体全生命周期的健康状况,如果个体数据权利能够得到应有的保障,就有助于推动个体健康利益最大化目标的实现。对于个体全生命周期健康医疗数据,个体(即数据所有人)拥有排他的、绝对的占有、使用、收益和处置的数据权利。如何依托拥有的数据权利,实现健康利益最大化值得深入探讨。

1)基于个体数据权利的健康利益最大化模型

基于个体数据权利的健康利益最大化,建立了数据价值生成与价值实现之间的纽带,应该重点从健康医疗数据价值实现的视角进行观察。从健康医疗数据价值实现——价值精深原理来看,医疗服务资源与个体健康医疗数据相结合可以更好地实现精准医疗、个性化健康管理等医疗服务,在个体健康医疗数据资产权利的保障下,更加精深地挖掘、分析、刻画和应用数据价值。

基于个体数据权利的健康利益最大化模型如图5-8所示。个体(数据所有人)授权将既往疾病史、健康体检数据、遗传基因数据、生活习惯数据等健康医疗数据提供给医疗机构等健康医疗服务提供商,健康医疗服务提供商可以通过自身的专家团队或者第三方大数据分析机构对个体健康医疗数据进行分析处理,量身定制个性化健康管理方案,对个体(数据所有人)进行精准化预防干预和临床干预。

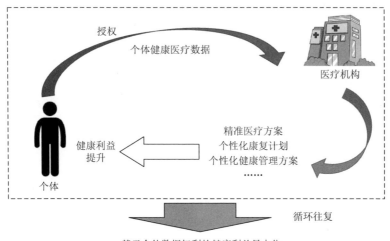

图 5-8 基于个体数据权利的健康利益最大化模型

基于个体（数据所有人）数据权利获得的精准医疗方案、个性化康复计划、个性化健康管理方案等有助于个体健康利益提升，最终实现个体（数据所有人）健康利益最大化。

2）个体数据权利理论应用

个体数据权利理论提供了实现个体健康医疗数据资产保值增值的理论方法，能够通过精准医疗服务、个性化康复服务、个性化健康管理等实现个体健康利益最大化。

（1）精准医疗服务。对于需要救治的个体，根据病情的轻重缓急，可以结合个体健康医疗数据采取不同的医疗服务措施。对于危急重症、疑难复杂疾病等尚未确诊的个体，缩短诊疗时间对于提高其生存概率具有很大的影响。依托个体（数据所有人）授权的健康医疗数据，可以建立一个长期的健康状态监测、分析机制，也可以采用远程医疗等新型医疗模式，对个体健康医疗数据进行远程监测、实时分析，从而有效提高诊疗准确性、缩短诊疗时间。

对于已经确诊的个体，压缩治疗时间不仅可以盘活医疗服务资源存量，而且可以改善个体健康状态、提高个体健康利益。个体（数据所有人）授权将健康医疗数据提供给医院等医疗机构，有助于形成契合度高、治愈度高、性价比高的个性化治疗方案。人类智慧与人工智能在精准医疗服务领域的融合，能够有效提高治疗方案的科学性和治愈率，压缩治疗时间。

（2）个性化康复服务。对于已经进入康复阶段的个体，可以充分利用基层医疗机构康复性资源，缩短康复时间，个体（数据所有人）授权将健康医疗数据提供给基层医疗机构或者家庭医疗机构等健康医疗服务提供商，有助于健康医疗服务提供商更精准地分析个体的健康状况，制定更加科学的个性化康复计划。缩短康复时间不仅可以盘活康复性资源存量，而且可以减少个体的痛苦，提高个体的健康利益。

（3）个性化健康管理。对于健康的个体，预防干预仍然很有必要。健身场所等保健性基础设施能够帮助健康的个体以健身的方式维持和延续健康状态。个体（数据所有人）授权将健康医疗数据提供给健身场所等保健性健康管理机构，有助于保健性健康管理机构对个体的身体健康状态进行监控，提供个性化的科学健身方案，并最大限度地避免由不科学的运动方式导致的伤害。

健康小屋等具有健康体检、健康监测功能的机构，能够帮助健康的个体及时了解自己的健康状态，及时做出有效调整。个体（数据所有人）授权将健康医疗数据提供给健康小屋等健康数据监测机构，有助于健康数据监测机构将从健康检测中得到的实时体征数据，如身高、体重、腰围、血压、肺功能、血糖等，与个体的历史健康数据进行对比分析，使其提供的健康状况分析更加准确，帮助个体实时有效地监测自身的健康状况。

在个体全生命周期中,无论是患病状态、康复状态还是健康状态,都可以通过向相应的机构进行授权分析处理自己的健康医疗数据,从而得到高质量精准诊疗方案、个性化康复计划、个性化健康管理方案等,进而有效提升自身的健康利益。当个体形成由健康医疗数据获得健康利益驱动之后,如此循环往复,最终实现基于个体数据权利的健康利益最大化。

2. 基于公共利益最大化的群体数据权利理论

群体健康医疗数据能够描述一个群体全生存空间的健康状况,如果群体数据权利能够得到应有的保障,就有助于推动公共利益最大化目标的实现。群体健康医疗数据包括了不同区域、不同人群、不同属性的海量数据,反映了不同区域生活习惯和群体中个体健康状况之间的关系,以及群体中个体健康状况受区域生活习惯影响的因素和程度,可以描述不同区域群体健康状况差异的来源和影响因素。

1) 基于群体数据资产的公共利益最大化模型

对于群体全生存空间中的所有健康医疗数据,经营者对群体(即数据所有人)的健康医疗数据资产不变更其所有制性质,拥有依法占有、支配、使用和收益的权利。健康医疗数据资产经营权具体表现为经营者对群体(即数据所有人)的健康医疗数据信息的决策经营权、有限使用权和收益权。

基于群体数据资产的公共利益最大化模型如图 5-9 所示。由于群体健康医疗数据来源广泛,且涉及群体个人隐私,群体健康医疗数据主要由政府职能部门、疾病预防控制中心、医院、医学研究机构等进行采集、存储、管理和分析,并委

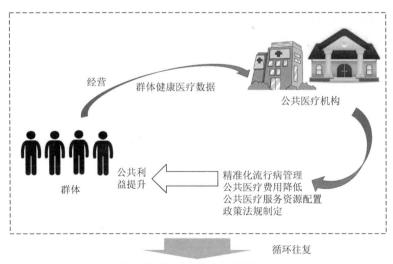

图 5-9　基于群体数据资产的公共利益最大化模型

托公共医疗机构经营。在群体健康医疗数据需求分析的基础上，公共医疗机构充分利用大数据分析技术优势，致力于为更广泛的群体带来更好的医疗服务，包括精准化流行病管理、公共医疗费用降低、公共医疗服务资源配置、政策法规制定等，从而实现群体公共利益提升的目标。

2) 群体数据权利理论应用

群体数据权利理论提供了实现群体健康医疗数据资产保值增值的理论方法，能够通过精准化流行病管理、公共医疗费用降低、公共医疗服务资源配置等实现群体公共利益最大化。

（1）精准化流行病管理。群体健康医疗数据经营者对个体的活动区域信息、个体体征数据、出入院记录等数据进行存储，形成群体健康医疗数据资产，帮助政府职能部门了解各区域的人口健康状况。当政府职能部门需要这项服务时，经营者可以通过覆盖各区域健康人群的体征数据和患病人群的电子病历监测各区域群体健康状况（Fu et al.，2014），帮助政府职能部门及时察觉流行病，在流行病爆发前进行预警，在流行病爆发后跟踪分析流行病的传播趋势，尽量减少疫情扩散范围。

群体健康医疗数据经营者首先收集流行病患者的身体健康指标数据，实时监测流行病患者在就医用药疗效进程中的各项健康指标，通过数据分析与处理生成对流行病患者的医疗指导建议计划。当有相似症状的患者就医时，临床医生可通过经营者的健康医疗数据传递信息平台获取该类流行病患者的医疗指导建议信息，为后期临床个性化医疗提供必要条件。

同时在临床用药时，群体健康医疗数据经营者首先从数据库中提取数据，建立针对某病型的结构化用药案例数据，包括药物名称、类型、患者病重程度、用药后患者的关联临床检验数据、患者过往过敏史等，然后对于某病型，分析数据案例中包含的各类可行药物，包括复合用药对该病型的临床效果，得到某病型的最佳用药方案。

（2）公共医疗费用降低。我国每年花费在健康医疗上的费用超过 30 000 亿元（董诚等，2015），因此降低医疗费用势在必行。在现有的医疗服务环境中，由于患者治疗方案的不准确，存在许多医疗服务资源滥用、浪费的现象。在群体健康医疗数据支持下，为患者提供最具成本效益、最合适的治疗方案，有助于减少医疗服务资源过度使用的现象。临床信息系统的应用同样会减少医护人员的不当操作，为国家降低公共医疗费用。

（3）公共医疗服务资源配置。可视化技术与决策支持技术可以推进分级诊疗的实施，帮助患者按照病情的轻重缓急选择不同级别的医疗机构。同时，有助于区域医疗服务资源配置均等化目标的实现，保障非典型区域医疗服务的可及性（Gamberger et al.，2007）。在区域医院提供医生、专家等人力资源数据的基础上，政府职能部门、疾病预防控制中心等经营者根据掌握的区域患者的就诊病情及危急等级，可以引导患者前往社区卫生服务中心或三级医院进行治疗。通过各区域医疗服务能力与患者需求的对比分析，可以评估某区域医疗服务资源需求量的大小，从而根据现状进行医疗服务资源均衡配置。

新型的健康医疗数据权利理论包含基于健康利益最大化的个体数据权利理论和基于公共利益最大化的群体数据权利理论，提供了最大化健康医疗数据资产权益的理论方法。从本质上来说，新型的健康医疗数据权利理论致力于在数据价值生成和价值实现过程中，保障健康医疗数据所有人、经营者资产权益最大化，具体体现在个体健康利益最大化、群体公共利益最大化。

## 5.5 本章小结

医疗服务资源数据权利理论，从健康医疗数据资产权利的视角提供了描述数据产权关系、交易机制和保障机制的理论方法，为实现基于"数据—价值—驱动"的医疗服务资源均等化提供了新型的健康医疗数据权利理论。在合法的数据权利保障下，个体、群体、区域和国家的健康医疗数据的价值生成和价值实现获得了良好的生态环境，从而使健康医疗数据资产权益最大化得到法律的保障。

# 第6章 医疗服务资源数据驱动理论

医疗服务资源均衡配置、均等享受目标的实现，改变了资源分布结构和布局不合理、医疗服务质量不高、总量不足的现状，需要切实分析患者对医疗服务资源的需求，考虑输入型人口流动就医需求的动态变化情况，充分利用医疗服务资源数据"脉象"形成的驱动力，驱动医疗服务资源均等化目标的实现，提高医疗服务资源配置效率和利用率。

## 6.1 概　　述

在"数据—价值—驱动"的医疗服务资源均等化理论中，医疗服务资源数据驱动理论用于阐述医疗服务资源基于健康医疗数据的动态配置原则和方法，旨在最大限度地匹配医疗服务资源和动态变化的患者需求，构建"患者中心型"医疗服务资源配置体系。医疗服务资源数据驱动理论主要包含医疗服务静态资源一次配置理论、医疗服务动态资源二次配置理论和"患者中心型"医疗服务资源配置体系三部分内容。

1. 医疗服务静态资源一次配置理论

医疗服务静态资源一次配置是由政府主导的，以宏观调控的方式将可以筹集到、可以用于满足医疗服务需求的医疗服务资源，在不同人群、项目、领域、部门、区域中进行配置。医疗服务静态资源一次配置的静态资源，指人员、设施、环境资源中无法进行再配置的医疗服务资源，具有稀缺性、选择性、多样性、外部性、基础性和福利性等特点，拥有公共产品和准公共产品的性质。

医疗服务静态资源一次配置的主要目标是要满足人们的健康需要和医疗服务需求，必须遵循"公平优先，兼顾效率"的原则。医疗服务静态资源一次配置提供了公平、有效配置静态资源的基本手段，提供了衡量医疗服务资源配置公平程度的基本方法。在人口和空间层面保持医疗服务静态资源配置的公平性，是我国社会发展过程中必须要解决的基本问题，是全面建设小康社会的基本要求，也是维护社会公正稳定的基本条件。

2. 医疗服务动态资源二次配置理论

医疗服务动态资源二次配置是指在政府的宏观调控下，以市场调节为基本手段，以最大化社会效益和经济效益为目标，将医疗服务资源在个体、群体、区域和国家间进行配置，以实现整个环境下医疗服务资源供需平衡，最大限度地满足人们的健康需要和医疗服务需求。医疗服务动态资源二次配置的动态资源，指人员、设施、环境医疗服务资源中可以进行再次配置的资源，以及健康医疗数据、医疗知识等具有脉动价值的医疗服务资源，具有稀缺性、选择性、多样性和可及性等特点，提供了分析刻画医疗服务资源配置不均衡原因和医疗服务动态资源二次配置的理论方法。

医疗服务动态资源二次配置的主要目标是最大限度、最优质地满足人们的健康需要和医疗服务需求，需要遵循"实现公平，追求效率"的原则。医疗服务动态资源二次配置提供了实现医疗服务动态资源二次配置均等化和医疗服务动态资源供需匹配的基本方法，提供了实现医疗服务动态资源均等化配置的基本原则，以及实现医疗服务动态资源二次配置公平性四个"兼顾"的基本路径。医疗服务动态资源二次配置静态公平性和动态公平性，是保障人们生命健康的基本前提，也是实现医疗服务资源跨域、跨国优化配置的基本条件。

3. "患者中心型"医疗服务资源配置体系

数据驱动下的医疗服务资源配置是"患者中心型"资源配置体系，基于健康医疗数据分析动态变化的医疗服务需求与个体及群体的行为偏好，并根据需求分析结果，借助多样化医疗服务模式，包括远程医疗、移动医疗、互联网医疗等，动态协调医疗服务资源配置，使处于不同时间、空间的个体、群体均等地享受医疗服务。

数据驱动下医疗服务资源配置是以健康医疗数据为基础、以多样化医疗服务模式为载体的医疗服务资源精准配置。健康医疗数据能够精确估计人们的健康需要和医疗服务需求，精准描述患者偏好。多样化医疗服务模式已经成为医疗服务资源统筹调配和动态协调的有效手段，成为充分满足患者医疗服务需求的主要媒介。"患者中心型"医疗服务资源配置的动力源，来自于医疗服务资源数据"脉象"形成的驱动力。

本章结构如图 6-1 所示，涵盖医疗服务静态资源一次配置理论、医疗服务动态资源二次配置理论和"患者中心型"医疗服务资源配置体系。

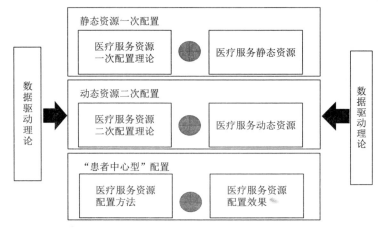

图 6-1 本章结构图

## 6.2 医疗服务静态资源一次配置

医疗服务静态资源一次配置是指由政府宏观调控,在不同人群、项目、领域、部门、区域中将筹集到的医疗服务资源进行分配的过程,使医疗服务资源公平、有效地在不同级别的医疗机构、城乡、预防与治疗之间配置,实现不同层次的资源总量和结构适应不同层次的医疗服务需求(李杰和高红艳,2015)。合理有效的医疗服务静态资源一次配置,能够为充分满足人们日益增长的多样化健康需要和医疗服务需求奠定基础。医疗服务静态资源一次配置结构如图 6-2 所示。

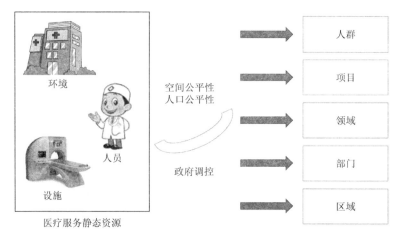

图 6-2 医疗服务静态资源一次配置结构图

## 6.2.1 医疗服务静态资源

医疗服务静态资源一次配置的主体是医疗服务静态资源，主要指传统意义上的人员、设施、环境资源中无法进行再配置的医疗服务资源。

1. 医疗服务静态资源的定义

医疗服务资源是指政府筹集到的可以根据各区域交通、文化教育水平、人口分布情况、经济实力、地理面积等条件进行一次配置的所有可以用于满足人们健康需要和医疗服务需求的资源总称，在广义和狭义上指代不同。医疗服务资源在广义上是指医疗服务过程中所需要的各种生产要素，既包括人员、设施、环境等可见的物质资源，又包括医疗数据、医学技术、医院管理、信息等看不见的物质资源（陈龙，2013）。医疗服务资源在狭义上仅指可见的物质资源。医疗服务静态资源指无法进行二次配置的可见的物质资源。

医疗服务静态资源可以维护生命健康并促进社会和谐，是一种社会保障性资源。医疗服务静态资源保障性主要体现在两个方面：一是作为医疗服务的必需品，可以保障医疗活动的顺利进行；二是作为健康管理和疾病治疗的必需品，可以保障生命健康的可持续。因此，医疗服务静态资源一次配置的公平与效率程度，人们的医疗服务需求满足程度，可以反映一个社会和国家的文明和发达程度。由国家保障的医疗服务静态资源一次配置是社会保障体系的重要组成部分，是整个社会的稳定器和民众的安全网。

2. 医疗服务静态资源的分类

按照自然属性对医疗服务静态资源进行分类，可以分为医疗服务人员资源、医疗服务设施资源和医疗服务环境资源三大类。

1）医疗服务人员资源

在医疗服务过程中发挥作用的人员资源主要包括医护人员、管理人员和教学科研人员这三类，其中执业和助理医生、药师和注册护士等医护人员和教学科研人员是医疗服务的主要力量，称为医疗服务技术人员。医疗服务人员资源的充足程度可以衡量一个区域或医疗机构的医疗服务资源的约束程度和配置水平（赵林度，2017）。在衡量指标中，应对医疗服务人员资源的总量和结构进行衡量。医疗服务资源结构是指不同技术职称和专业领域的医疗服务技术人员在医疗服务人员资源总量中的占比。此外，还应该考虑医疗服务从业人员的整体素质指标。

2）医疗服务设施资源

医疗服务设施资源是指运用于医疗服务的各类物质要素，主要指医疗机构进行医疗服务时需要使用的各种药品、工具和医疗设施设备等。需要注意的是，除了诊室、病房等医疗服务基础设施外，医疗服务设施资源还包括医院信息系统（hospital information system，HIS）、临床信息系统（clinical information system，CIS）、库存管理系统（warehouse management system，WMS）和医疗服务软硬件设施。医疗服务设施资源的可满足率和多样化程度可以反映一个区域或医疗机构的专业化水平。

3）医疗服务环境资源

医疗服务环境资源是指医疗服务发生和进行的环境。一个安全舒适美观的医疗服务环境对于医疗服务对象来说非常重要。医疗服务环境资源既包括物理环境资源又包括社会环境资源。物理环境资源指空间、温度、湿度、通风、噪声、光线和装饰等物理条件。健康医疗服务提供商应为医疗服务对象提供整齐、舒适、安全、安静、健康的物理环境资源。社会环境资源包含医患关系、病友关系、群体关系等人际关系和医院规则。良好的社会环境资源是优质医疗服务的基础。

3. 医疗服务静态资源的特征

根据医疗服务静态资源的定义和分类可知，医疗服务静态资源主要具有稀缺性、选择性、多样性、外部性、基础性和福利性等特征。

1）稀缺性

由于经济、社会、自然环境、人力水平、科学技术等因素的限制，医疗服务静态资源总量是有限的，如一流的医生、一流的医疗技术和一流的医疗服务等。一些难以救治的疾病需要先进的治疗方案，但是更需要权威的医生、高效的药品、先进的医疗设备。一个国家在医疗服务资源上的财政投入比例，是由这个国家的经济发展状况决定的，然而健康需要和医疗服务需求是随着人们对生命健康的日益重视而不断增长的。社会环境可供给的医疗服务资源与人们日益增长的健康需要和医疗服务需求之间存在一定的差距，任何一个国家都要致力于解决这个重要的民生问题，即如何以有限的医疗服务静态资源最大限度地满足人们的健康需要和医疗服务需求。

2）选择性

医疗服务静态资源选择性表现为静态资源在不同人群、项目、领域、部门、区域等多种用途之间的选择。医疗服务人员资源、设施资源和环境资源等静态资源都具有选择性，均可以用于不同人群、项目、领域、部门、区域。以三级医院的专家资源为例，专家可以医治危急重症、疑难复杂疾病或者感冒等不同病情的患者，由于专家资源的稀缺性和精力的有限性，就需要综合考虑医疗服务静态资源选择性。在医疗服务静态资源选择时必须综合考虑各类资源的机会成本，追求医疗服务静态资源选择的经济效益、社会效益最大化目标。

3）多样性

医疗服务静态资源的人员资源、设施资源和环境资源分类，使其呈现多样性特征。医疗服务静态资源的多样性，一方面，要求供给侧提供用于预防、保健、医疗、康复、健康教育等多种用途的资源；另一方面，要求需求侧依据人们的健康需要和医疗服务需求选择人员、设施和环境资源。在实现医疗服务静态资源供需匹配目标的驱动下，持续优化多样性资源分布结构和布局成为医疗服务领域一项重要的课题。

4）外部性

医疗服务静态资源外部性，体现在满足个体或者群体健康需要和医疗服务需求的行动和决策，使其他个体或者群体受损或受益的情况。例如，一家医院引进了先进的医疗设备和专家资源，就会使整个覆盖区域的群体受益，产生医疗服务静态资源正外部性；如果一个传染病患者没有及时得到合适的救治，周围的人就有可能会感染上该传染病，从而产生医疗服务静态资源负外部性。因此，应充分理解和认识医疗服务静态资源外部性的价值作用，合理利用有利影响带来的利益，有效抑制不利影响带来的损失。

5）基础性

医疗服务静态资源合理配置是顺利开展医疗服务的先决条件，也是最大化满足人们健康需要和医疗服务需求的基础。随着我国经济的发展和社会的进步，人们的生活水平和健康意识逐渐提高，健康得到人们越来越多的关注。在全面建设小康社会的进程中，建设更多的与健康相关的公共基础设施，推动全民健身计划（李晓雪等，2016），已经成为各级政府保障民生工作的重点。随着预防为主的健康理念的变化，应重点推进预防性公共基础设施建设，全面提升整个社会的预防、保健等医疗服务能力。

6）福利性

医疗服务静态资源具有保障民生、满足人们健康需要和医疗服务需求的福利性，在社会保障体系中不可或缺。从医疗服务静态资源具有的预防、保健、医疗、康复等功能来看，它继承了医疗服务的福利性，使辐射区域、国家的个体和群体在医疗服务中得到收益。医疗服务静态资源福利性决定了医疗服务资源配置必须遵循的原则，不是创造消费以维持再生产，而是提升人们的健康水平、最大化社会效益，以社会福利的方式进行配置以满足人们日益增长的健康需要和医疗服务需求。

4. 医疗服务静态资源的性质

按照萨缪尔森对公共物品的定义，如果按照性质划分，可以将医疗服务静态资源分为纯公共医疗服务产品、私人医疗服务产品和准公共医疗服务产品三类。

1)纯公共医疗服务产品

传染病监测、预防免疫、健康教育和基本医疗保障等医疗服务静态资源具有纯公共医疗服务产品的性质,这些医疗服务静态资源具有非排他性和非竞争性,市场无法在资源配置中发挥有效作用,只能由政府进行宏观调控。

2)私人医疗服务产品

在医疗服务静态资源中,只有极少部分具有私人医疗服务产品的性质,主要包括器官移植、整形美容手术、癌症患者晚期住院治疗、老年人看护服务、高端医疗保健服务等非基本医疗服务。这类性质的医疗服务静态资源具有明显的排他性和竞争性,主要依据人们的偏好和消费能力设计个性化产品,一旦被消耗,其他人将无法再获得该资源。私人医疗服务产品对价格变化十分敏感,市场能够有效配置这类资源。

3)准公共医疗服务产品

在基本医疗服务中,免疫和免疫接种的医疗服务、妇幼保健与计划生育、从业人员健康体检等具有准公共医疗服务产品的性质。这类性质的医疗服务静态资源介于纯公共医疗服务产品和私人医疗服务产品之间,仅具有非竞争性或者非排他性,或者具有部分非竞争性和非排他性,却能展现出正外部性(张馨予,2017)。准公共医疗服务产品可以在服务于个体或者家庭时,给群体和社会带来效益。当这类资源消耗到一定程度时,在某些情况下会出现消费竞争性,显现出的正外部性会被边际成本所抵消。总体来看,准公共医疗服务产品能够发挥维护人们生命健康、预防传染病传播、保护敏感人群的作用。

医疗服务静态资源主要具有纯公共医疗服务产品和准公共医疗服务产品的性质,用于满足多个个体或群体的基本医疗服务需求,使用人数的增多并不会显著提升成本。从某种程度上讲,医疗服务静态资源配置不适合市场经济,必须由政府主导,以财政支出的手段推动医疗服务资源均等化目标的实现。

## 6.2.2 空间公平性和人口公平性

医疗服务静态资源一次配置以空间公平性和人口公平性为目标,致力于探索更加科学合理的配置方式、配置原则,最大限度地满足人们的基本医疗服务需求。在医疗服务静态资源一次配置中,应着重探索如何高效率、低成本地解决医疗服务领域面临的新矛盾,即人们日益增长的医疗服务需求与有限的医疗服务资源之间存在的差距。

1. 医疗服务静态资源一次配置的方式

医疗服务静态资源一次配置是在政府主导下的配置,配置时可以采取行政手段、法律手段和经济手段三种方式。

1)行政手段

行政手段是指政府通过一系列政策规范、行政命令进行医疗服务静态资源配置的方式。我国主要采取四种方式：一是通过控制财政投入的方式控制医疗服务静态资源的数量，加强医疗服务市场的准入和过程监管；二是在医疗服务静态资源一次配置全过程中，政府要进行监管和调控，并让市场的力量参与进来；三是政府在一次配置过程中使用的行政手段一定要时刻遵循"公平优先，兼顾效率"的原则，要始终维护城乡之间的公平，并设置恰当的指标衡量实施的效果；四是无论是人员、设施还是环境医疗服务静态资源，政府要牢牢把握提供的形式和途径（代英姿和王兆刚，2016）。在医疗服务静态资源一次配置的方式中，行政手段最有强制性、最需要严格执行，需要设立相应的监督机制确保工作的落实。

2）法律手段

法律手段是指司法部门通过一系列法律法规，对医疗服务静态资源一次配置过程进行强制性管理。目前的法律手段主要有：《医疗机构管理条例（2016修订）》和《关于印发〈关于城镇医疗机构分类管理的实施意见〉的通知》（卫医发〔2000〕233号）明确了医疗服务静态资源相关主体的权利和义务；《中华人民共和国消费者权益保护法》保障了医疗服务需求者在消费医疗服务静态资源时利益不受损害；《中华人民共和国执业医师法》确保了健康医疗服务提供商在消耗医疗服务静态资源时的服务水平；《中华人民共和国反不正当竞争法》避免了医疗服务静态资源消费者因医疗服务信息不对称和权责不对等现象而产生的损失，促进各层级医疗机构的公平有序竞争。在医疗服务静态资源一次配置方式中，法律手段是医疗服务静态资源一次配置中能得到微观规制的前提保障。目前我国相关的法律法规还不够完善，法律手段无法得到最切实的实施。

3）经济手段

经济手段是指遵循客观经济规律的发展，通过一系列经济方法最大化医疗服务静态资源一次配置的经济效益和社会效益的手段，可以通过价格规制和激励性规制实现。价格规制是通过对价格水平和体系进行调控，使市场供需情况变得明了，从而有效进行医疗服务静态资源一次配置的规制方式，例如，政府可以利用投资回报模型制定医疗服务静态资源的价格。对于基本医疗服务，应设定统一的城乡居民承担得起的价格以使其能够覆盖到全体公民。无论采取何种规制手段，需要注意的是医疗服务静态资源一次配置的目标在于满足全体公民的基本医疗服务需求，因此在采取经济手段时一定要在政府的监管下、在城乡居民可以接受的范围内。

2. 医疗服务静态资源一次配置的原则

全面建设小康社会的一个基本目标就是使医疗服务资源得到合理有效的配

置，使全体公民都有最基本的医疗服务保证。由于医疗服务静态资源具有稀缺性特点，如何有效利用有限的资源最大程度地实现经济效益和社会效益是一个非常值得关注的问题。在医疗服务静态资源一次配置时，应遵循如下原则。

1）公平优先，兼顾效率

公平与效率是人类社会资源配置等经济活动需要遵循的两个基本原则。目前，我国医疗服务静态资源一次配置处于"公平优先"阶段，即在医疗服务静态资源公平配置的基础上追求效率，从而实现医疗服务静态资源一次配置的经济效益和社会效益的统一。面对医疗服务资源配置不均衡、享受不均等的现状，为实现"人人享有基本医疗卫生服务"的目标，在医疗服务静态资源一次配置时，应遵循"公平优先，兼顾效率"的原则，在满足公平的前提下，提高医疗服务静态资源配置效率。

医疗服务静态资源具有的福利性特征，使其成为保障公民公平权益、和谐社会关系和社会安定的关键因素。《中华人民共和国民法通则》第九十八条规定，公民享有生命健康权。《中华人民共和国宪法》第四十五条规定，中华人民共和国公民在年老、疾病或者丧失劳动能力的情况下，有从国家和社会获得物质帮助的权利。公民平等的医疗保健权和生命健康权依赖于医疗服务资源均等化，只有医疗服务资源均衡配置，公民才能均等享受。当今社会一直倡导和谐为主，实现公民平等的医疗保健权和生命健康权的首要条件，就是要保证医疗服务资源配置的公平（许丽丽，2013）。

2）尊重规律，有限保障

医疗服务静态资源具有稀缺性、选择性、多样性、外部性、基础性和福利性等特征，医疗服务静态资源一次配置应当尊重医疗服务科学的规律，科学合理地利用医疗服务资源。随着人们健康理念和就医观念的变化，人们对保健性基础设施、健康小屋等预防性医疗服务资源的需求逐步增加，推动着个性化健康管理、自我健康管理等预防性医疗服务科学的发展。大数据分析、认知计算等技术的发展，推动着健康医疗数据价值生成和价值实现能力的提升，也推动着"数据—价值—驱动"的医疗服务资源均等化理论的形成和发展。

由于医疗服务静态资源的稀缺性，医疗服务静态资源一次配置的重点在于满足基本医疗服务需求。政府根据国家可供给能力以有限的医疗服务静态资源提供基本医疗服务，由政府主导以财政支出的手段，为社会提供传染病监测、预防免疫、健康教育和基本医疗保障等纯公共医疗服务产品，以及免疫和免疫接种的医疗服务、妇幼保健与计划生育、从业人员健康体检等准公共医疗服务产品，对于超出基本医疗服务范围的私人医疗服务产品则以个人支付和社会保险等方式消费，不再由政府提供的公共财政支出承担。

3）适应环境，持续有利

医疗服务静态资源一次配置，一方面，要与区域经济和社会发展的实际相适应,要符合区域医疗服务和区域发展的规划;另一方面,要与交通网络布局、规模、农业、工业及人口分布的特征相适应(赵艳花,2014)。医疗服务静态资源配置应致力于满足人们的健康需要和医疗服务需求,根据一个区域医疗服务发展的布局、规模和重点方向,在综合考虑医疗服务资源使用效率和利用率的基础上,规划设计医疗服务资源的流向、流量和流效,实现医疗服务资源效益最大化。

医疗服务静态资源一次配置应遵循"环境友好型,资源节约型"可持续发展理念,从医疗服务资源分布结构和布局优化的视角,优先配置人们亟须的满足健康需要和医疗服务需求的资源,优先保障人们的健康状态改善和健康水平提升。尽管大部分救治性医疗服务资源都是遵循"急用先行"的原则配置的,并未充分考虑人们健康理念和就医观念的变化,但是这些有限的医疗服务静态资源却发挥了重要作用。面向未来经济的发展和人们生活水平的提高,应逐步加大预防性医疗服务资源投入力度,全面改善我国医疗服务资源分布结构和布局。

3. 医疗服务静态资源一次配置的空间公平性和人口公平性

医疗服务静态资源一次配置中的公平是起点意义上的公平,是指按照人们的健康需要和医疗服务需求,由政府保障每个公民都有均等的机会获得所需要的医疗服务资源以维持自身的生命健康。除此之外,公平性不仅体现在个体机会上的公平,还应该体现在区域间、社会不同利益群体间配置的均等化。只有医疗服务资源公平配置,才能实现真正意义上的社会公平。

1) 空间公平性和人口公平性的含义

医疗服务静态资源一次配置公平性的衡量标准,主要是医疗服务资源的空间公平性和人口公平性。医疗服务静态资源一次配置的空间公平性是指从空间上去衡量医疗服务静态资源一次配置的均等化水平,可以通过医疗服务静态资源的空间布局、空间可达性等相关指标标识空间公平性的高低(朱琳,2017)。医疗服务静态资源一次配置的人口公平性是指医疗服务资源在人口上的相对公平程度,可以通过分析和计算医疗服务静态资源的人口布局,人员、设施和环境医疗服务资源的人均量等相关因素判定其人口公平性的高低。

2) 空间公平性和人口公平性的测度方法

空间公平性和人口公平性可以用阿特金森指数(Atkinson index)、变异系数(coefficient of variation)、洛伦茨曲线(Lorenz curve)、基尼系数(Gini coefficient)和泰尔指数(Theil index)等方法计算,其中洛伦茨曲线、基尼系数和泰尔指数是从经济学范畴中引用而来的,具有直观、准确、易于比较等特点,能综合反映公平的程度,在医疗服务资源领域常用来评价配置的公平性(郝义彬等,2017)。

(1) 洛伦茨曲线。洛伦茨曲线是美国统计学家 M. O. 洛伦茨(Max Otto Lorenz)提出的一种公平性测量方法,在经济学上可以用来衡量一个国家或者社会在收入或财富分配上的公平程度。洛伦茨曲线用于衡量医疗服务静态资源一次配置公平性的基本原理，是将医疗服务静态资源依据人口或者空间分成不同等级，纵轴为按照占比从小到大排序分别累计的值，横轴为对应的人口或者空间累计比例，将计算出的各点连接起来形成的。当曲线呈现45°直线时，表示资源配置达到了绝对公平。通常洛伦茨曲线为一条向横轴弯曲的曲线，弯曲的程度越大，表明医疗服务静态资源一次配置越不公平。

（2）基尼系数。基尼系数又称为洛伦茨系数或不均等指数，在经济学上，也是可以用于衡量一个国家和社会收入或者财富分配公平程度的指标。基尼系数可以通过多种较为简单的方法定量计算出来，并且可以在国家或区域之间进行比较，因此在国际上是通用的。基尼系数计算需要先绘制出洛伦茨曲线，它的值等于洛伦茨曲线与绝对公平线之间围成的面积与绝对公平线下直角三角形面积之比。相比于洛伦茨曲线，基尼系数给出了医疗服务静态资源一次配置差距的数值界限。具体计算公式为

$$G = 1 - \sum_{i=1}^{n}(X_{i+1} - X_i)(Y_{i+1} + Y_i) \qquad (6-1)$$

式中，$G$ 为基尼系数；$X_i$、$Y_i$ 分别为累计人口比例和累计资源拥有量比例，$X_0 = 0$，$Y_0 = 0$；$n$ 为分组总数，$i = 1, 2, \cdots, n$。

基尼系数的取值区间为[0, 1]，数值越接近于 0，表示医疗服务静态资源一次配置越公平，越接近于 1，表示配置越偏离均等化。基尼系数在不同的细分区间内，配置的公平程度不同。当基尼系数在[0, 0.2]时，配置是绝对公平的；在（0.2, 0.3]时，说明资源配置是相对公平的；在（0.3, 0.4]时，说明资源配置还是合理的；通常将 0.4 当成一个"警戒线"，当基尼系数大于 0.4 时，医疗服务静态资源一次配置是不公平的，政府需采取措施进行调控。

（3）泰尔指数。泰尔指数又被称为泰尔熵标准（Theil's entropy measures），是荷兰经济学家泰尔（Theil）从信息论中借鉴演化过来的一种度量公平性的指标。相比洛伦茨曲线和基尼系数，泰尔指数的优势在于可以衡量组内和组间差距对总差距的贡献。计算公式为

$$T = \sum_{i=1}^{n} P_i \lg \frac{P_i}{Y_i} \qquad (6-2)$$

式中，$Y_i$ 为各区域所拥有的医疗服务资源量占总医疗服务资源量的比例；$P_i$ 为各区域空间面积（人口总数）占总空间面积（总人口数）的比例。泰尔指数可以分解成下述公式：

$$T_{总} = T_{组内} + T_{组间} \qquad (6-3)$$

$$T_{\text{组内}} = \sum_{g=1}^{k} P_g T_g \tag{6-4}$$

$$T_{\text{组间}} = \sum_{g=1}^{k} P_g \lg \frac{P_g}{Y_g} \tag{6-5}$$

式中，$T_{\text{总}}$ 为总体差异；$T_{\text{组内}}$ 为组内差异，即各区域内部医疗服务资源配置的差异；$T_{\text{组间}}$ 为组间差异，即各区域之间医疗服务资源配置的差异；$P_g$ 为各区域空间面积（人口数）占总空间面积（总人口数）的比重；$Y_g$ 为各区域医疗服务资源总数占总医疗服务资源数的比重；$T_g$ 为各区域泰尔指数。

组内和组间差异对总泰尔指数的贡献率为

$$\text{组内差异贡献率} = T_{\text{组内}} / T_{\text{总}}$$

$$\text{组间差异贡献率} = T_{\text{组间}} / T_{\text{总}}$$

基于上述衡量方式，可以对医疗服务静态资源一次配置的空间公平性和人口公平性进行评测。为了更好地理解基尼系数、泰尔指数是如何体现空间公平性和人口公平性的，现举例说明如下。

表 6-1 为医疗机构 2015 年按照人口配置和空间配置的基尼系数。根据基尼系数各取值空间的含义，医疗机构的人口公平性较好，空间公平性较差。医院按人口配置和按空间配置的基尼系数均大于 0.4，说明医院在医疗服务静态资源一次配置中存在不均衡的现象。医疗机构和社区卫生服务中心以人口计算的基尼系数在公平的区间内，但按空间计算的基尼系数在不公平的区间内，说明政府在配置这两类医疗服务资源时更多地从人口方面进行考虑，而忽略了空间公平性，这在很大程度上会影响医疗服务可及性。

表 6-1　2015 年医疗机构基尼系数

| 配置方式 | 医疗机构 | 医院 | 基层医疗机构 | 社区卫生服务中心 |
| --- | --- | --- | --- | --- |
| 按人口配置 | 0.23 | 0.43 | 0.24 | 0.27 |
| 按空间配置 | 0.42 | 0.61 | 0.42 | 0.71 |

资料来源：《2015 年中国卫生和计划生育统计年鉴》

表 6-2 为运用按照人口计算的泰尔指数评价我国东、中、西部地区 2015 年医疗服务资源，区域内和区域间配置的公平性。从总泰尔指数的层面来看，医疗机构总支出的泰尔指数最大，医疗机构数的泰尔指数次之，医疗机构床位数的泰尔指数最小，说明区域内不公平程度从大到小排列的顺序为：医疗机构总支出、医疗机构数、医疗服务人员数、医疗机构床位数。

表 6-2  2015 年医疗服务资源按人口分布的泰尔指数

| 泰尔指数分类 | 医疗机构数 | 医疗机构床位数 | 医疗服务人员数 | 医疗机构总支出 |
| --- | --- | --- | --- | --- |
| 总泰尔指数 | 0.026 3 | 0.003 2 | 0.003 3 | 0.029 7 |
| 区域间泰尔指数 | 0.003 0 | 0.000 4 | 0.000 2 | 0.011 8 |
| 区域内泰尔指数 | 0.023 3 | 0.002 8 | 0.003 1 | 0.017 9 |

进一步计算泰尔指数贡献率可以得到如表 6-3 所示的结果。

表 6-3  2015 年我国服务资源按人口分布的泰尔指数贡献率（%）

| 贡献率 | 医疗机构数 | 医疗机构床位数 | 医疗服务人员数 | 医疗机构总支出 |
| --- | --- | --- | --- | --- |
| 组间贡献率 | 11.41 | 12.50 | 6.06 | 39.73 |
| 组内贡献率 | 88.59 | 87.50 | 93.94 | 60.27 |

可以看出，这四类医疗服务资源的泰尔指数都是组内贡献率远大于组间贡献率，说明我国医疗服务静态资源一次配置不公平更多是由区域内差异造成的。

## 6.3  医疗服务动态资源二次配置

医疗服务静态资源一次配置是对医疗服务资源的存量（医疗服务静态资源）进行配置，由政府主导，依据人口分布、空间面积、文化水平和经济实力等因素将医疗服务资源在人群、项目、区域间进行配置。政府每一次配置都需要进行大规模、大投入、大范围的调整，所以两次配置之间的间距往往较长。但是由于人口流动、医疗技术进步、人们生活水平的提高、经济发展等因素的影响，会出现医疗服务资源配置不均衡、享受不均等的现象，并且不均衡、不均等的程度会逐渐加深。以提高医疗服务资源均等化为目标的医疗服务动态资源二次配置具有重要意义，是达到人人享有健康的理想境界、走向和谐社会的必由之路。医疗服务动态资源二次配置结构如图 6-3 所示。

### 6.3.1  医疗服务动态资源

医疗服务静态资源一次配置不均衡、享受不均等现象产生了医疗服务动态资源，它是相对于医疗服务静态资源而言的，除了包含人员、设备和环境中可以进行再次配置的有形资源外，还包含健康医疗数据、医疗知识、信息化水平等无形资源。医疗服务动态资源二次配置实质上就是对医疗服务动态资源的优化配置。

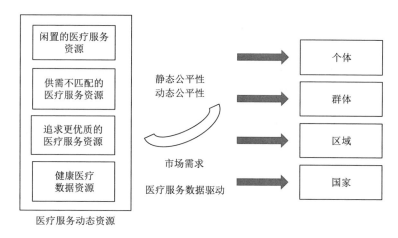

图 6-3　医疗服务动态资源二次配置结构图

1. 医疗服务资源配置不均衡、享受不均等的表现

医疗服务资源能否满足一个个体、群体、区域和国家的健康需要和医疗服务需求，已经成为判断医疗服务资源配置是否公平的主要标准。从本质上看，医疗服务资源配置的公平性就是要实现医疗服务资源供需匹配平衡，即社会上每一个成员，无论处于哪个区域，或者属于哪个群体，都有平等的机会消费医疗服务资源。在现实环境中，不同程度地存在着医疗服务资源配置不均衡、享受不均等的问题，这些问题主要表现在如下几方面。

1）个体层面

医疗服务资源是有限的，尤其是优质医疗服务资源相对于庞大的人口是不足的。我国先进的医疗设备和环境，优秀的医疗服务技术人员等优质医疗服务资源主要集中在一线城市的三级医院中，各地区各层级的医疗服务资源都是不一致的，存在着由多到少、由优到劣的明显区别。受个体经济能力和健康水平的限制，并不是人人都能公平均等地享有所有的医疗服务资源。在医疗服务体系的供给格局与城乡居民看病就医的需求之间，存在着不匹配、不适应的情况。个体层面的健康需要和医疗服务需求，不能得到同等程度的满足。

2）群体层面

在医疗服务资源配置时，要依据不同的特征对人群进行细分，尽可能满足覆盖区域群体的健康需要和医疗服务需求，针对不同的人群配置医疗服务资源。由于医疗服务资源总量相对不足，以及一次配置不均衡问题的存在，群体间也存在医疗服务资源配置不均衡、享受不均等的问题。例如，根据收入水平的划分原理，可以将群体划分为低收入人群、中等收入人群和高净值人群。很明显，对于医疗服务资源的享有程度，高净值人群高于中等收入人群，高于低收入人群。根据所处地域的划分原理，北京、上海等一线城市的群体会比其他城市，特别是欠发达地区的群体享有更优质的医疗服务资源。

3）区域层面

目前，医疗服务行业仍然没有打破按部门和行政隶属关系配置医疗服务资源的局面，导致医疗服务资源在区域间分布不合理，大量的优质医疗服务资源聚集在经济发达地区和省会城市，欠发达地区的医疗条件远远不及发达地区。最权威的医生、最先进的医疗设备、最新的药品都在发达地区，欠发达地区仍处于缺设备、缺专业人员、缺药品、缺资金、缺管理的原始状态。以上海为例，上海常住居民约 2400 万人，拥有三级医院超过 40 所，相当于平均每 60 万人就可拥有 1 所三级医院，然而一些百万级人口的地级市却只拥有 1 所三级医院。不仅是区域之间存在着不公平，区域内也存在不均衡现象。大量的三级医院集中在老城区城墙以内，宝山、嘉定、奉贤等外城区三级医院相对较少（杨铿和孙晓彤，2016）。

4）国家层面

从国家层面观察，不同国家之间医疗服务资源配置不均衡、享受不均等的现象也很严重。例如，我国与美国之间的差距十分明显。我国人口占世界人口的 18.8%，但医疗服务资源却仅占全世界医疗服务资源的 2%；美国人口占世界人口的 4.5%，其医疗服务资源占全世界的 13.6%。美国的医疗技术和手段，特别是药物研发和诊疗设备的研发全球顶尖，我国在药物研发和诊疗设备研发上仍很难与国外同步。亚洲各个国家的医疗服务水平也参差不齐，英国伦敦的研究机构 Legatum Institute 在 2017 年对全球的医疗服务水平进行了调查，亚洲只有日本和新加坡进入了排行前 15 名，分别排在第 4 名和第 2 名（李蕾等，2017）。可见，我国在医疗水平和医疗服务水平提升方面仍然存在很大的空间。

2. 医疗服务资源配置不均衡、享受不均等的原因

我国存在医疗服务资源配置不均衡、享受不均等现象，不仅影响了供需平衡，而且影响了医疗服务可及性。我国出现了医疗服务资源利用效率低下与过度并存、资源供不应求与供过于求并存的局面，区域间配置不合理、区域内层级之间结构不合理等问题也不容忽视（王萍等，2015）。正是医疗服务资源配置供需不匹配问题的存在，致使城乡居民两周患病率上升、城乡居民健康状况的差别扩大、医疗纠纷概率增大等，原因集中在如下几个方面。

1）虹吸效应

医疗服务领域的虹吸效应，描述了具有绝对资源优势的中心城市或者医疗机构，凭借集聚的优质医疗服务资源，吸引患者大量涌入，致使患者规模远远超出中心城市或者医疗机构的医疗服务能力的现象。虹吸效应主要表现在以下两个方面。

（1）中心城市虹吸效应。优质医疗服务资源大量聚集在北京、上海等一线城市，对于外地患者具有很强的吸附作用，他们会不断涌进这些城市，消耗城市的医疗服务资源。长此以往，会造成二三线城市医疗服务资源浪费和一线城市不足等不良现象。而一线城市的医疗服务资源优势，也会在医保支付机制和医疗补偿机制的共同作用下不断被损耗掉，从而出现结构上的问题。

（2）医疗机构虹吸效应。区域内部，在"求名医"观念引导下，大量的患者会涌入三级医院，三级医院的医疗服务资源被过度使用、大量消耗，而社区卫生服务中心的医疗服务资源却出现大量闲置的现象，形成了"名医看小病，大马拉小车"的局面。长此以往，渐渐形成了"公立医院大、社区卫生服务机构小"的倒三角模式，基本医疗服务难以覆盖人们的健康需要和医疗服务需求（张录法，2016）。

医疗服务领域普遍存在的虹吸效应，使医疗服务资源配置陷入困境。中心城市和医疗机构的虹吸效应，均以超负荷医疗服务需求倒逼医疗机构扩张规模，逐渐拉大城市之间、医疗机构之间的差异，致使一端不堪重负、一端被闲置的两极分化现象愈演愈烈。所以在医疗服务资源配置时，应避免虹吸效应。

2）输入型人口的流动就医

医疗服务资源配置参考因素的实时变动，如人口流动，使得城乡居民日益增长的健康需要和医疗服务需求与医疗服务资源相对不足的矛盾日益突出。医疗服务资源配置需要参考居民健康需要和医疗服务需求，自然地理环境、经济发展、人口数量与结构等相关因素的有效数据实时变化，但是医疗服务静态资源一次配置没有与经济同步增长，没有充分考虑人口、地理环境、社会进步变化的影响。

以人口因素为例，医疗服务资源配置的人口不公平性逐年加剧，主要是由输入型人口流动就医数量的增多使区域间和区域内的医疗服务资源配置不均衡加剧而导致的。以北京为例，在计算人口公平性时，如果只参考户籍人口，北京市医疗服务资源配置仍属于标准的人口公平性范畴，但是如果将输入型人口流动就医考虑在内，北京市就会出现医疗服务资源配置的人口不公平性。

3）医疗服务资源供需矛盾

从供给侧改革的视角分析医疗服务资源供给不足，可以发现三个原因，即旺盛的健康需要和医疗服务需求、乏力的医疗服务供给和医疗服务资源供需错位。

（1）旺盛的健康需要和医疗服务需求。随着经济的发展和生活水平的提高，人们的健康理念和就医观念发生了根本性的变化，人们对于生命健康赋予了更多的重视，对医疗服务资源的需求大幅增长。医疗服务需求明显受到收入水平的制约，并表现出不同的需求层次性，城乡居民收入水平的提高进一步拉动了更高层次医疗服务需求的增长。国家统计局数据显示，2017年我国居民人均医疗保健消费支出1451元，增长11.0%，增速居八大类消费支出的首位（国家统计局，2018）。随着我国城镇居民保险体系和医疗保障制度的不断完善，城乡居民已有的"小病扛、大病拖"的传统观念得以更新，医疗服务资源需求快速释放。

（2）乏力的医疗服务供给。与日益增长的医疗服务资源需求相比，医疗服务资源供给却存在着诸多瓶颈。一方面，随着交通便捷程度的增加和我国医疗保险体系的完善，越来越多的城乡居民在虹吸效应和"求名医"观念指引下大量消耗一线城市和三级医院的优质医疗服务资源，加大了某些面上或者点上医疗服务资源供需之间的差距，造成短缺；另一方面，受医生待遇不高、工作量大等因素影响，我国医疗服务技术人员供给量一直受到制约。从整体上看，我国医疗服务资源供应不足，出现了医疗服务质量不高、总量不足的现状，致使近年来大规模新建的开发区和新区，无法匹配恰当的医疗服务资源。

（3）医疗服务资源供需错位。在很长的一段时间内，我国医疗服务资源配置遵循计划经济中以政府供给为中心的模式，政府为配置的主导力量，社会资本进入时间较晚，市场调控机制尚未发育成熟。从经济发展规律来看，当医疗服务资源需求增加时，价格就会上涨，此时会出现"看病贵"现象，若在自由市场时，市场机制会促使增加供给以保持均衡的状态。但由于政府在医疗服务资源供给中的掌控作用，市场这只"无形的手"并不能有效发挥作用，无法全面提高医疗服务资源配置效率，会出现医疗服务资源供需错位现象。

**3. 医疗服务动态资源类型与特征**

城乡居民收入水平的提高，健康理念和就医观念的变化，驱动着城乡居民开始寻找更优质的医疗服务资源，导致医疗服务资源配置不均衡、享受不均等程度加剧。医疗服务静态资源一次配置后的静态资源，在数量、质量和结构上都无法充分满足人们的健康需要和医疗服务需求。为了解决这些现实问题，提高医疗服务动态资源利用率，探讨医疗服务动态资源二次配置理论方法刻不容缓。

1）医疗服务动态资源类型

医疗服务资源既包含人员、设施、环境等有形资源，又包含健康医疗数据、医疗知识、信息化水平等无形的物质资源。医疗服务静态资源仅指有形资源，主要包含在经过一次配置后很难进行调整的存量医疗服务资源，如建设好的医院、安装完毕的大型医疗设备等。医疗服务动态资源二次配置主要涉及动态资源，即可以进行再配置的资源，例如，可以多点执业的医师、可以通过远程医疗进行诊断的医疗技术等都属于医疗服务动态资源。

（1）闲置的医疗服务资源。由于虹吸效应的存在，人们会到拥有更优质医疗服务资源的区域寻求医疗服务，从而造成其所在区域医疗服务资源的闲置，例如，二三线城市出现了使用率较低的医院资源。在一个区域内，居民在"求名医"观念引导下，追寻区域内更好的医疗服务资源，从而导致区域内医疗服务资源的闲置，如一些空闲的基层诊疗设施、社区医院等。

（2）供需不匹配的医疗服务资源。供需不匹配主要有两种类型：一是医疗服务能力远大于医疗服务需求；二是医疗服务能力远低于医疗服务需求。无论是哪种类型，相应的医疗服务资源都是动态资源。例如，医疗服务信息不对称和权责不对等现象的存在，居民生病时会秉持"求名医"观念，一味追求专家门诊，致使有限的专家资源被消耗在一些低端的医疗服务需求上。

（3）追求更优质的医疗服务资源。根据二八定律，每个社会都存在20%的人拥有巨额财富，这20%的人就会产生更高的医疗服务需求，追求享受所在社会医疗服务能力之外的医疗服务资源，如欧美更先进的医疗设备、经验更丰富的医生等。随着社会的进步和财富的积累，从20%人群中分离出来的高净值人群成为更优质医疗服务资源的追求者，也成为跨国医疗的主要人群。

（4）健康医疗数据资源。来自于医疗服务供应链成员，能够描述一个个体全生命周期的健康状况或者一个群体全生存空间的健康状况。健康医疗数据资源的价值可以实时积蓄、转化，通过数据价值生成和价值实现提升数据价值，准确捕捉数据价值脉动的"脉象"，从而驱动精准医疗、个性化健康管理的实现。个体、群体、区域和国家的健康医疗数据资源，为医疗服务动态资源二次配置提供了更具价值的动态资源。

2）医疗服务动态资源特征

医疗服务动态资源是可以进行再配置的资源，存在一定的时间和空间属性，因此应从全球化的视角分析医疗服务动态资源具有的稀缺性、选择性、多样性、外部性、可及性和公益性等特征。

（1）稀缺性。全球的医疗服务资源总量和医疗服务动态资源都是有限的，我国医疗服务动态资源存在更加明显的稀缺性。国外优质医疗服务资源在满足本国人口的健康需要和医疗服务需求之后，才可以在全球范围内进行二次配置。我国一线城市和三级医院的优质医疗服务资源已经被输入型人口的流动就医所挤占，二三线城市使用率较低的医生、床位等资源数量也是有限的。面对稀缺的医疗服务动态资源，应在全球范围内进行优化配置，以更好、更快地满足人们的健康需要和医疗服务需求。

（2）选择性。医疗服务动态资源的选择性，表现在医疗服务动态资源所具有的多种用途上，特别是健康医疗数据资源。健康医疗数据拥有时间价值、空间价值和形态价值，在数据价值网络中孕育成长而不断实现价值增值，在不同的时间节点、空间状态和形态上，健康医疗数据资源都会具有不同的价值。以健康医疗数据资源为例，在提供医疗服务方案、健康管理方案、医疗服务资源均等化配置方案上都会产生不同的效果，因此在医疗服务动态资源二次配置时要充分考虑机会成本，追求经济效益和社会效益最大化。

（3）多样性。从医疗服务动态资源的分类中，可以看出医疗服务动态资源具有多样性特征。在全球化背景下，为了实现医疗服务供需平衡、医疗服务资源均等化的目标，可以在全球范围内对人员、设施和环境资源中可再配置的有形资源，以及健康医疗数据、医疗知识、信息化水平等无形资源进行二次配置。医疗服务动态资源多样性特征，为数据驱动的多供给、多需求医疗服务动态资源二次配置创造了应用环境，引导健康需要和医疗服务需求与动态资源供给形成最佳的匹配方案。

（4）外部性。医疗服务动态资源和静态资源的外部性相似，只是涉及的资源不同。例如，我国高净值人群到新加坡接受优质医疗服务或者到印度购买低价格药品等跨国医疗行为，不仅会影响我国优质医疗服务资源的利用率，而且会在从众心理驱动下产生更多的跨国医疗行为，从而产生医疗服务动态资源负外部性；如果我国能够建立医疗水平高地和药品价格洼地，吸引国外人群来我国内接受优质医疗服务或者购买低价格药品等逆向跨国医疗行为，就会正向激励我国医疗水平和医疗服务水平的进一步提高，从而产生医疗服务动态资源正外部性。

（5）可及性。医疗服务动态资源二次配置的前提，在于动态资源的时间可及性、空间可及性和经济可及性。只有医疗服务动态资源具有可及性，医疗服务动态资源二次配置才是有效的。以可以多点执业的医师为例，只有一线城市三级医院的医生与二三线城市社区医院的患者之间存在可及性，患者才能享受到更优质的医生资源。人们选择跨域医疗、跨国医疗接受优质医疗服务的前提，就是医疗服务动态资源的可及性。从某种意义上讲，互联网医疗、远程医疗和移动医疗等新型医疗模式的应用提高了动态资源的可及性。

（6）公益性。医疗服务动态资源的公益性不同于静态资源的福利性，而是进一步提高基本医疗服务的可及性，推动"人人享有基本医疗卫生服务"目标的实现。通过医疗服务动态资源二次配置，一方面，将更多的医疗服务动态资源配置到医疗服务需求最高的区域，更好地满足人们的健康需要和医疗服务需求；另一方面，让市场机制在医疗服务动态资源配置上发挥决定性作用，更好地保障医疗服务供给侧产出更优质的医疗服务资源。

## 6.3.2 静态公平性和动态公平性

医疗服务动态资源二次配置以静态公平性和动态公平性为目标，致力于探索更加科学合理的配置方式、配置原则，最大限度地补偿基本医疗服务供给能力的不足，实现基本医疗服务能力最大化。面向医疗服务静态资源一次配置仍然存在的不均衡、享受不均等的问题，以动态资源填补静态资源遗留的"空隙"，提高医疗服务资源的使用效率和利用率。

1. 医疗服务动态资源二次配置的方式

由于健康医疗数据属于一类医疗服务动态资源，医疗服务资源数据拥有的时间脉动和空间脉动价值的转换，可以体现在医疗服务资源均等化、医疗服务资源效率提升和医疗服务资源供需匹配等方面。除了医疗服务资源配置的传统方式之外，健康医疗数据驱动的作用不容忽视。医疗服务动态资源二次配置，主要有宏观政策和市场驱动、健康医疗数据驱动两类方式。

1) 宏观政策和市场驱动

医疗服务动态资源二次配置可以采取市场调节、计划调节和市场与计划相结合的复合调节三种方式。

（1）市场调节。市场调节指依据市场机制，以市场需求为导向配置医疗服务资源的方式，即运用市场的竞争机制、价格机制和供求机制，由市场自行配置医疗服务资源。市场调节体现了医疗服务资源的竞争性特点，可以提高医疗服务资源的配置效率。市场调节是医疗服务动态资源二次配置的基本手段，遵循市场发展规律。相比于社会效益，市场调节更多地考虑经济效益最大化。

（2）计划调节。计划调节是依据政府的宏观政策，采用行政手段配置医疗服务资源的方式，即由政府统一安排医疗机构的发展规模、数量、服务项目、收费标准等方式，统一分配医疗服务资源。计划调节体现了医疗服务资源基础性和福利性特点，可以维持医疗服务资源配置的公平性。计划调节是医疗服务动态资源二次配备的重要手段，从整体利益出发，站在全局的高度配置医疗服务资源和规划卫生健康事业发展规模，更多考虑社会效益最大化（王勋，2015）。

（3）市场与计划相结合的复合调节。复合调节是将市场调节和计划调节有机结合在一起的医疗服务资源配置方式。在政府宏观调控前提下，以市场需求为导向，发挥计划调节的主导作用和市场调节的基础作用，即建立在政府宏观调控下社会主义市场经济的医疗服务资源配置模式。事实证明，计划调节或者市场调节都无法最大限度地促进医疗服务行业的发展，只有将二者有机结合，才能实现医疗服务资源优化配置（邓大松和严妮，2014）。医疗服务动态资源二次配置的最有效手段是复合调节。如何实现市场调节与计划调节的有机结合，高效利用医疗服务资源，满足城乡居民日益增长、多样化的医疗服务需求，是医疗服务动态资源二次配置的重大理论和实践问题。

2) 健康医疗数据驱动

由于医疗服务资源数据价值和数据权利可以如蓄电池般积蓄能量，经过时间和空间的变换，在需要的时候释放能量，所以健康医疗数据在医疗服务动态资源二次配置时存在着不容忽视的驱动作用，能够帮助政府职能部门在医疗服务静态资源一次配置后寻找医疗服务供应链的薄弱环节、观察医疗服务资源配置不均衡、享受不均等的状况。

（1）个体层面。个体全生命周期数据可以辅助临床决策和自我诊断，驱动精准医疗和个性化健康管理的实现。个体医疗服务资源数据价值脉动能够用于观察一个个体的健康状况及特征，可以实时展现个体医疗服务资源的配置水平和匹配程度，通过大数据分析技术的应用，可以清晰地发现医疗服务资源在个体层面的配置差异和不均衡水平，从而驱动医疗服务动态资源二次配置时实现个体层面均衡化。

（2）群体层面。群体全生存空间数据可以辅助流行病监测和管理，实现群体流行病管理的精准化服务。群体医疗服务资源数据价值脉动能够用于观察一个群体的健康状况及特征。一个群体全生存空间的健康状况可以反映医疗服务资源在群体之间的配置情况，通过医疗服务资源再配置和医疗服务数据实时评估，可以驱动医疗服务动态资源二次配置时实现群体层面均衡化。

（3）区域层面。区域医疗服务资源数据价值脉动能够用于观察一个区域人口的健康状况及特征，可以展现医疗服务供应链在不同区域运营效率和效益的差异，从而反映不同区域医疗服务资源均等化水平上的差异，以及体现在不同区域居民健康水平上的差异。应在健康医疗数据分析基础上，妥善制定医疗服务动态资源二次配置策略，制定更加科学、更加精准的宏观政策，引导医疗服务供应链科学运营。通过政府和市场的双调节作用提高资源使用效率和利用率，在区域间进行医疗服务资源再配置，全面提高健康医疗数据价值和医疗服务资源均等化水平，从而驱动医疗服务动态资源二次配置时实现区域层面均衡化。

（4）国家层面。随着经济全球化和经济一体化程度的加深，医疗服务资源可以在全球范围内流动。医疗服务供应链网络逐步扩大，国家之间的合作与交流日益频繁，健康医疗数据价值网络也得以延伸。国家医疗服务资源数据价值脉动能够用于观察一个国家人口的健康状况及其特征，可以反映一个国家的医疗服务水平和可输出的医疗服务供给与需求，通过价值共创、资源联盟和协调，驱动医疗服务需求与医疗服务资源供给在国家之间匹配，使所有的医疗服务需求在可承受的范围内匹配到最优质的供给，驱动医疗服务动态资源二次配置时实现国家层面均衡化。

2. 医疗服务动态资源二次配置的原则

医疗服务静态资源一次配置主要依靠政府的主导作用，基本出发点在于满足人们的基本医疗服务需求，力图保证配置的公平性。为满足人们日益增长的医疗服务需求，实现医疗服务资源的供需平衡，在医疗服务动态资源二次配置中要依靠市场的调节作用。市场决定医疗服务资源配置的效率，所以医疗服务动态资源二次配置应在实现公平的前提下，追求效率的最大化，即遵循"实现公平，追求效率"的原则，驱动动态资源流向效率高、需求高、风险高的环节。

1）公平优先，兼顾效率

尽管医疗服务动态资源二次配置仍然坚持"公平优先，兼顾效率"的原则，但是内涵已经发生了变化，更加倾向于医疗服务动态资源配置效率最大化。在医疗服务动态资源二次配置过程中，充分发挥市场这只"无形的手"的调节作用，全面提高医疗服务动态资源配置效率，使有限的动态资源发挥最大化作用。

医疗服务动态资源二次配置的效率还体现在实现健康医疗数据价值，发挥医疗服务资源数据的驱动作用上，即应用大数据分析技术，充分融合健康医疗数据资源，充分利用数据技术，充分实施数据组织，以健康医疗数据价值和价值增值最大化为目标，促进个人健康数据价值生成和医学知识数据价值生成，以及医疗服务资源数据价值在数据价值网络中的实现，驱动人类智慧与人工智能相融合的医疗服务方案和健康管理方案，以及医疗服务资源均等化配置方案的应用与创新。

2）按需匹配，保障健康

医疗服务动态资源二次配置的核心和目标，是要实现医疗服务资源配置最佳化和效益最大化，即用最低的医疗服务资源投入成本获得最优的医疗服务效果。医疗服务资源配置中的效率是指最有效地使用医疗服务资源以满足人们的愿望和需要，即利用有限的医疗服务资源获得最大的医疗服务产出（赵林度，2017）。

在改善健康状况、提高健康水平的目标驱动下，在医疗服务动态资源二次配置过程中更加追求配置效率。从经济学的层面上看，医疗服务资源配置效率（allocating efficiency）指为医疗服务需求与医疗服务供给间的匹配程度，即为医疗服务需求匹配在供给允许下的价值最高的医疗服务资源；从管理学的层面上看，医疗服务资源配置效率指医疗服务资源所支撑的医疗服务供给能否满足个性化医疗服务需求，即要实现现有医疗服务资源的最优配置。

3）安全调配，急用先行

因为医疗服务资源与生命健康的关联性，所以在医疗服务动态资源二次配置时需要优先补偿一次配置后新出现的安全薄弱环节，也可以本着"急用先行"的原则调配动态资源直达需求点。医疗服务静态资源一次配置遵循"公平优先，兼顾效率"的原则，尽管已经形成了空间公平性和人口公平性，但是医疗服务资源消耗会形成短缺局面，需要应用动态资源进行补偿以备安全调配之需。

医疗服务动态资源配置应该借鉴经济学意义上的医疗服务资源技术效率（technical efficiency）思想，遵循"急用先行"的原则。医疗服务资源技术效率指最少的投入要素组合所能提供的特定医疗服务类型和数量，如医疗服务技术人员、医疗设施设备等要素组合所能提供手术的类型和数量（赵林度，2017）。医疗服务资源技术效率思想，提供了以有限的投入最大限度地保障医疗服务的途径。

## 3. 医疗服务动态资源二次配置的静态公平性和动态公平性

根据医疗服务动态资源二次配置的方式、原则,动态资源配置过程中必须注重公平性,即静态公平性和动态公平性。因为动态资源的有限性和价值作用最大化的要求,所以在医疗服务动态资源配置过程中需要进行状态评估,以判断每一个时间节点的价值。医疗服务动态资源状态评估模型如图 6-4 所示。

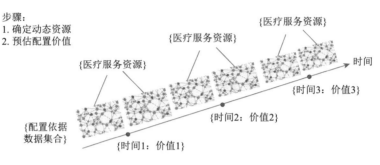

图 6-4  医疗服务动态资源状态评估模型

### 1)静态公平性和动态公平性的含义

宏观政策和市场驱动、健康医疗数据驱动的医疗服务动态资源二次配置的方式,不仅追求效率最大化,而且仍然关注有限的动态资源的公平性。在局部的每一个时间节点上、全局的每一批次资源配置上,通过状态评估实现静态公平性和动态公平性。

(1)静态公平性的含义。根据图 6-4 所示的医疗服务动态资源状态评估模型,在每个时间节点评估后,会得到一个医疗服务动态资源的状态。静态公平性就是要求在每一个时间节点上的动态资源状态都是均等化配置的。在{时间:价值}集合中,每一个时间节点的价值判断采用医疗服务资源均等化价值,更多地表现在社会效益上而非经济效益上。

医疗服务动态资源二次配置的静态公平性是动态公平性的基础,相对于一次配置更加突出了动态资源生命所赋予的价值,即安全保障、紧急救援等。以可以多点执业的医师为例,在一个可及的范围内进行二次配置时一定会选择匹配需求最为迫切的患者,以实现医生资源在配置时间节点上的效率最大化。

(2)动态公平性的含义。动态公平性表现在一个全局的时间轴上,反映在每一次静态公平性基础上的动态优化过程之中,具体表现在四个"兼顾"上。

第一,兼顾动态变化规律。配置过程中要充分考虑各个参考因素的动态变化规律,要与经济同步增长,适应人口、地理环境、社会进步的变化,在配置过程中需要注意各项静态公平性的要求。例如,在医疗服务动态资源二次配置时要充分考虑流动人口的特点和分布。不能只参考户籍人口，而要将包括流动人口在内的常住人口都计算在内。否则流动人口会挤占户籍人口的医疗服务资源，两者的医疗服务需求都得不到满足。与此同时，除了考虑现行的流动人口的相关数据外，流动人口的自身特点和未来分布也是需要参考的指标。只有将会分担医疗服务资源的流动人口与常住人口共同视作人口因素，才能提高医疗服务资源使用效率，做到真正意义上的医疗服务资源均等化。

第二，兼顾动态匹配关系。对于医疗服务动态资源的特点，动态公平性体现在使其能与最合适的医疗服务需求相匹配，即所有居民的需求都能在现有的医疗服务供给中匹配，获得最令人满意的医疗服务。这可以通过患者签约制实现，即规定一个居民必须与一家社区医疗机构签署约定，确保患者信息在各层级医疗机构的互认互通、实现院内首诊与转诊、适当压缩专家门诊数量，通过 APP 引导患者有序就医。

第三，兼顾动态覆盖区域。随着经济全球化和经济一体化程度的加深，在进行二次配置时应充分考虑全球范围内的医疗服务资源，将各国优质医疗服务资源进行整合、关联，建立国家之间的医疗联盟，使医疗服务资源在个体、群体、区域和国家间能够按区域、按人群、按需求得到最合适的匹配。可以借助远程医疗等新型医疗模式，从全球化视角解决我国医疗服务资源均等化问题。

第四，兼顾动态关联价值。医疗服务资源动态公平性以个体、群体、区域和国家为载体，在进行二次配置时应充分考虑每一个医疗服务供应链成员的贡献，使健康医疗数据的价值能够公平地在医疗服务供应链各成员、各环节上实现，能够在个体、群体、区域和国家之间以"资源-价值"关联关系推动医疗服务资源均等化。数据驱动实现的精准医疗和个性化健康管理，能够更加匹配地覆盖到更多的人群中去。

2）静态公平性和动态公平性的测度方法

医疗服务动态资源二次配置的静态公平性和动态公平性，仍然可以应用洛伦茨曲线、基尼系数和泰尔指数等进行衡量。医疗服务动态资源二次配置是一种对增量资源的优化配置，通过短时间轴和长时间轴的动态评估及一个连续变化的调整，实现静态公平性和动态公平性的统一。无论采取何种配置方式，健康医疗数据驱动实现最佳供需匹配的价值作用不容忽视。

（1）反映动态增量。必须考虑增量调整方式，综合考虑医疗服务新增需求与医疗服务新增资源的动态匹配过程，以更加科学的方式协调医疗服务动态资源在个体、群体、区域和国家之间的优化配置。根据经济发展、人口数量与结构、自然地理环境、健康需要和医疗服务需求等数据分析结果进行配置，准确把握数据"脉象"所反映的医疗服务资源均等化状态及动态增量配置后均等化状态的变化。

（2）反映实时变化。医疗服务动态资源的状态是实时变化的，例如，我国患者到新加坡接受跨国医疗，新加坡的医生、床位、药品等医疗服务资源就会相应地减少，我国健康需要和医疗服务需求也会相应地减少。除了闲置的、供需不匹配的、追求更优质的医疗服务资源会实时变化之外，健康医疗数据资源也会实时变化，数据价值会随着时间价值、空间价值、形态价值的变化而发生改变。

医疗服务动态资源二次配置建立在状态评估基础上，分别以静态公平性和动态公平性反映资源配置状况，仅是一个时间节点、一个时间段资源配置状态的描述。相对于一次配置的空间公平性和人口公平性，二次配置追求的是短时间内的公平性，即在变化的时间和空间范围内选择匹配度最高的配置方案。

## 6.4 "患者中心型"医疗服务资源配置体系

"患者中心型"医疗服务资源配置体系，以患者健康需要和医疗服务需求为核心，以健康医疗数据为基础，以多样化医疗服务模式为载体，旨在精准捕捉个体、群体、区域和国家数据"脉象"，精准描述个体、群体健康状态，以及区域、国家医疗服务资源均等化水平。"患者中心型"医疗服务资源配置体系，体现了数据驱动在提升人们健康水平上的价值作用。

### 6.4.1 医疗服务资源数据驱动配置载体

在物联网、人工智能等新兴技术的推动下，互联网医疗、远程医疗（tele-health）、移动医疗（mobile health）等新型医疗模式提供了集聚健康医疗数据资源的平台，能够更加充分地发挥健康医疗数据智能驱动的价值作用，在价值生成和价值实现过程中成为医疗服务资源数据驱动配置的载体。

1. 互联网平台统筹医疗服务资源配置

医疗服务资源配置不均衡、享受不均等，主要表现在农村和城市之间、各省（自治区、直辖市）之间存在的巨大差异，优质医疗服务资源主要集中在北上广深等大型中心城市，从而造成医疗服务弹性需求。医疗服务弹性需求由区域间人口流动、经济技术发展和季节性变化等导致的需求变化引起，受多种影响因素共同作用，难以准确预测。互联网平台具有不受地理环境约束的特性，能够有效整合医疗服务资源，通过在线平台将各种不同类型、位于不同区域的医疗服务带到患者身边。

1）基于互联网的医疗服务资源整合

在供应链环境下，存在一种供应商管理库存（vendor managed inventory，VMI）模式，由上游成员管理下游成员库存，能够有效解决需求不确定环境下"牛鞭效应"等带来的供应链风险。在医疗服务弹性需求条件下，医疗服务资源配置可以借鉴供应商管理库存模式,通过构建医疗服务资源动态协调系统,降低医疗服务资源供应冗余、减少医疗服务资源供应不足,实现供需平衡。基于弹性需求的医疗服务资源动态协调系统的组成如图 6-5 所示。

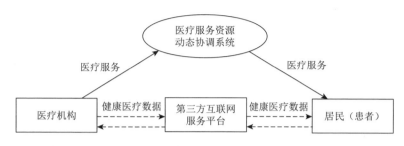

图 6-5　基于弹性需求的医疗服务资源动态协调系统的组成

基于弹性需求的医疗服务资源动态协调系统,由医疗机构、第三方互联网服务平台、居民(患者)三个主体构成。第三方互联网服务平台是医疗机构与患者之间联系的纽带,是实现医疗服务供需平衡的关键。与供应商管理库存模式相同,基于弹性需求的医疗服务资源动态协调系统实施的关键是信息和资源共享。

在信息和资源共享基础上,第三方互联网服务平台具有以下优势。

第一,减少信息不完整性。第三方互联网服务平台作为专业化第三方医疗服务平台,在运营过程中能够有效集聚健康医疗数据资源。通过专业化数据采集、存储、管理、分析和使用,拓展数据的适应范围和有效性,以大数据分析、认知计算等技术持续提高信息完整性。例如,建立以病种而非科室为基础的导诊体系,由各医疗机构提供各科室、各医生的专攻领域、可治疗领域,提高第三方互联网服务平台智能导诊能力。

第二,减少信息不对称性。通过第三方互联网服务平台,患者可以确认各个科室、医生的专业所长、专攻病症。各医疗机构的医生、床位等医疗服务资源的忙闲程度是动态协调系统的公共信息,患者可以根据不同医疗机构的忙闲程度选择合适的就诊医院和就诊时间。第三方互联网服务平台也可以根据不同医疗机构的忙闲程度为患者进行智能导诊,不仅满足患者需求,而且有助于缓解大型医院工作量压力,提高医疗服务资源使用效率和利用率。

第三,提高信息共享效率。第三方互联网服务平台提供了信息共享渠道,成为医疗机构与居民(患者)之间信息沟通的桥梁,可以将处于不同时间、不同空间的医疗机构与居民(患者)连接起来。个体、群体健康医疗数据在第三方互联网服务平台上的集聚,在提高数据价值的同时有效提高了信息共享效率。

2) 基于互联网的医疗服务资源共享

基于弹性需求的医疗服务资源动态协调系统,能够充分利用第三方互联网服务平台可视化功能,建立一个连接居民(患者)的医疗服务资源动态网络,通过数据价值生成和价值实现完成医疗服务资源价值的智能传递,如在线问诊平台、患者社交平台等,在健康医疗数据驱动下以智能匹配的方式精准利用医疗服务资源。

基于互联网的医疗服务资源共享,不仅有助于保障居民(患者)公平享有医疗服务资源的权利,而且有助于提升医疗服务效率、改善居民(患者)医疗服务体验。第三方互联网服务平台通过虚拟化增值服务,如在线预约挂号、在线导诊、在线问诊等医疗服务,拓展了实体化医疗机构的医疗服务辐射空间范围。

3)基于互联网的医疗服务资源配置

基于互联网的在线问诊平台、患者社交平台等集聚了大量的疾病问诊案例、治疗解决方案等健康医疗数据,成为居民(患者)健康需要和医疗服务需求分析的基础,从而构建数据驱动的医疗服务资源供需匹配模型、医疗服务资源配置模型等,建立基于需求分析的医疗服务资源精准配置方案。基于互联网的医疗服务资源配置如图 6-6 所示。

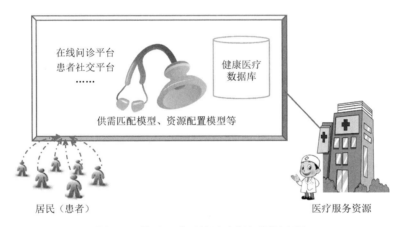

图 6-6　基于互联网的医疗服务资源配置

第三方互联网服务平台提供了便捷的健康医疗数据池,不仅能够为治疗解决方案、居民(患者)用药等循证提供数据支持,而且能够在医疗服务资源整合、共享基础上更加精准地配置医疗服务资源。基于互联网的医疗服务资源配置方法,需要建立安全防护屏障、打通医疗保险支付屏障,解决数据隐私、在线支付等一系列安全问题,更有效地提高医疗服务资源使用效率和利用率。

2. 远程云端智能整合医疗服务资源配置

远程医疗服务平台建立了云端电子健康档案与加盟医院端电子病历之间的连接,以及从疾病治疗向预防保健延伸的有效路径,从而增强了远程医疗服务平台的智能整合、智能配置能力。电子健康档案数据与电子病历数据关联分析，有助于识别疾病特征、药品药效及不良反应、药物相互作用等弥补临床试验中由于样本局限性未能发现的问题（于跃，2016；叶枫等，2011）。

1）基于远程医疗的医疗服务资源智能整合

健康医疗数据在云端存储灵活（钟俊华等，2013），充分利用人类智慧与人工智能实时采集可穿戴设备、医院检测设备等健康医疗数据，以此驱动医疗服务资源智能整合。远程医疗服务平台的应用，使更广泛的实体空间的医疗服务资源在云端虚拟空间进行虚拟整合，应用大数据分析、认知计算等技术提高供需智能匹配能力。

健康医疗数据在远程医疗服务平台云端集聚，提供了数据挖掘、关联分析的数据资源，为智能医护、自我健康管理等远程医疗服务奠定了基础，从而吸引着医疗机构等医疗服务资源充分整合。依据健康需要和医疗服务需求进行的医疗服务资源整合，以供需精准匹配方式提高资源使用效率和利用率。

2）基于远程医疗的医疗服务资源智能配置

在远程医疗服务平台云端聚集、虚拟整合的医疗服务资源为动态资源。借助远程医疗服务平台，医疗服务资源在云端虚拟整合的目的，在于医疗服务资源的虚拟配置，即云端的虚拟资源与某地实体资源的匹配，以及某地医疗服务资源需求对象的匹配，从而建立某地实体资源与某地医疗服务资源需求对象之间的匹配。基于远程医疗的医疗服务资源智能配置如图 6-7 所示。

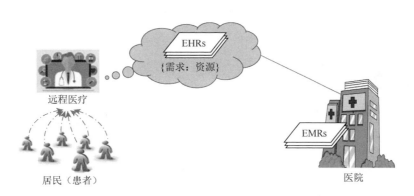

图 6-7　基于远程医疗的医疗服务资源智能配置

在远程医疗服务平台云端整合的动态资源，依据电子健康档案和电子病历关联分析的结果，将有限的动态资源配置给需要最迫切的需求对象使用。医疗服务资源在远程医疗服务平台上的流向、流量和流效分析结果将进一步成为新的激励，激励平台将有限的资源配置给最需要的需求对象。

远程医疗服务平台云端集聚的健康医疗数据资源成为智能诊疗的基础，提高了医疗服务的整体水平。云端电子健康档案数据与加盟医院端电子病历数据之间的关联分析结果，不仅有助于指导医生等医护人员更加精准地进行诊疗，而且有助于患者等远程用户更加精准地进行自我健康管理。

3. 移动医疗协调医疗服务资源配置

随着智能手机、平板电脑的推广应用和 APP 技术的快速发展，移动医疗以便捷、低成本的优势被越来越多的人所接受，并逐步演化成健康医疗数据源采集端和应用端。移动医疗不受时空限制的特性，使随时随地的数据采集和随时随地的健康管理成为可能，积累的健康医疗数据成为医疗服务资源配置的驱动力。

1）基于移动医疗的健康医疗数据采集

移动医疗提供了自动和手动两种健康医疗数据采集方式，一是智能手机逐步增加的运动量等数据采集功能，以及与智能手机或平板电脑关联的移动心电图仪、可穿戴设备等智能采集设备；二是以健康管理为题材的 APP 的应用，提供了手动输入个人健康数据的平台。基于智能手机、平板电脑的移动医疗数据采集能力，必将随着物联网技术的发展而向着智能化、精准化方向发展。

智能手机、平板电脑和可穿戴设备等的集成应用，增强了移动医疗获取心率、血压、心电图、血糖、血脂、血氧、眼压、睡眠、生物影像和运动等健康医疗数据的可能性，并且建立了与医院检测设备智能互联互通的渠道。尽管现有的移动医疗健康医疗数据采集的精度尚未达到医用要求，但是共享性、实时性和趋势性的健康医疗数据价值仍然推动着数据的应用，以及健康医疗数据采集技术的发展。

2）基于移动医疗的个性化健康管理

移动医疗服务模式通过信息、资源和能力的有机融合，为患者提供初步诊断服务和个性化健康管理，辅助患者的实时自我健康管理。尽管移动医疗采集数据的精度不高，无法支持精准医疗服务，但是数据呈现的共享性、实时性和趋势性等特性，使其成为传统医疗服务的重要补充，已经在治疗初期的检测和导诊、治疗后期的康复等方面发挥了重要作用。

医疗服务的实时动态跟踪，真正体现了"患者中心型"医疗服务思想，不仅服务于慢性病患者的用药提醒、血压血糖提醒等，而且用于生活习惯监测、运动量监测等。智能手机、平板电脑、可穿戴设备等移动智能终端在医疗服务领域的融合，为实时、低成本的检测、监测、预警创造了条件，必将成为健康管理预防干预的最佳途径。

3）基于移动医疗的医疗服务资源配置

医疗服务资源可以分为治疗性医疗服务资源（救治性医疗服务资源和康复性医疗服务资源）和预防性医疗服务资源。目前移动医疗健康医疗数据精度不高，难以支持精准医疗，但是可以利用实时性特性进行紧急救援和预防保健，因此，基于移动医疗的医疗服务资源配置主要涉及救治性医疗服务资源中的急救性医疗服务资源和预防性医疗服务资源。

（1）急救性医疗服务资源配置。我国每年大约有 180 万人猝死，其中心源性猝死占比达 70%，我国猝死平均抢救成功率不到 1%（郭姣娜，2017），而且 80% 的猝死发生在医院之外。通过移动医疗健康医疗数据分析，可以了解患有高血压、高血脂、高血糖等重点关注人群的空间分布，以及重点关注人群的疾病演化趋势，有助于指导我国公共场所放置区域自动体外除颤仪（automated external defibrillator，AED）计划的实施，使 AED 放置更加科学，24 小时经营硝酸甘油、阿司匹林、美托洛尔等急救药品的药店分布更加合理。基于移动医疗的急救性医疗服务资源配置如图 6-8 所示。

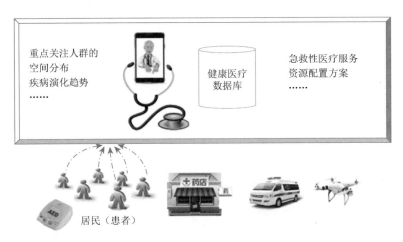

图 6-8　基于移动医疗的急救性医疗服务资源配置

在《国务院办公厅关于印发中国防治慢性病中长期规划（2017—2025 年）的通知》（国办发〔2017〕12 号）中，提出了心脑血管疾病死亡率基线为 241.3/10 万，到 2025 年下降 15%，这是国家政策首次提出疾病死亡率下降目标。如果能够按照人群健康状态配置急救医疗服务资源，使小型无人机、救护车、AED、24 小时药店等配置更加科学合理，致力于满足黄金救援 4 分钟要求，一旦遇到需要急救的人员可以应用移动医疗 APP 及时查找附近的急救资源，就能够有效提高我国猝死抢救成功率。

（2）预防性医疗服务资源配置。保健性基础设施、健康小屋等预防性医疗服务资源，主要面向健康人群和康复人群。通过移动医疗健康医疗数据分析，可以了解每一个个体的健康状况和疾病演化趋势，可以更加精准地掌握健康人群、康复人群的健康需要和医疗服务需求，从而更加科学合理地配置预防性医疗服务资源。基于移动医疗的预防性医疗服务资源配置如图 6-9 所示。

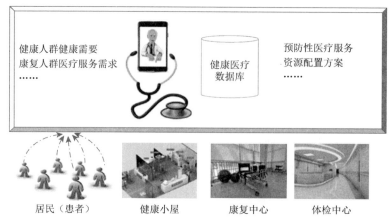

图 6-9 基于移动医疗的预防性医疗服务资源配置

随着人们健康理念和就医观念的变化，人们对预防保健的需求发生质的变化，对预防性医疗服务资源有了更高的需求，未来"治疗性医疗服务资源∶预防性医疗服务资源＝20%∶80%"成为新的配置目标。基于移动医疗的预防性医疗服务资源配置能够更好地发挥健康小屋、康复中心、体检中心等预防性医疗服务资源的价值作用，能够充分发挥预防性医疗服务资源在整个医疗服务体系中的价值作用。

4. 患者主导医疗服务资源配置

互联网医疗、远程医疗和移动医疗等新型医疗模式的应用，增强了患者参与、互动、自我健康管理能力，推动着"患者中心型"医疗服务模式的形成和发展。"患者中心型"医疗服务体系下，患者掌握着自己健康医疗数据的控制权、自主选择权，以及接受医疗服务的全过程。

1) "患者中心型"医疗服务需求

"患者中心型"医疗服务强调患者在整个医疗服务体系中的主导作用，驱动着个性化健康管理和自我健康管理策略的实施。患者在医疗服务体系中主动性的提高，有助于更加清晰地掌握自己健康医疗数据所蕴涵的健康状况信息，更加精准地管理自己的健康。"患者中心型"医疗服务需求，来源于自己健康医疗数据价值生成和价值实现过程，除了数据隐私保护、数据资产保值增值等基本需求之外，还应考虑可及性需求、共享性需求和智能化需求。

（1）可及性需求。个人健康数据主要存储在电子健康档案和电子病历中，患者在现有的医疗服务体系中难以接触到自己的健康医疗数据，如何提高健康医疗数据可及性，充分利用健康医疗数据衍生物的价值值得深入探讨。互联网医疗、远程医疗和移动医疗等新型医疗模式，提高了健康医疗数据可及性。

"患者中心型"医疗服务可及性需求，综合反映了患者对医疗服务、医疗服务资源和健康医疗数据可用性的追求，致力于提高健康医疗数据的使用价值。在患者需求驱动下，健康医疗数据经营者越来越关注数据对患者自身的价值作用，便捷、低成本的数据应用方式使患者对自己的健康状况越来越了解，也进一步调动了患者提供健康医疗数据的意愿。

（2）共享性需求。患者真正享有个人健康数据控制权，有权决定是否共享自己的健康医疗数据、与谁共享、如何共享。患者利用健康医疗数据控制权使个人健康数据在医疗机构、体检机构、保险公司等医疗服务供应链成员之间有效传递，患者将享有个性化健康管理、个性化医疗（精准医疗）服务等"患者中心型"医疗服务。

随着健康医疗数据共享患者数量的增加，医疗服务行业将会聚集更多、更高质量的健康医疗数据，并转化成个性化健康管理、个性化医疗（精准医疗）服务解决方案。"患者中心型"医疗服务共享性需求致力于通过数据共享提升数据价值和使用价值，从而提高整个数据价值网络的价值增值能力。

（3）智能化需求。患者在医疗服务体系中主动性的提高，并不意味着患者应该成为医疗服务的主宰，患者相对于医生的从属地位始终不应该改变。因为绝大部分患者医学知识的匮乏，他们完全读懂健康医疗数据蕴涵的医学知识比较困难，所以需要健康医疗数据经营者能够增强智能化，提供更加通俗易懂的智能化呈现方式，从而提高健康医疗数据的形态价值。

"患者中心型"医疗服务智能化需求，致力于以可视化、智能化的方式呈现医学知识，使患者能够更加全面深入地了解自己的健康状况。通过关联分析、预测分析等分析技术的应用，以清晰的方式展现预防保健与生活方式之间的关联关系、某类疾病演化的趋势等，从而增强患者面对预防干预、临床干预的依从性，提高预防和治疗效率。

2）"患者中心型"医疗服务模式

随着健康医疗数据标准化、可视化、智能化的增强，基于健康医疗数据的个性化健康管理方案、个性化医疗（精准医疗）服务方案的可读性也进一步增强，在互联网医疗、远程医疗和移动医疗等新型医疗模式的帮助下，患者能够实时掌握自己的健康状况、疾病隐患，担负起健康管理第一责任人的使命。

（1）主动预约模式。随着人们对健康医疗数据理解和认识的提高，患者能够更加清晰地了解自身的健康状况，有效增强了医疗服务资源选择的判断力和控制力。患者在医疗服务体系中主导地位的形成，增强了患者依据自身的健康状况主动预约服务的意愿和能力，能够更清晰、更有效地与医疗服务人员进行沟通。

"患者中心型"医疗服务主动预约模式，提供了患者自我解读健康医疗数据使用途径,支持患者择院、择医参与医疗服务的正确行为。患者依托健康医疗数据对自我健康状况的解读能力,决定了患者选择行为和病情描述的准确性,从而提高患者诊疗效率和健康医疗数据使用的准确性。

(2)推送服务模式。"患者中心型"医疗服务体系既包含患者主动的主动预约模式,又包含患者被动的推送服务模式,一方面,能够根据个体健康状况给出相应的预防干预,引导个体接受相应的健康管理和医疗服务;另一方面,能够根据一个区域群体的健康状况,指导区域的个体和群体做好防护工作,预防流行病的发生。

"患者中心型"医疗服务推送服务模式,面向个体/群体、一个区域或者特定的群体,有针对性地提供健康医疗信息服务,全方位指导患者接受健康管理和医疗服务。推送服务的准确性,不仅取决于推送对象的准确性,而且取决于推送信息的准确性,能够精准地反映推送对象的健康状况。

(3)智能导诊模式。电子健康档案、电子病历等数据载体的标准化,可穿戴设备、医院检测设备等医疗设备的智能化,在线问诊平台、患者社交平台等交互平台的共享化,增强了基于患者健康医疗数据的智能导诊能力。医疗服务供应链成员在智能导诊功能引导下,产生合理的就医流向和就医秩序,有助于进一步优化医疗服务资源配置。

"患者中心型"医疗服务智能导诊模式充分展现了健康医疗数据价值和价值增值能力,充分利用了标准化、智能化和共享化环境带来的技术优势,以供需最佳匹配的动力驱动医疗服务资源优化配置。在"患者中心型"医疗服务体系中,患者自主选择权的增加推动着健康医疗数据数量、数据质量和内核知识的提高,进一步提高智能导诊能力。

3)"患者中心型"医疗服务资源配置

"患者中心型"医疗服务主动预约模式、推送服务模式和智能导诊模式的应用,有效支持患者享有健康医疗数据所有权和医疗服务资源自主选择权,支持患者需求驱动下医疗服务资源均衡配置、均等享受。医疗服务资源配置只有契合患者需求,才能激发患者的选择行为、提高资源配置效率。"患者中心型"医疗服务资源配置如图6-10所示,描述了基于互联网医疗、远程医疗和移动医疗等新型医疗模式的医疗服务资源配置方式,从可及性、共享性和智能化不同需求的视角实现需求与资源之间的优化配置。

(1)基于患者行为轨迹、生活半径的配置思想。"患者中心型"医疗服务资源配置思想,更多地以可及性需求为中心考虑患者行为轨迹、生活半径,以患者的时空距离探讨医疗服务资源配置方式。基于患者行为轨迹、生活半径的配置思想,体现了我国医疗服务资源配置的主体思想,充分满足了患者就近就医的健康需要和医疗服务需求。

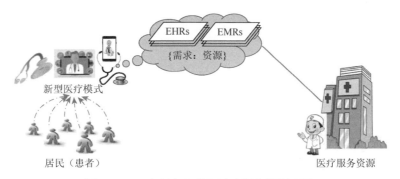

图 6-10 "患者中心型"医疗服务资源配置

以上海 2005 年开始实施的"1560 就医圈"为例,即到达最近的社区卫生服务中心的时间不能超过 15 分钟,到达最近一家三级医院就医的时间不能超过 60 分钟。上海"1560 就医圈"致力于创建便捷的就医环境,以均衡的医疗服务资源配置追求均等的医疗服务资源享受。

(2) 以社区、家庭为中心的配置方式。随着社区卫生服务中心等基层医疗机构和家庭医疗机构地位的提高,形成了以社区、家庭为中心的配置方式,致力于提升基层首诊和自我健康管理能力。医疗服务资源下沉基层的趋势,从实践的视角探索着"患者中心型"医疗服务资源配置方法。

医疗服务资源向社区、家庭等患者端的配置,能够满足"患者中心型"医疗服务共享性需求,推动个性化健康管理的有效实施。随着预防为主的健康理念的变化,预防性医疗服务资源以社区、家庭为中心进行配置,与此同时,急救性医疗服务资源也应以社区、家庭为中心进行配置,将预防性和急救性医疗服务资源放在身边,更好地发挥应有的价值作用。

(3) 人类智慧与人工智能相融合的配置方式。大数据分析、认知计算等技术的应用,推动了人类智慧与人工智能在医疗服务领域的融合,健康医疗数据成为驱动医疗服务资源精准配置的原动力。人类智慧与人工智能相融合是一个动态的、深度学习的过程,是以数据价值实现资源增值赋能的过程。

人类智慧与人工智能相融合的医疗服务资源配置,能够满足"患者中心型"医疗服务智能化需求,推动个性化健康管理和个性化医疗(精准医疗)服务的有效实施。在健康医疗数据价值驱动下,医疗服务静态资源一次配置、动态资源二次配置的流向、流量和流效更加科学合理、精准高效。

## 6.4.2 医疗服务资源数据驱动配置方法

海量的健康医疗数据、持续创新的互联网医疗、远程医疗和移动医疗等新型医疗模式,旨在更契合患者需求、更高效利用医疗服务资源。不断涌现的健康医疗数据隐藏着个体、群体、区域和国家健康状况的"脉象",大数据分析、认知计算等技术正持续不断地学习、改进,以更加精准地把握个体、群体、区域和国家的健康脉动,助力于全人类健康水平的提升。医疗服务资源数据驱动配置方法,可以分别从个体、群体、区域和国家四个层次进行描述(图6-11),分别以需求、公平、效率和创新为核心反映不同主体的不同主题。

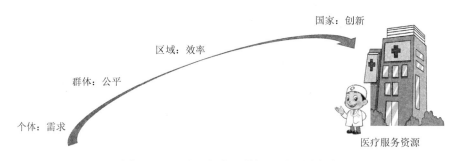

图6-11 医疗服务资源数据驱动配置方法

1. 个体层面——以需求为核心的个体全生命周期医疗服务覆盖

我国医疗服务体系发展相对滞后,存在预防性医疗服务资源占比低、公立医疗机构比重大、城乡医疗服务资源配置不均衡等结构性问题,儿科、精神科、老年科和康复科等专科医院发展明显不足,从而导致"看病难""看病贵"等问题,究其症结在于个体全生命周期医疗服务覆盖的不足。个体全生命周期医疗服务覆盖,包含日常保健、疾病预防、疾病治疗、愈后康复等阶段,依赖于个体健康"脉象"微调医疗服务动态资源配置。

1) 日常保健阶段

可穿戴设备等智能采集设备的应用和个体健康医疗数据的积累,使面向个体的健康状态实时监测成为可能,如围孕(产)期妇女的孕前调理、孕期保养、产后康复等全过程健康管理,保障个体健康状态改善和健康水平提升。日常保健在满足人们健康需要和医疗服务需求方面,担负着重要的职能和使命,依赖于预防性医疗服务资源配置。

日常保健阶段面向的人群较多,其中重点人群包括亚健康、慢性病患者等人群,互联网医疗、远程医疗和移动医疗等新型医疗模式的应用,扩展了日常保健的时空范围。"患者中心型"医疗服务资源配置,能够满足多样化人群自由选择健康的生活方式、适合的就医途径和医疗保险路径,能够以日常保健全方位保障健康人群的健康状态。

2) 疾病预防阶段

在传统的以提供定期定点体检服务为纽带的疾病预防模式中,体检报告成为疾病预防的关键所在，如果由专业人士提供一对一的健康管理，从生理、心理、社会环境等多个角度提供全面的健康保障，那么疾病预防的效果就会大幅度提高。但是，困难在于有限的医疗服务资源配置不均衡、享受不均等，难以满足健康需要和医疗服务需求。

在医疗服务体系中，依托健康医疗数据的个性化健康管理能够提供有效的健康预警和预防干预，以维持个体的健康状态。新型医疗模式的应用支撑了基于健康医疗数据的健康状况评估、健康预警和预防干预，有针对性地提供个性化健康管理方案，以随时随地提供疾病预防。疾病预防阶段的医疗服务资源配置，重点仍然在于预防性医疗服务资源。

3）疾病治疗阶段

面对复杂的疾病演化过程，早发现、早诊断、早治疗已经成为及时控制疾病发展演变的关键。大数据分析、认知计算等技术的应用，不仅能够提高疾病预测的准确性，及时提供精准的疾病治疗方案，而且使医生有更多时间与患者进行沟通，解释治疗方案、处方等，从而提高疾病治疗准确率、保障患者就医满意度（Rolland et al.，2013）。

疾病治疗阶段主要涉及救治性医疗服务资源配置，以优化的医疗服务资源配置降低预约、问诊、检测的等待时间，提高疾病诊疗效率。"患者中心型"医疗服务资源配置，充分考虑了健康医疗数据在疾病治疗中的价值作用，以最佳的医疗服务资源供需匹配，提高疾病治疗方案的有效性。

4）愈后康复阶段

为防止疾病复发和治愈后遗症，应注重加强愈后康复阶段的医疗服务，依托健康医疗数据提供术后回访、健康教育等愈后康复工作。个性化健康管理的应用，不仅能够提高患者自我健康管理意识和水平，而且能够对患者生活方式中的健康风险因素进行评估和监测，提供有效的预防干预，致力于提高患者生活质量。

愈后康复阶段主要涉及康复性医疗服务资源配置，贯穿于从预防、调理到康复的全生命周期过程，以及从检测、评估、管理到健康生活习惯养成的全方位医疗服务过程。数据驱动的医疗服务资源配置能够充分提高医疗服务资源在个体全生命周期每一个阶段中的应用价值，提高医疗服务资源的使用效率和利用率。

2. 群体层面——以公平为核心的群体全生存空间医疗服务覆盖

2012年，世界卫生组织（World Health Organization，WHO）提出了全民健康覆盖（universal health coverage，UHC）的概念，重点强调保障不同收入人群在医疗服务资源获取方面的公平性。WHO调查发现，全世界80%的医疗服务资源服务于全世界10%的人群，全世界医疗服务资源配置存在严重不公平，其中经济、民族、性别、残疾等因素导致医疗服务资源配置不合理（何达等，2017）。医疗服务资源配置公平性已经成为一项全世界性的研究课题，以公平为核心的群体全生存空间医疗服务覆盖主要包含空间公平性和人口公平性。

1）空间公平性

从空间公平性视角看，医疗服务资源配置公平性原则就是消除不同经济水平、城乡区域群体之间医疗服务资源获取上的差异，关键目标在于改善经济或社会欠发达区域医疗服务资源获取水平。空间公平性能够从数量、质量上，保障不同区域群体公平享有医疗服务资源的权利，确保不同区域群体优质医疗服务资源的可及性。

我国以省市为单位进行的医疗服务资源配置，存在人口公平性较好、空间公平性较差的现状，我们面临如何在医疗服务静态资源一次配置的基础上，优化医疗服务动态资源二次配置，如何在一个特定的区域内，综合考虑输入型人口的流动就医问题。以有限的医疗服务资源解决无限的空间公平性问题，只能从短暂的静态公平性和动态公平性追求中得以缓解。

2）人口公平性

从人口公平性视角看，医疗服务资源配置公平性原则就是消除不同经济水平、社会阶层人群之间医疗服务资源获取上的差异，关键目标在于改善经济或社会弱势群体医疗服务资源获取水平。人口公平性能够从数量、质量上，保障不同职业、社会地位、收入水平的群体公平享有医疗服务资源的权利，确保不同层次群体优质医疗服务资源的可及性。

随着社会经济的发展，跨域、跨国等输入型人口的流动就医问题已经成为一个社会性问题，影响着"人人享有基本医疗卫生服务"目标的实现。新型医疗模式的应用，奠定了医疗服务资源配置人口公平性的基础，以群体医疗服务资源数据价值脉动涌现，有效支撑着随时、随地、随人的最佳医疗服务。

3. 区域层面——以效率为核心的区域医疗服务资源均等化

我国医疗服务资源配置基本上呈"倒三角形"，即80%的人口在农村、80%的医疗服务资源在城市、80%的城市医疗服务资源集中在三级以上医院。三个"80%"表明：无论从数量还是质量上来看，医疗服务资源在大城市、中小城市和农村分层明显，优质医疗服务资源主要集中配置在大城市。以效率为核心的区域医疗服务资源均等化，应致力于实现效益驱动的区域医疗服务资源协调和需求引导的区域医疗服务资源配置。

1）效益驱动的区域医疗服务资源协调

医疗服务静态资源一次配置遵循"公平优先，兼顾效率"的原则，在"人人享有基本医疗卫生服务"的目标驱动下，应用政府调控模式实现基本医疗服务资源均等化。医疗服务资源数据驱动配置，注重发挥市场调节模式、社会辅助模式的价值,实现由效益驱动的医疗服务资源协调,以提高医疗服务资源配置效率。

(1)市场调节模式。虹吸效应和"求名医"观念等驱动着患者的择院、择医行为,进一步加剧了医疗服务资源配置不均衡带来的矛盾。如果能够深入地考察行为人面临的约束条件,就会发现表面上不合理的行为具有合理性(Schultz,1966)。如果不改变单纯依靠政府调控模式配置医疗服务资源的体制,优质医疗服务资源单向汇聚就不可避免,也就会进一步加剧医疗服务资源配置不均衡带来的矛盾。

在"广覆盖、保基本"目标的基础上,应引入市场调节模式更好地实现供需匹配,以市场竞争机制协调医疗服务资源配置,例如,根据各个医疗机构的市场竞争力决定医生、护士、床位数配置数量。医疗服务动态资源二次配置就体现了市场调节模式的核心思想,以效益驱动区域医疗服务资源配置,充分发挥市场这只"无形的手"在医疗服务资源配置中的价值作用,引导医疗服务资源流向市场需求的最前沿。

(2)社会辅助模式。面对政府调控模式、市场调节模式在医疗服务资源配置中留下的真空地带,如跨域医疗、跨国医疗等资源配置,建立有效的激励机制,吸引社会辅助模式协调医疗服务资源配置。随着健康理念和就医观念的变化,人们对于基本医疗之外的高端医疗服务的接受度在提高,一些新型的医疗服务资源正以社会辅助模式填补着真空地带,如高端体检、健康小屋等。

2017年4月1日,国家卫生和计划生育委员会令第13号《医师执业注册管理办法》正式施行,医师可在全国范围内申请多点执业,医师进入"自主择约"行列。医疗服务动态资源二次配置以"自主择约"为前提、以合理有序的资源流动为目标,例如,可以多点执业的医师资源,通过自由的激励性合约选择,从根本上改变传统的、不合理的区域医疗服务资源配置格局,创建一个公平的、有效率的区域医疗服务体系。

2)需求引导的区域医疗服务资源配置

人们的健康需要和医疗服务需求,应该成为个体、群体、区域和国家医疗服务资源配置最核心的驱动力。由需求引导区域医疗服务资源配置,让医疗服务资源走进需求、走近患者、走向公平,以每一位居民(患者)需求的满足真正实现区域医疗服务资源均等化。在满足基本医疗服务需求的前提下,重点探讨致力于打破跨域、跨国求医屏障,满足流动就医需求、新型就医需求的区域医疗服务资源配置方法。

(1)流动就医需求。就医、就学、就业等输入型人口的流动就医需求,用于描述跨域、跨国医疗的资源配置问题。在医疗服务静态资源一次配置中,没有考虑区域流动就医需求,所以在满足流动就医需求的过程中出现新的不均衡。通常,流动就医需求主要源自危急重症、疑难复杂疾病等诊疗,主要依赖于优质医疗服务资源。

面对流动就医需求导致的医疗服务资源动态变化，在需求引导的区域医疗服务资源配置中，应尽量避免优质医疗服务资源过度集中配置。需求引导的区域医疗服务资源配置，一方面，以削峰均衡资源配置，有效降低跨域流动就医需求；另一方面，以增峰构筑资源高地，有效降低跨国流动就医需求。

（2）新型就医需求。互联网医疗、远程医疗和移动医疗等新型医疗模式的优势在于搭建供需平台，以积累的健康医疗数据实现供需精准匹配。尽管新型医疗模式打破了地域的屏障，但是必须依赖于医疗服务动态资源二次配置，以优化的医疗服务资源支撑新型医疗模式正常运营。

面向新型就医需求的动态资源配置，体现了"患者中心型"配置思想，以互联互通的需求信息驱动着资源流向居民（患者）。需求引导的区域医疗服务资源配置，一方面，以人类智慧与人工智能相结合的健康医疗数据，挖掘新型就医需求；另一方面，以实体资源与虚拟资源相结合的医疗服务资源，满足新型就医需求。

**4. 国家层面——以创新为核心的国家医疗水平提升**

在医疗服务领域竞争日益激烈的全球化环境中，我国应努力构建医疗水平高地和药品价格洼地，以全面提升我国在医疗服务领域的国际竞争力。面对我国医疗服务资源配置不均衡、享受不均等的现状，应以人工智能技术整体上提高捕捉医疗服务资源数据"脉象"的能力，以新型的生产关系创新驱动健康医疗数据生产力，以科技创新、管理创新提升国家医疗水平和医疗服务水平，实现全民健康覆盖的目标。

1）基于科技创新的国家医疗水平提升

传统的医疗服务行业专业化程度高、信息不对称，难以实现医疗服务资源均等化。在大数据分析、认知计算等技术的推动下，新型医疗模式的应用为医疗服务领域注入科技创新动力，以数据驱动医疗机构、制药公司、保险公司等持续创新，整体提升国家医疗水平和医疗服务水平。

（1）数据驱动医疗机构医疗能力提升。数据驱动人类智慧与人工智能融合，推动着个性化健康管理和个性化医疗（精准医疗）服务的应用，为探索罕见疾病、疑难复杂疾病和未知疾病等的治疗途径奠定了基础，有助于提高整个社会的医疗水平和医疗服务水平，以科技创新构筑医疗水平高地。

人工智能和精准医疗技术的应用，增强了居民（患者）健康管理、疾病诊疗模式的选择权，提高了医护人员学习交流、更新知识的选择权，提升了医疗机构创新能力，持续创新医疗水平和医疗服务水平。数据驱动医疗机构提供更系统化、更高质量的医疗服务，从智能导诊、智能问诊、智能检测、智能诊疗到在线支付，提高居民（患者）诊疗的便捷性和准确性。

（2）数据驱动制药公司研发能力提升。人工智能、大数据分析等技术的应用，使制药公司可以更加有针对性地设计居民（患者）需要的药物，优化药物开发、测试等流程，有助于推进新药物研发和药物再利用，保障药物安全并实现药物综合利用。数据驱动新药物研发模式的颠覆式创新，必将重塑药物与人类健康之间的关系。

数据驱动医药供应链与医疗服务供应链的有机集成，增加了健康医疗数据在新药物研发领域的应用价值，支持制药公司更加深入地分析真实药效和副作用、用药安全性和经济性等。基于健康医疗数据分析的药物全生命周期可追溯、可监控，不仅有助于新药物研发、保障药物安全，而且有助于寻找现有药物的新用途。

（3）数据驱动保险公司服务能力提升。由于我国居民（患者）对医疗保险的信任度、认知度都较低，如何在数据驱动下进行险种开发，改变保险公司传统的保险服务模式值得探索。应通过患者择院、择医、保险选择行为分析，更加精准地了解居民（患者）健康理念和就医观念转化的行为表现，更加科学地设计新的险种、降低医疗风险，以最佳的医疗水平保障人类健康。

通过健康医疗数据分析，根据投保人的健康状况提供免费体检、可穿戴设备、个性化健康管理等增值服务，增强居民（患者）作为投保人的获得感。一方面，能够检验所设计新险种的有效性、满意度，消除健康人群与医疗保险之间的屏障；另一方面，能够降低居民（患者）患重大疾病的风险和保险公司运营风险，更加科学合理地保障投保人和保险公司的利益。

2）基于管理创新的国家医疗水平提升

随着人们生活水平的提高、健康理念和就医观念的变化，跨域、跨国等输入型人口的流动就医成为一种必然趋势，如何通过管理创新以有限的医疗服务资源提升国家医疗水平值得探索。"患者中心型"医疗服务资源配置，能够在医疗服务静态资源一次配置的基础上，以患者需求优化动态资源二次配置。

（1）医疗服务资源跨域协同。由于不同区域具有不同的医疗服务资源及其优势，应以差异化战略依托区域拥有的资源禀赋提升自身的竞争优势，形成具有国内竞争力、国际影响力的资源优势。不同区域之间的协同目标，应致力于以均衡的资源配置降低跨域输入型人口的流动就医量，提高国内不同区域之间的空间公平性和人口公平性。

在有限的资源环境中，不同的区域应避免同质化竞争，致力于以优势的人力、物力和财力创建区域的医疗水平和医疗服务水平高地。如果区域医联体模式能够担负起区域性医疗服务资源整合的使命，将有助于发挥不同区域的长板优势，形成具有特色的专科资源高地。

（2）医疗服务资源跨国协同。在国际医疗服务领域，不同国家依托不同的资源禀赋形成具有不同优势的医疗领域，如美国的肿瘤与试管婴儿专科、英国的心脏与神经专科、德国的骨科与活细胞治疗、日本的体检与基因测序等。面对全球化竞争，我国应构筑自己的优势领域，以提升整个国家的医疗水平和医疗服务水平。

面对跨国医疗服务需求增加的环境，我国应在新型医疗模式基础上构建具有国际转诊功能的平台，一方面，通过整合全球资源，建立全球优质医疗服务资源之间的纽带，在全球范围内实现供需之间的最佳匹配；另一方面，以一流的医生、一流的医疗技术、一流的医疗服务提高跨国转诊能力，以国际标准提供高质量医疗服务和便捷的跨国转诊服务，并致力于使其成长为国际医疗水平和医疗服务水平高地。

## 6.5 本章小结

医疗服务资源数据驱动理论涵盖了医疗服务静态资源一次配置和动态资源二次配置的基本原则及医疗服务静态资源和医疗服务动态资源的基本阐述，探讨了在医疗服务需求动态变化情况下，医疗服务资源的动态配置方法，旨在利用健康医疗数据把控个体、群体的健康"脉动"，并以数据驱动下的多样化医疗服务模式为载体，动态调整医疗服务资源配置，实现对个体全生命周期、群体全生存空间的医疗服务覆盖，提升区域和国家医疗服务系统的全民健康覆盖能力，全方位保障人类健康状态的提升。

# 第四部分 应 用 篇

"数据—价值—驱动"医疗服务资源均等化理论，只有经过实践检验才能作为新型的理论发挥作用。面对日益增长的跨域医疗人口和跨国医疗人口，如何以医疗服务资源均等化为目标，通过医疗服务资源的优化配置有效降低跨域医疗和跨国医疗人口的规模，最大限度地保障人口的健康需要和医疗服务需求，主要体现在医疗服务资源均等化跨域策略和医疗服务资源均等化跨国策略之中。

从健全医保、规范医药、创新医疗三医联动的视角探索医疗服务资源均等化跨域策略，以及从新型医疗模式、虚拟医院模式和联盟医院模式的视角探索医疗服务资源均等化跨国策略，均定位于数据驱动的医疗服务动态资源二次配置策略。跨域削峰策略和跨国增峰策略的应用，均充分挖掘了数据价值、数据脉象价值。实践证明："数据—价值—驱动"医疗服务资源均等化理论必将在实践中发挥重要作用，将 WHO 提出的 UHC 思想全面付诸实践。

# 第7章 医疗服务资源均等化跨域策略

医疗服务资源均等化跨域策略，就是综合考虑输入型人口流动就医问题时的静态资源一次配置和动态资源二次配置方法，突破行政区域划分产生的资源"分割"壁垒，在更大的范围内优化医疗服务资源配置。医疗服务资源数据脉象价值为跨域削峰均衡资源配置提供了契机，有效降低了区域医疗服务资源空间公平性差异和人口公平性差异、跨域流动就医需求，驱动着区域医疗服务资源均等化目标的实现。

## 7.1 概　　述

跨域输入型人口的流动就医源于对更高医疗水平、更低医疗服务价格水平的需求，源于对优质医疗服务资源的更高预期。因为区域医疗服务静态资源一次配置追求空间公平性和人口公平性，所以跨域输入型人口的流动就医所产生的集中的流向、巨大的流量、极化的流效，逐步在时空维度上演化成区域医疗服务资源配置不均衡、享受不均等问题。

1. 流动人口特点分析

区域医疗服务资源均等化的影响因素，主要来自各区域自然、地理、历史、经济、社会条件等多方面个性特质的综合，最主要的影响因素可能是经济发展水平及人口密集度，人口稀疏和欠发达地区的均等化水平普遍较低，均等化程度改善趋势也不明显。经济发展水平不同区域之间的基础性差异和发展性差异导致了技术、资本和人力资源集聚的差异性，最终演化为空间分布、人口分布的复杂性和不均衡性，不仅表现在不同区域之间人口基准量、人口密度及人才层次等的差异，而且呈现强大的人口流动效应。

1）流动人口基本概念

流动人口是指居住地与户口登记地所在的乡镇、街道不一致且离开户口登记地半年以上的人口，其中不包括市辖区内的人户分离人口，但是包括县、县级市内部的人户分离人口（朱宇和林李月，2011），第六次人口普查及当前官方数据统计均采用此口径（戚伟等，2016）。流动人口不仅为我国经济发展做出了贡献，而且有助于优化我国人口分布和人口结构。

大规模人口流动是我国工业化、城镇化、经济全球化进程中最显著的人口现象。根据《中国流动人口发展报告2017》，2016年我国流动人口规模为2.45亿人，比2015年年末减少了171万人，这是自20世纪80年代我国流动人口出现并持续快速增长以来连续第二年总量下降。从发展趋势来看，流动迁移人口的总规模将从高速增长逐步转为中高速增长，但持续增长的总体态势不会改变。报告显示，近年来我国流动人口的家庭化趋势依然明显。流动人口家庭化会使消费行为产生变化，特别是医疗行为，进而影响流入地社会经济发展（李争，2017）。

2) 流动人口主要特点

20世纪90年代，我国经济快速发展，不同区域经济发展差距逐步拉大，激发的劳动力需求持续推动着流动人口规模快速增长，从1982年的657万人增长到2016年的2.45亿人（郑真真和杨舸，2013）。我国人口流动的主要趋势一直是从中西部向东部和东南沿海一带流动（戚伟等，2016；郑真真和杨舸，2013），并呈现向长江三角洲都市圈、珠江三角洲都市圈、京津冀都市圈集聚的趋势。研究表明，我国流动人口主要具有如下特点。

（1）我国流动人口规模持续增长，2010年后由于不同区域经济发展差距缩小，人口流动趋势减弱。

（2）流动人口从单向流动变为双向流动，从一线城市回流三四线城市的"逆城市化"显现，例如，北京人口2016年出现自1997年以来的回落，上海人口2015年出现自2001年以来的回落。

（3）不同区域流动人口承载力与经济发展状况一致，东南沿海、城市群吸纳更多的流动人口。

（4）农业转移人口随着不同区域制造业、服务业等产业集聚发展而转移，受到国家政策的影响。

（5）宏观经济形势、技术和资本对劳动力的可替代性、城市社会保障体系的完善程度等因素直接影响流动人口的规模和流向。

我国正处于从"农民-市民"的二元社会向着"农民-市民-流动人口"的三元社会转变的时期（罗小琴和桂江丰，2014），随着户籍制度改革的推进，传统的城乡分割的二元户籍制度必将演变为城乡统一的一元户籍制度。流动人口主要受区域经济发展状况和产业对劳动力的需求影响，正是不同区域经济发展的差异驱动着流动人口的形成和发展。在我国人口红利期，丰富的劳动力资源和成本优势成为我国经济快速增长的引擎，流动人口在流入地带来劳动力资源利用率的提高使我国得以享受人口红利的丰厚回报。

3) 流动人口基本状况

人口流动从空间形态可以分为省内流动和省际流动，第六次人口普查数据显示，我国流动人口已形成省内为主、省际为辅的分布特征（余运江和高向东，2018）。

比较不同省（自治区、直辖市）之间省际流动人口数量与省内流动人口数量的差异发现，第六次人口普查时，省际流动人口占全部流动人口比例较高的是上海、北京、天津、西藏，特别是上海，高达70.77%；甘肃、山西、广西、江西、湖北、吉林、安徽、四川、湖南、黑龙江的比例比较低，均在15%之下。经济发展水平较高的省（自治区、直辖市）或者跨省流入较多的省（自治区、直辖市），其省内流动人口所占比例较小，反之，人口跨省流出较多的省（自治区、直辖市），省内流动人口所占的比重较大。

从我国省内流动人口的现实情况可知，省内流动人口主要集中分布于中西部的省会城市和东部经济发达区域，这些区域由于人口众多、经济条件较好等原因，具有初始优势，这种优势吸引着外来人口（包括跨省和省内）不断向这些区域集聚，人口的不断集聚进一步提升了这些区域的市场规模，通过循环累积机制，最终导致流动人口具有明显的"小城镇—中小城市—大城市—省会及特大城市"自下向上流的特征，最终流入中西部省会城市和东部经济发达区域，流动人口的空间集聚趋势明显。2016年我国31个省（自治区、直辖市）①人口净流入数量情况如图7-1所示。

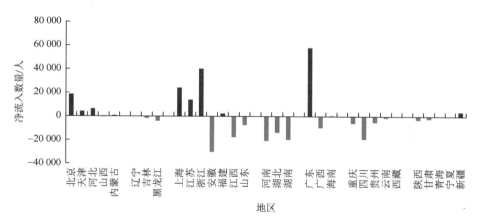

图7-1　2016年我国31个省（自治区、直辖市）人口净流入数量

资料来源：流动人口数据平台 http://chinaldrk.org.cn/wjw/#/home

## 2. 流动医疗人口特点分析

我国流动人口的医疗服务体系尚不健全，基本医疗服务供给不足，出现了流动人口就医难的现状（唐雨萌等，2016）。流动人口患病风险高、健康意识薄弱，对于流入城市医疗服务的压力持续增加（段成荣等，2017）。根据《中国流动人口

---

① 未含港澳台地区

发展报告 2017》，2016 年我国流动人口至少参加一种医疗保险的比例是 98.2%，比 2015 年提高了 8.9 个百分点，比 2011 年提高了 21 个百分点。流动人口医疗保险的全覆盖，必将改变流动人口的就医行为。

1）流动医疗人口基本概念

流动医疗人口主要涵盖两类人群，一是流动人口（通常指半年以上），从医疗保险的视角指异地安置和异地工作的投保人；二是以跨域医疗为目的的医疗流动人口，从医疗保险的视角指转外就医的投保人。流动医疗人口接受医疗服务统称为输入型人口的流动就医，不仅会挤占流入地的医疗服务资源，而且会影响医疗服务资源均等化水平。

医疗服务静态资源一次配置主要依据区域户籍人口规模和人口特点，综合考虑人口分布、空间面积、文化水平和经济实力等因素在人群、项目、区域间进行配置，并未考虑输入型人口的流动就医问题。输入型人口的流动就医以人口增量的显著变化影响区域医疗服务资源空间公平性和人口公平性，为"数据—价值—驱动"的医疗服务资源均等化理论的应用提供了新情景、提出了新问题。

2）流动医疗人口主要特点

流动医疗人口首先具有流动人口的特点，但是流动人口和医疗流动人口的医疗行为仍然呈现不同的特点。在跨域医疗服务环境中，流动人口和医疗流动人口的流向、流量和流效均有所不同。因此，可以分别分析两类人群的特点。

（1）跨域医疗服务环境中流动人口的特点。《中国流动人口发展报告 2017》指出，流动人口不了解国家基本医疗服务政策、缺少必要的健康知识，是目前影响流动人口接受基本医疗服务的主要障碍；与儿童和老人相比，劳动年龄人群在基本医疗服务利用上相对薄弱。流动人口慢性病患病率、患病频率相对较低，存在着明显的"健康移民效应"（healthy migrant effect），定期体检比例较低（杜本峰等，2018）。参加医疗保险使流动人口的人均非医疗消费提升 6.5%（宋月萍和宋正亮，2018）。

从相关研究可知，流动人口与户籍人口的医疗服务利用行为有所不同（苏晓馨，2012）。以农民工为例的研究证明，流动人口所享有的医疗保险状况影响着农民工医疗服务利用程度（姜海珊，2016），农民工在户籍所在地参加新型农村合作医疗（简称新农合）保险的比例比较高，在流入地参加城镇居民基本医疗保险和城镇职工基本医疗保险的比例比较低（汤兆云，2018）。流动人口两周患病未就诊率为 30.72%，远高于全国平均水平（15.5%），反映出流动人口的医疗服务利用较差，自我医疗比例较高（23.67%）、健康风险较大（刘胜兰等，2018）。

流动人口就医选择医疗机构以县（区）级公立医院、乡镇卫生院为主，大部分介于户籍所在地和流入地之间。以新生代农民工为例，新生代农民工就医选择医院的级别排在前三位的是县（区）级公立医院（45.1%）、乡镇卫生院（27.0%）和地市（直辖市区）级公立医院（18.1%）（汤兆云，2018）。

（2）跨域医疗服务环境中医疗流动人口的特点。以跨域医疗为目的的医疗流动人口多为异地转诊人员，即因当地医疗机构诊断不了或者可以诊断但是治疗水平有限、需要跨域就医的患者。以北京市为例，京医通平台可预约挂号 21 家市属大医院，2017 年挂号服务超 1620 万人次，外地患者通过京医通平台到北京就诊人数占 28%，就诊人数由大到小依次是河北省、内蒙古自治区、河南省、山东省、黑龙江省和山西省等（中国经济网，2018）。

医疗流动人口主要针对流入地优势的医疗水平和医疗服务水平，主要占用流入地优质医疗服务资源。从京医通平台数据分析可知，医院挂号量北京同仁医院排名第一，超过 180 万人次；科室挂号量北京朝阳医院内分泌科、消化内科、呼吸内科、泌尿外科、肾内科、胸外科等均排名首位（中国经济网，2018）。医疗流动人口的流向为医疗水平高地、药品价格洼地，流量取决于流入地周边的需求量，流效由医疗水平高地的医疗水平决定。

医疗流动人口的跨域医疗行为并不完全是由"求名医"观念驱动，而是致力于为自身的危急重症、疑难复杂疾病寻找解决方案，属于一类有针对性的就医行为。无论医疗流动人口在当地医疗机构诊断与否，都更倾向于选择地市（直辖市区）级公立医院专家门诊。医疗流动人口具有就近选择医疗水平高地、药品价格洼地的行为，呈现区域性择院、择医行为。

3）流动医疗人口基本状况

在跨域医疗服务环境中，流动人口和医疗流动人口具有不同的择院、择医行为，分别选择不同层级的医疗服务资源。据国家卫生和计划生育委员会研究统计和抽样测算，2013 年北京市内三级医院外来就诊患者达 3036 万人次，外来就医流动人口日均 70 万人次左右，北京成了"全国看病中心"（李思民，2015）。在医疗服务资源有限的环境中，输入型人口的流动就医行为，进一步加大了流入地医疗服务资源配置不均衡、享受不均等的问题。

跨省异地就医住院费用结算长期以来一直是跨域医疗的瓶颈，在国家政策支持下跨省异地就医住院费用结算必将更加便捷，有助于推动合理的跨域医疗行为。2017 年 12 月 29 日，人力资源和社会保障部办公厅和财政部办公厅联合发布《关于规范跨省异地就医住院费用直接结算有关事项的通知》（人社厅发〔2017〕162 号），要求加快将更多符合条件的基层医疗机构纳入跨省异地就医定点医疗机构范围。据人力资源和社会保障部统计，截至 2017 年 12 月 31 日，全国跨省定点医疗机构已有 8499 家，90%以上的三级定点医疗机构已连接入网，超过 80%的区县至少有一家定点医疗机构可以提供跨省异地就医住院医疗费用直接结算服务（健康报，2018a）。

从流动人口的择院、择医行为代际比较可知，第一代农民工就医选择医院的级别排在前三位的是县（区）级公立医院 35.3%、地市（直辖市区）级公立医院 28.4%、乡镇卫生院 27.5%，与新生代农民工就医选择相比，选择地市（直辖市区）级公立医院的比例高出 10.3 个百分点，选择县（区）级公立医院却低了 9.8 个百分点（汤兆云，2018），即随着流动人口社会融合度的提高，其更倾向于选择优质医疗服务资源。

### 3. 医疗服务资源均等化跨域策略需求分析

医疗服务静态资源一次配置主要考虑户籍人口规模，没有考虑输入型人口的流动就医需求。如果流入地医疗服务动态资源量不足以满足输入型人口的流动就医需求，输入型人口的流动就医就会挤占流入地户籍人口的医疗服务资源，直接影响流入地医疗服务资源均等化水平。

1）流动人口的跨域策略需求分析

随着流动人口社会融合度的提高，流动人口参加城镇居民基本医疗保险和城镇职工基本医疗保险的比例也会相应地提高，流动人口选择地市（直辖市区）级公立医院就诊的比例会越来越高，意味着流动人口占用优质医疗服务资源的比例会越来越高。从一个区域的长期发展规划来看，在医疗服务静态资源一次配置时应同时考虑户籍人口和流动人口规模，以更加科学、精准的医疗服务资源配置实现区域医疗服务资源均等化，缩小户籍人口与流动人口在医疗服务可及性，以及择院、择医行为上的差距。

由于流动人口和流动人口的就医规模是一个可观测量，特别是针对流动人口的健康医疗数据分析，如果能结合流动人口流出地和流入地跨域医疗数据的时间与空间的关联分析，就能够更加精准地观察流动人口的健康状况，为政府职能部门更加精准地配置医疗服务资源、制定宏观政策提供科学依据。

在充分认识一个区域流动人口演化趋势和规律的基础上，应准确把握流动人口的数量波动性、空间多元性和结构复杂性。一方面，在数据驱动下实现医疗服务静态资源动态的、弹性配置，一定程度上避免流动人口规模不确定性、就医行为不确定性的影响，有效避免医疗服务静态资源一次配置可能产生的资源浪费；另一方面，在数据驱动下实现邻近区域之间医疗服务资源协同配置，在可及范围内以医疗水平高地的辐射效应、溢出效应，提高医疗服务资源使用效率和利用率。

2）医疗流动人口的跨域策略需求分析

以跨域医疗为目的的医疗流动人口，使不同规模的流入地面临人口流入、流出的双重势能，增加了流入地医疗服务资源空间公平性和人口公平性的动态性、不确定性。医疗水平高地具有的巨大虹吸效应，吸引着医疗流动人口的流入。一

# 第 7 章  医疗服务资源均等化跨域策略

方面,进一步拉大了医疗水平高地与洼地之间医疗服务能力差距,凸显的集聚能力加大了对医疗服务资源的需求;另一方面,形成高地医疗服务资源"供不应求"、洼地"供大于求"的局面,医疗服务资源跨域之间错配现象严重,与分级诊疗目标相悖,不利于医疗服务资源均等化目标的实现。

面对不同区域医疗服务资源配置不均衡、享受不均等的现状,通过医疗流动人口规模、需求量、资源结构等分析,以跨域削峰均衡不同区域医疗服务资源配置,更加深入地探索医疗服务资源均等化跨域策略。由于医疗流动人口流向、流量和流效的不确定性,需要结合医疗流动人口健康医疗数据、医疗服务资源数据,以数据价值驱动医疗服务资源更加科学、更加精准地进行配置,逐步消弭区域间医疗服务资源不均衡,为医疗服务资源均等化探寻可行的路径。

在输入型人口的流动就医需求驱动下,医疗服务动态资源二次配置致力于追求静态公平性和动态公平性,以个体全生命周期、群体全生存空间健康管理进行预防干预,提高医疗流动人口群体的抗风险能力。医疗服务资源均等化跨域数据策略涵盖了数据驱动的跨域医保互联机制、跨域医药协同机制和跨域医疗补偿机制,以医保、医药和医疗综合协调机制,完善"数据—价值—驱动"的医疗服务资源均等化跨域策略。本章结构如图 7-2 所示。

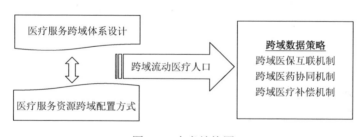

图 7-2  本章结构图

## 7.2  医疗服务跨域体系设计

输入型人口的流动就医改变了流入地和流出地的供需匹配关系,在医疗服务资源均等化目标驱动下,应从全局的高度进行医疗服务跨域体系设计、医疗服务体系顶层设计。在综合考虑流动就医人口规模的基础上,持续优化医疗服务跨域供给结构和需求结构,最大限度地满足人们的健康需要和医疗服务需求,实现"人人享有基本医疗卫生服务"的目标。

### 7.2.1 医疗服务跨域供给结构

"患者中心型"医疗服务资源配置体系和医疗服务资源供给侧改革的本质,要求尊重人口流动背后的经济规律,以常住人口替代户籍人口进行区域医疗服务静态资源一次配置。依据医疗流动人口的实际需求进行区域医疗服务动态资源二次配置,优化以人为本的医疗服务跨域供给结构,全方位满足人们的健康需要和医疗服务需求。医疗服务跨域供给结构如图 7-3 所示,随着户籍制度和以常住人口为依据的配置方式的变化,动态资源二次配置形成的资源网络就代表了医疗服务跨域供给结构。

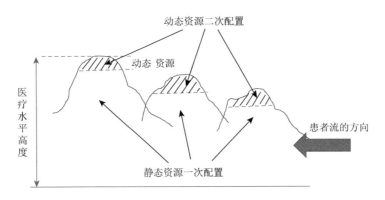

图 7-3 医疗服务跨域供给结构

1. 医疗服务资源配置单元

自 2013 年以来,区域医联体得到快速发展,以医疗机构形成的资源联盟集聚了医疗服务人员、设施和环境,强有力地支撑着分级诊疗和规范有序的就医模式。区域医联体以集聚的资源优势,不仅成为医疗服务的运营单元,而且成为医疗服务资源的配置单元。

1)基于医联体的资源配置

医联体已经成为"基层首诊、双向转诊、急慢分治、上下联动"的运营单元,分属于不同医疗机构的医疗服务资源得以整合和重新优化配置。在医疗服务资源数据价值驱动下,医联体能够统筹调配和使用医疗服务资源,优化医疗服务资源和能力,建立以居民健康档案为中心的医疗服务体系(赵林度,2017)。基于医联体的医疗服务资源配置网络如图 7-4 所示,在医联体模式下增加了家庭医生模式,有利于转变医疗服务模式,推动医疗服务重心下移、资源下沉。

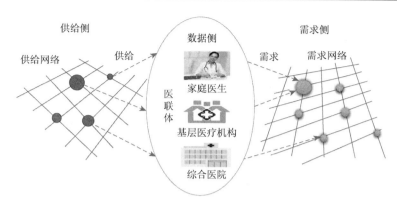

图 7-4  基于医联体的医疗服务资源配置网络

国务院深化医药卫生体制改革领导小组办公室印发了《关于印发推进家庭医生签约服务指导意见的通知》(国医改办发〔2016〕1 号),让群众拥有了健康守门人,增强了群众对改革的获得感,为实现基层首诊、分级诊疗奠定基础。从上海、北京、江苏等地的实践可知,居民在选择与一家社区卫生服务中心的家庭医生签约时,可以再选择一家区级、一家市级医疗机构签约,形成"1+1+1"的组合,让家庭医生成为居民健康守门人。

以医联体为单元的医疗服务资源配置模式,涵盖了常见病、多发病等患者的诊疗资源,以及危急重症、疑难复杂疾病等患者的诊疗资源,家庭医生担负的分级诊疗职能进一步优化了医疗服务资源和能力。医疗服务资源配置单元从医疗机构向医联体的扩展,提高了医疗服务资源使用效率和利用率,增强了医疗服务资源配置的科学性、合理性。

2)医疗服务资源溢出效应

不同区域之间,医疗服务资源配置存在明显的不均衡性,省内优质医疗服务资源向省会城市集聚;地域相近的省或直辖市之间因经济发展的紧密关联性,形成鲜明的区域或城市群特色,例如华南地区、华东地区、华北地区、华中地区等。区域之间的经济差异表现为医疗服务资源总量上的明显差异,如图 7-5 所示。我国相邻省(自治区、直辖市)之间人均医疗服务资源配置和流动人口规模均存在显著的空间交互效应,即存在空间溢出效应(史桂芬和王佳,2017)。

医疗服务资源跨域协同能够产生溢出效应,使饱和区域的动态资源在需求区域发挥价值作用,能够打破区域空间的制约,充分利用不同区域的资源优势,以精益化管理、精细化运作、精准化服务的价值增值"三精"价值观整合医疗服务资源,实现医疗服务资源充分共享,达到"1+1>2"或"$1+1+\cdots+1>n$"的效果,即实现医疗服务资源跨域优化配置。

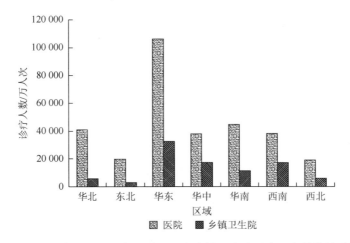

图 7-5　2017 年 1~11 月各区域医院和乡镇卫生院医疗服务量统计分析

资料来源：国家卫生和计划生育委员会统计信息中心

医疗服务资源溢出效应，意味着具有溢出效应的区域已经成为医疗水平高地，并且拥有一定的动态资源，能够满足一定规模医疗流动人口的就医需求。以医联体为单元的医疗服务资源配置，能够通过医联体内部资源和能力的优化，从而加大医疗服务资源溢出效应，吸引更多医疗流动人口就医。

**2. 医疗服务资源跨域配置政策壁垒**

面对"农民-市民-流动人口"的三元社会现实环境，医疗服务资源配置只有考虑跨域流动人口、医疗流动人口的健康需要和医疗服务需求，才能真正实现医疗服务资源均等化。医疗服务资源跨域配置极其复杂，需要政府职能部门之间能够互相协作，面对经济发展需求和输入型人口的流动就医现状，打破相应的政策性壁垒。

1）户籍制度

户籍，又称户口，是按户进行登记并予以出证的公共证明簿。户籍制度是一项基本的国家行政制度。户籍制度本是围绕人口登记和人口管理而建立起来的社会行政管理制度，但我国户籍制度在形成和发展过程中，由于特定社会背景形成了一些特殊的功能。一是"附属"功能，即附属于户籍制度的门类繁多的社会福利制度；二是限制功能，即限制人口的迁移和流动（王文录，2010）。

在户籍制度的限制下，以户籍人口规模进行医疗服务资源配置的传统方法，由于流动人口规模的加大，不仅影响了医疗服务资源空间公平性和人口公平性，而且影响了流动人口合理享受基本医疗服务的权限。如果户籍制度改革，能够促进有能力在城镇稳定就业和生活的常住人口有序实现市民化，稳步推进城镇基本公共服务常住人口全覆盖，就有助于作为常住人口的流动人口均等地享受医疗服务资源。

2014年7月24日，国务院印发《国务院关于进一步推进户籍制度改革的意见》（国发〔2014〕25号），宣告我国"农业"和"非农业"二元户籍管理模式即将退出历史舞台，有效地促进了城乡人口的有序流动。户籍制度改革涉及医疗、教育、养老等保障制度，能够为实现医疗服务资源均等化提供制度保障。

2）异地结算制度

在输入型人口的流动就医过程中，存在基本医疗保险异地就医医疗费用结算问题。流动医疗人口异地就医困难，医保异地支付滞后或转诊手续烦琐，不同区域之间的医疗转移支付制度缺乏系统协同机制，转移支付制度的执行和监督环节还存在不足。以农民工为例，农民工选择在户籍所在地缴纳新农合保险，在流入地缴纳城镇居民基本医疗保险和城镇职工基本医疗保险的比例较低，当农民工生病时就会拖延病情不肯就医，或者在流入地就医而不能享受报销优惠。

为了加快解决基本医疗保险异地就医医疗费用结算问题，人力资源和社会保障部、财政部、国家卫生和计划生育委员会联合印发《关于进一步做好基本医疗保险异地就医医疗费用结算工作的指导意见》（人社部发〔2014〕93号），明确了基本医疗保险异地就医医疗费用结算工作的目标任务和实现途径。随着异地就医结算国家政策、国家级异地就医结算平台的完善，流动医疗人口异地就医结算的政策性壁垒将会逐步消弭，有助于持续优化医疗服务跨域供给结构。

数据驱动的医疗服务资源均等化跨域策略的价值在于跳出单项政策改革的框架，变换医疗服务资源跨域配置的角度，破除区域医药卫生体制改革的政策性壁垒。大规模流动医疗人口激发的医疗服务资源"脉动"，形成了对互联网医疗、远程医疗和移动医疗等新型医疗模式的迫切需求，以数据价值生成和价值实现创新增强了医疗服务跨域供给能力。

3）医疗保险制度

我国基本医疗保险制度包括新农合制度、城镇居民基本医疗保险制度及城镇职工基本医疗保险制度。医疗保险制度改变了医疗服务价格、投保者收入和患病机会成本等，所以它影响着流动人口的健康需要和医疗服务需求。流动人口参加城镇居民基本医疗保险和城镇职工基本医疗保险的比例较低，不能与城镇居民享受同等的社会福利和社会权利，加之医疗保险转移和衔接的阻碍、回户籍所在地就医成本高，流动人口不得不放弃或者减少就医。

由于流动人口的异质性和复杂性，单一的医疗保险方案难以满足不同类型流动人口的实际需要。一方面，要完善流动人口医疗保险制度设计，吸引更多的企业和流动人口参加，扩大医疗保险覆盖面；另一方面，要加大财政投入，让流动人口能够享受更多的医疗保险服务，实现医疗服务资源均等化。

随着户籍制度、异地结算制度和医疗保险制度的完善，输入型人口的流动就医能得到更好的政策保障，支持以医联体为单元的医疗服务跨域供给结构优化。以医联体为节点的医疗服务跨域供给网络，集聚了区域有效的医疗服务资源，以医疗服务资源溢出效应满足医疗流动人口的就医需要。医疗服务跨域供给结构取决于各个区域动态资源量及二次配置的合理性。

### 7.2.2 医疗服务跨域需求结构

医疗服务跨域需求，主要来自常住人口（户籍人口和流动人口）和医疗流动人口的健康需要和医疗服务需求。输入型人口的流动就医需求，主要来自流动人口和医疗流动人口。在现有的户籍制度和以户籍人口规模为依据的配置方式下，流动人口的医疗服务需求主要由动态资源满足；经分级诊疗进入跨域医疗的医疗流动人口的医疗服务需求，主要由动态资源满足。医疗服务跨域需求结构如图 7-6 所示，即由动态资源二次配置形成的资源网络。

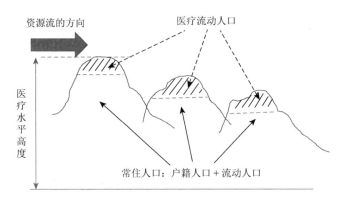

图 7-6 医疗服务跨域需求结构

1. 医疗服务跨域需求分析

流动人口和医疗流动人口两类流动医疗人口产生的医疗服务跨域需求，一方面，来自流动人口在流入地长期生活、工作形成的医疗服务需求，由于户籍制度成为跨域需求；另一方面，来自医疗流动人口无法在流出地获得解决危急重症、疑难复杂疾病等医疗服务资源，通过分级诊疗、双向转诊制度成为跨域需求。

1）流动人口医疗服务跨域需求

随着流动人口在流入地生活、工作时间的延长，"健康移民效应"逐步消失，由健康到疾病的概率逐步增加。流动人口一旦生病需要治疗，就会在户籍所在地和流入地的医疗机构之间做出选择，影响流动人口选择决策的因素主要有缴纳医疗保险的类型等，如果流动人口选择在流入地接受医疗服务，就会被视为跨域医疗。

流动人口的异质性和复杂性，决定了流动人口医疗服务跨域需求的多样性。流动人口医疗服务跨域需求以基层医疗机构为主，主要受流动人口的健康理念、就医观念、收入水平等因素影响。随着流动人口社会融合度的提高，流动人口就会依据分级诊疗、双向转诊制度接受医疗服务，就会与户籍人口一样具有同等享受医疗服务资源的权利。

流动人口医疗服务跨域需求并不是真实的，至少不是真实的跨域医疗，只是由于流动人口的户籍所在地不在流入地，以及在户籍所在地缴纳的医疗保险需要异地结算等原因，流动人口接受医疗服务被视为跨域医疗。相信随着户籍制度、异地结算制度和医疗保险制度的完善，流动人口可以公平地享有医疗服务权利、公平地享受医疗服务资源，由流动人口产生的跨域需求就会彻底消失。

2）医疗流动人口医疗服务跨域需求

医疗流动人口医疗服务跨域需求驱动着"求名医"行为，致力于跨域寻求能够帮助解决危急重症、疑难复杂疾病等疾病的医院、医生，医疗流动人口的择院、择医行为源自自身内在的需求，源自流出地无法满足医疗流动人口的医疗服务需求。尽管跨域需求受到医疗服务资源时间可及性、空间可及性和经济可及性的影响，但是客观需求仍然十分强烈。

医疗流动人口流入地与流出地之间存在显著的医疗水平差，以及能够满足医疗服务需求的动态资源，两者缺一不可。医疗服务资源均等化目标，在于逐步消除不同区域之间的医疗水平差，但是不同区域的医疗机构、科室等形成的差异化优势客观存在，成为重要的医疗流动人口吸引力。

医疗服务资源均等化跨域策略在于以跨域削峰的方式均衡资源配置，以医联体为单元的医疗服务资源配置方式，在提高区域内部医疗服务资源使用效率和利用率的同时，有助于提高优质医疗服务资源的医疗水平，构筑医疗水平高地。跨域削峰的重心在于提高医疗流动人口流出地的医疗水平，降低医疗流动人口跨域医疗需求量，减少由跨域医疗带来的资源浪费。

2. 新型医疗模式跨域需求结构

互联网医疗、远程医疗和移动医疗等新型医疗模式，能够突破时间和空间限制，集聚不同区域医疗服务动态资源，提供跨域医疗服务。面对输入型人口的流动就医需求，新型医疗模式凭借集聚的动态资源，激发了医疗服务跨域需求的新型结构，新型医疗模式跨域需求结构成为医疗服务跨域需求结构的重要补充。新型医疗模式跨域需求结构如图 7-7 所示,以新型医疗模式提高了不同区域流动医疗人口的医疗服务可及性。

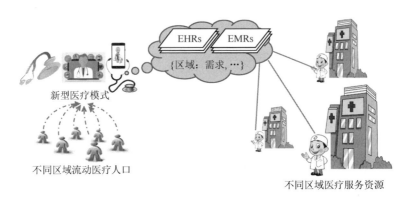

图 7-7 新型医疗模式跨域需求结构

1) 虚实结合的跨域需求

由于流动医疗人口距离跨域医疗服务资源的空间距离,影响了时间可及性、空间可及性和经济可及性,如果不能及时得到有效的诊疗将有可能延误病情。新型医疗模式提供了流动医疗人口与远程医生之间"面对面"异地会诊功能,患者在了解自己病情的基础上可以更有针对性地选择医院、医生,提高跨域医疗的效率和有效性。

新型医疗模式提供了远程医生指导当地医生进行救治的平台,在确诊的情况下,远程医生就可以指导当地医生进行救治,有效解决了患者跨域移动不便、时间成本高等困难。新型医疗模式激发了虚实结合的跨域需求,并提供了有效的医疗服务平台和解决方案。新型医疗模式以便捷、低成本的优势,逐步占据跨域医疗的主导地位。

虚实结合的跨域需求来自患者远程预约、远程问诊的需要,医疗机构远程会诊、远程教育的需要,医生远程监控、远程随访的需要,多主体多角度的需要演化成虚实结合的跨域需求。线上与线下、不同区域资源在云平台的有效集聚,增强了可视化的动态资源满足跨域需求的能力。

2) 人机融合的跨域需求

新型医疗模式应用集聚的健康医疗数据资源,增强了人类智慧与人工智能融合的机会。在健康医疗数据价值驱动下,流动医疗人口可以更加精准地选择医院、选择医生,有效地减少资源跨域错配而造成的浪费,不仅有助于提高资源使用效率和利用率,而且有助于提高患者救治的可靠性和有效性。

基于健康医疗数据建立以病种而非科室为基础的导诊体系,不同区域医院、医生的专攻领域、可治疗领域、空闲状态都可以动态呈现，从而提高新型医疗模式的智能导诊能力。在智能导诊功能引导下，流动医疗人口可以产生合理的就医流向和就医秩序，有助于进一步优化医疗服务资源配置。

人机融合的跨域需求源自避免资源跨域错配的需要、跨域资源空闲状态观察的需要、及早了解患者病情并及时救治的需要，医患交互和人机融合的需要演化成人机融合的跨域需求。由健康医疗数据价值驱动而增强的智能导诊能力，有效提高了动态资源与流动医疗人口需求跨域匹配的能力。

## 7.3 医疗服务资源跨域配置方式

输入型人口流动就医规模的增加，影响了流入地和流出地的医疗服务资源均等化水平，流入地巨大的虹吸效应降低了流出地资源的使用效率和利用率。从医疗服务资源配置效率来看，静态资源一次配置具有决定作用，动态资源二次配置仅有调剂作用。面对输入型人口流动就医需求的持续增长，应从全局高度探讨医疗服务资源跨域配置方式。

### 7.3.1 供给侧主导的医疗服务资源跨域配置

在医疗服务资源配置网络中，供给网络以资源为载体，推动着资源构造了一个流向、流量和流效合理的推式（push）资源配置体系。在医疗服务资源均等化目标驱动下，供给侧主导的医疗服务资源跨域配置不仅需要综合考虑供给网络、需求网络结构，而且需要重点考虑医疗服务质量、可及性和运营成本。

1. 医疗服务资源跨域配置现状

自2009年我国开始实施医药卫生体制改革以来，医疗服务资源配置状况有所改变，医疗机构数和医疗服务技术人员数稳步增长。区域医联体快速发展、分级诊疗制度得以落实，医疗服务资源使用效率和利用率得到提高。2015年3月，国务院办公厅发布了《国务院办公厅关于印发全国医疗卫生服务体系规划纲要（2015—2020年）的通知》（国办发〔2015〕14号），文件指出我国医疗服务资源总量不足、质量不高、结构与布局不合理、服务体系碎片化、部分公立医院单体规模不合理扩张等问题依然突出，仍需要促进我国医疗服务资源进一步优化配置，提高服务可及性、能力和资源利用效率。

1）医疗服务资源配置总体情况

医疗服务资源包含人力、物力和财力等资源。在我国医疗服务体系下，医疗机构和医疗服务技术人员是两个基本医疗服务资源，是直接影响着一个区域医疗水平、医疗服务水平和均等化的重要因素，也是把握医疗服务资源配置现状不可忽视的重要因素。

（1）医疗机构配置情况。根据《2017年我国卫生健康事业发展统计公报》，2017年年末，我国医疗机构总数达986 649个，其中医院31 056个、基层医疗机构933 024个、专业公共卫生机构19 896个。医院中，公立医院12 297个、民营医院18 759个；三级医院2340个（其中三级甲等医院1360个）。基层医疗机构中，社区卫生服务中心（站）34 652个，乡镇卫生院36 551个。2013～2017年我国医疗机构数如图7-8所示。

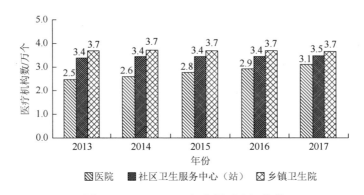

图 7-8　2013～2017 年我国医疗机构数

资料来源：《2017 年我国卫生健康事业发展统计公报》

（2）医疗服务技术人员配置情况。2017年末，我国服务人员总数达1 174.9万人，其中医疗服务技术人员898.8万人、乡村医生和卫生员96.9万人；医疗服务技术人员中，执业（助理）医师339.0万人、注册护士380.4万人（图7-9）；卫生人员分布在医院697.7万人（占59.4%）、基层医疗机构382.6万人（占32.6%）、专业公共卫生机构87.2万人（占7.3%）。

2）医疗服务资源跨域配置情况

根据《中国卫生和计划生育统计年鉴2016》，2016年我国31个省（自治区、直辖市）[①]医院的绝对数量差异比较明显（图7-10），三级、二级、一级医院数量在各区域的配置依次递增，表现出一个区域内部医疗服务资源配置的整体合理性。医疗服务资源跨域配置的差异，产生于不同地理位置、不同经济发展水平、不同人力资本及不同政府财政支出等众多因素的叠加，从而形成不同的医疗服务资源供给网络结构和资源优势。

---

① 未含港澳台地区

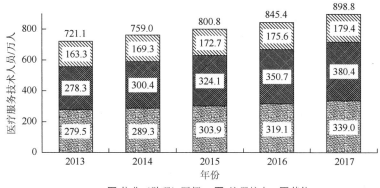

图 7-9　2013~2017 年我国医疗服务技术人员数

资料来源：《2017 年我国卫生健康事业发展统计公报》

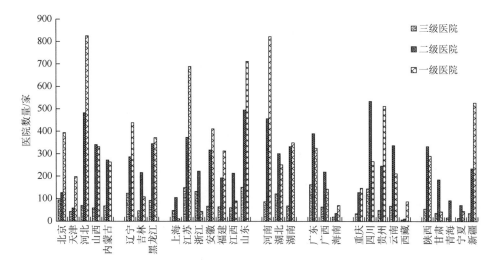

图 7-10　2016 年我国 31 个省（自治区、直辖市）[①]不同等级医院数量统计

资料来源：《中国卫生和计划生育统计年鉴 2016》

根据国家卫生健康委员会网站信息，截至 2018 年 8 月 22 日，共收录 5472 家医院，收录的三级医院 1151 家，其中三级甲等医院 705 家、三级乙等医院 198 家、三级未定等医院 186 家、三级其他医院 60 家、未知等级医院 2 家；二级医院 4321 家，其中二级甲等医院 2073 家、二级乙等医院 754 家、二级丙等医院 49 家、二级未评医院 1086 家、二级其他医院 68 家、二级未知等级医院 291 家。在收录的 5472 家医院中，我国 31 个省（自治区、直辖市）三级甲等医院数量如表 7-1 所示。

---

① 未含港澳台地区

表 7-1　我国 31 个省（自治区、直辖市）[①]三级甲等医院数量

| 省（自治区、直辖市） | 三级甲等医院数量 | 省（自治区、直辖市） | 三级甲等医院数量 |
| --- | --- | --- | --- |
| 北京市 | 30 | 湖北省 | 36 |
| 天津市 | 17 | 湖南省 | 20 |
| 河北省 | 32 | 广东省 | 66 |
| 山西省 | 32 | 广西壮族自治区 | 25 |
| 内蒙古自治区 | 13 | 海南省 | 5 |
| 辽宁省 | 36 | 重庆市 | 11 |
| 吉林省 | 20 | 四川省 | 36 |
| 黑龙江省 | 31 | 贵州省 | 23 |
| 上海市 | 24 | 云南省 | 5 |
| 江苏省 | 38 | 西藏自治区 | 1 |
| 浙江省 | 26 | 陕西省 | 25 |
| 安徽省 | 20 | 甘肃省 | 12 |
| 福建省 | 24 | 青海省 | 8 |
| 江西省 | 33 | 宁夏回族自治区 | 3 |
| 山东省 | 21 | 新疆维吾尔自治区 | 9 |
| 河南省 | 24 | | |

资料来源：https://www.hqms.org.cn/usp/roster/index.jsp

根据金淑婷（2017）的研究成果，我国未有效获得医疗服务资源的乡镇更多分布在中西部，与地域经济发展水平、人力资本等因素紧密相关。人力资本是医疗机构生存发展的首要资本，医生队伍则是人力资本的核心资本（吴凌放，2017）。这些乡镇的医疗服务资源配置状况，影响了空间公平性和人口公平性，成为医疗服务资源配置不均衡、享受不均等的典范。

不同区域之间的医疗机构、医疗服务技术人员、医疗设施设备等医疗服务资源配置，在现实的医疗服务环境中存在明显的不均衡，稀缺、优质的医疗服务资源构筑起区域的医疗水平高地。医疗服务资源跨域配置的不均衡，产生的医疗水平差成为驱动医疗流动人口流向高地的主要动力。

我国医疗流动人口主要向具有优质医疗服务资源的省市流动，形成了一个各具特色、各具优势的国内医疗水平高地网络，如北京的肿瘤科、胸外科、肾脏科

---

① 未含港澳台地区

和骨科等,上海的病理科、消化科、心血管病、肿瘤科、儿科等,有效支撑着我国跨域医疗的形成和发展①。

2. 供给侧主导的医疗服务资源跨域配置方法

归根到底,我国看病难的问题在于人们日益增长的医疗服务需求与医疗服务供给之间的不平衡。面对有限的医疗服务资源,以医联体为单元的医疗服务资源跨域配置方式,提供了有效优化存量资源和增量资源的途径。一方面,区域内医联体之间以提高医疗服务质量、可及性为目标,通过资源整合、优化配置,为患者提供便捷、低成本获取高质量医疗服务的渠道;另一方面,跨区域医联体之间以提高医疗服务协同性、关联性为目标,借助新型医疗模式,为医疗流动人口搭建便捷的跨域双向转诊平台。

1) 区域内部医疗服务资源配置

在一个区域内部,以医联体为单元的医疗服务资源配置方式,扩大了资源配置单元,增强了资源之间的协调能力。区域医联体模式(图7-11)并没有改变区域内现有医疗服务资源总量,只是在一个联合体单元内实现了优化配置,逐步形成分级诊疗、双向转诊的就医机制,提高了医疗服务资源的使用效率(赵林度,2017)。

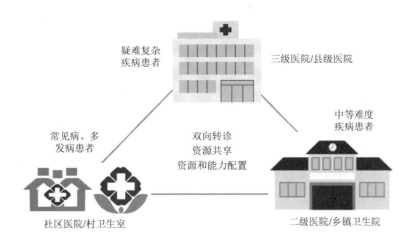

图 7-11  区域医联体模式

(1)医联体内部资源配置。随着基层首诊和分级诊疗制度的实施,"小病在社区,大病到医院,康复回社区"和"小病不出村,常见病不出乡,大病不出县"的理想格局已经形成,医联体内部的存量资源在由社区医院/村卫生室、二级医院/

---

① 2017 中国医院科技影响力排名(http://top100.imicams.as.cn/comprehensive)

乡镇卫生院、三级医院/县级医院构成的三级医疗服务网络中，就应该依据各个节点承担的功能进行配置，即社区医院/村卫生室配置治疗常见病、多发病及康复所需要的资源，二级医院/乡镇卫生院配置治疗中等难度疾病的资源，三级医院/县级医院配置治疗疑难复杂疾病的资源。

对于医联体获得的增量资源，也按照供给侧主导的方式进行配置，例如，全科医生资源主要向社区医院/村卫生室进行配置，或者作为家庭医生担负起健康守门人的职责。一直以来，我国全科医生缺失情况比较严重。截至2017年底，我国培训合格的全科医生已达25.3万人，平均每万人口拥有全科医生1.8人，5年来全科医生总人数增长了1倍（健康报，2018b）。2018年1月，国务院办公厅发布《国务院办公厅关于改革完善全科医生培养与使用激励机制的意见》（国办发〔2018〕3号），确立了到2020年城乡每万名居民拥有2~3名合格的全科医生，到2030年城乡每万名居民拥有5名合格的全科医生，全科医生队伍基本满足健康中国建设需求的目标。

以医联体为单元的资源配置方式，由存量资源和增量资源的供给侧主导，引导资源流向三级医疗服务网络与其功能相匹配的节点，有助于提高医疗服务质量、优化患者就医秩序。医疗服务资源在医联体内部的优化配置，提升了医联体的医疗水平和医疗服务水平，区域内就会形成以医联体为单元的医疗水平高地。以区域医联体作为医疗水平高地，吸引流动医疗人口跨域医疗，能够多层级满足流动医疗人口的健康需要和医疗服务需求。

（2）医联体之间的资源配置。在一个区域内会存在多个医联体，经过多年的发展，其集聚了各具特色的资源、形成差异化竞争优势。为了让家庭医生成为居民健康守门人，提高居民遵守基层首诊、分级诊疗制度的意愿，居民可以选择一家社区卫生服务中心（家庭医生）、一家区级医疗机构、一家市级医疗机构签约形成"1+1+1"组合，这种组合有可能关联多个医联体。依据患者需求形成了医联体之间的关联性，优化了增量资源在多个医联体之间的配置。

医疗服务资源在医联体之间的优化配置，沿着患者就诊的行为轨迹构建医联体之间的双向转诊平台，以合理的就医流向、就医秩序提高资源使用效率和利用率。以医联体组合为单元的分级诊疗体系，成为医联体之间资源配置的新载体、新单元，能够形成一个整合型医疗服务体系，从更大范围内优化配置医疗服务资源。

以医联体为单元形成的整合型医疗服务体系，能够以集聚的资源优势避免一家医院、一家医联体部分科室出现的医患比例极度不协调的状况，彻底改变皮肤科、急诊科和儿科等科室执业医师规模相对稀缺的状况。供给侧主导医联体之间的资源配置方式，能够构建与国民经济和社会发展水平相适应、与居民健康需要相匹配的整合型医疗服务体系，持续提升人们的健康水平。

2）区域之间医疗服务资源配置

在一个区域内,由医疗机构或者医联体构成了分级诊疗体系,而且不同区域之间也可以构成一个分级诊疗体系。图7-12描述了三个区域的分级诊疗体系,以及由三个区域医疗水平最高的医疗机构或者医联体构成的跨域分级诊疗体系,以更好地支持不同区域之间的医疗流动人口。在相关区域之间,实现优质医疗服务资源跨域统筹配置,有助于促进不同区域之间医疗服务体系的共建共享,从整体上提高医疗服务资源使用效率和利用率。

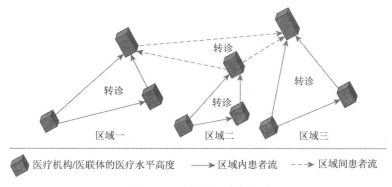

图7-12 区域分级诊疗体系

（1）医疗服务资源跨域协同下沉。为了满足基层首诊、分级诊疗制度的需要,我国医疗服务重心下移、资源下沉成为重要的趋势,5年来全科医生翻倍增长,加速向基层医疗机构和家庭医生群体配置。在一个区域内,医疗服务资源下沉并没有改变资源布局结构,只是通过医联体优化存量资源或者将增量资源向基层医疗机构配置。

在不同的区域,医疗服务资源跨域协同下沉,整体上保障了不同区域基层首诊能力的提升,以合理的就医流向、就医秩序弥补了有限资源配置不足产生的影响。合理的就医秩序使区域医疗水平高地的资源得以释放更多的空间,有助于以优质医疗服务资源能力释放,提高优质医疗服务资源的可用性,用于救治更多的医疗流动人口。

供给侧主导的医疗服务资源跨域协同下沉,突出了不同区域以分级诊疗制度均衡资源配置的基本要求,能够强有力地支持远程医疗、慢病管理、家庭医生、基层医疗建设等新型模式健康发展,最终形成"小病在社区,大病到医院,康复回社区"和"小病不出村,常见病不出乡,大病不出县"的理想格局。依托医疗服务资源跨域协同下沉,实现从一个区域到多个区域的科学有序就医格局,最大范围保障医疗服务资源均等化目标的实现。

（2）医疗服务资源跨域统筹配置。医疗服务资源跨域协同下沉,主要受国家分级诊疗制度政策影响，缺乏系统的全局性统筹配置。由于不同区域医疗服务资源配置的主体不同，医疗服务资源跨域统筹配置的目的，在于降低区域内产生的医疗流动人口数量，提高跨域医疗流动人口的医疗水平，在于以不同的医疗水平高度差满足不同疾病患者的需求。

医疗服务资源从区域内到跨区域的优化配置，能够从整体上实现多个区域分级诊疗体系的优化，特别是分级诊疗跨域体系的优化，例如，图7-12中由三个区域高地构成的分级诊疗跨域体系。通过医疗服务资源跨域统筹配置形成的分级诊疗跨域优化体系，推动医疗流动人口形成合理的就医流向、就医秩序，以不同的层级满足医疗水平洼地医疗流动人口向上转诊需求，进一步提高优质医疗服务资源的使用效率和利用率。

供给侧主导的医疗服务资源跨域统筹配置，能够站在全局高度放大区域优质医疗服务资源效应，建立区域之间医疗服务资源的关联性，以优化的分级诊疗跨域体系建立符合国情的分级诊疗制度。跨域统筹配置方法致力于将资源配置在家庭、社区、区域等靠近患者的地方，最大限度地减少医疗流动人口数量。

### 7.3.2 需求侧主导的医疗服务资源跨域配置

在医疗服务资源配置网络中，需求网络以需求为动力，拉动着资源构造了一个流向、流量和流效合理的拉式（pull）资源配置体系。医疗服务资源跨域需求主要来自流动医疗人口，即输入型人口的流动就医需求，驱动着流动医疗人口从医疗服务资源洼地流向医疗服务资源高地，并逐步演化为医疗服务资源马太效应（Matthew effect）。

1. 医疗服务资源跨域需求分析

输入型人口的流动就医需求，驱动着医疗服务资源跨域配置，源于人们的心理需要和生理需要，可以分别从流动人口和医疗流动人口这两类具有不同特点的流动医疗人口进行分析。

1）流动人口的跨域医疗需求

流动人口在流入地生活过程中产生了就近就医需求，如农民工生病后产生的就近就医需求，因为其不在户籍所在地，所以被统称为流动医疗人口。我国流动人口慢性病患病率、患病频率相对较低（宋月萍和宋正亮，2018），就近就医的比例低，例如，两周患病未就诊率为30.72%（刘胜兰等，2018），表现出"健康移民效应"（healthy migrant effect）和"三文鱼偏误效应"（salmon bias sffect）（Puschmann et al.，2017；齐亚强等，2012）。

（1）流动人口的跨域医疗需求低。输入型人口具有健康选择机制（齐亚强等，2012），在个人和家庭双重审视、流入地用工单位依据健康体检标准的审查下，选择流动的重要前提条件就是健康。输入型人口大部分为处于健康状态的青壮年，产生的"健康移民效应"表现为跨域医疗需求低。

由于户籍制度、异地结算制度和医疗保险制度等社会保障制度不完善，输入型人口未能充分享受到流入地医疗服务等基本保障。如果流动人口因受伤或者生病而影响工作和生活，大部分会选择回户籍所在地生活以恢复健康状态，呈现"三文鱼偏误效应"。流动人口的"三文鱼偏误效应"，一方面反映了社会保障制度的不完善，流动人口无法公平地、均等地享受公共医疗服务资源；另一方面反映了流动人口的社会融合度低，即处于健康状况选择流入地、非健康状态选择户籍所在地。

（2）流动人口的跨域医疗需求层级低。流动人口在流入地工作、生活过程中，由于受工作负荷、收入水平、居住条件等因素影响，而成为一个健康风险极高的群体。流动人口参加城镇居民基本医疗保险和城镇职工基本医疗保险的比例较低（汤兆云，2018），所以不仅选择就近就医的比例较低，而且选择就近就医的层级也相对较低。

流动人口作为弱势群体，在流入地的社会融合度低，具体表现在跨域医疗择院、择医行为上，跨域医疗需求层级相对较低。以农民工为例，就医选择医院的级别排在前三位的是县（区）级公立医院 45.1%、乡镇卫生院 27.0%和地市（直辖市区）级公立医院 18.1%（汤兆云，2018）。

流动人口的跨域医疗需求产生于不公平的制度，所谓的"跨域医疗"应该随着户籍制度、异地结算制度和医疗保险制度的完善而彻底消失。为建立一个公平的医疗服务体系、医疗保障体系，以常住人口代替户籍人口的医疗服务资源配置方式，应该得到整个社会的广泛认可，保障医疗服务资源均衡配置、均等享受目标的实现。

2）医疗流动人口的跨域医疗需求

医疗流动人口就是以跨域医疗为目的的群体，往往表现为跨域向上转诊的需求，即从医疗水平洼地流向医疗水平高地。例如，在患者经济承受能力允许的情况下，更愿意选择北京、上海等一线城市的三级医院进行诊疗。医疗流动人口的跨域医疗需求高、层级高，既来自心理上的需要，又来自生理上的需要。

（1）医疗流动人口的跨域医疗需求高。从医疗流动人口的心理认知来看，面对同一类疾病，不同层级的医疗机构、不同水平的医生，会提供不同的治疗方案、产生不同的治疗效果。在经济承受能力日益提升的社会进程中，人们更倾向于选择医疗水平更高区域的医疗机构、医生就医。

由于区域医疗水平和医疗服务水平的制约，一些危急重症、疑难复杂疾病等患者不能在区域内确诊和接受有效的救治，从而产生医疗流动人口跨域医疗需求。

医疗流动人口的跨域医疗需求产生于疾病救治的真实需求,以及区域间医疗水平存在的真实差距,以跨域真实能力满足医疗服务的真实需求。

在医疗服务资源配置不均衡、享受不均等的现实环境中,从心理和生理需要描述医疗流动人口的跨域医疗需求,能够真实反映人们的健康理念和就医观念,以及区域间的医疗水平差距。医疗流动人口的跨域医疗需求高,反映了区域之间医疗服务资源配置不均衡、享受不均等的程度,也反映了实现医疗服务资源均等化努力的方向。

(2)医疗流动人口的跨域医疗需求层级高。由于医学知识的匮乏和缺乏对自身健康状态的准确判断,面对不可逆的生命特点,人们在心理上更倾向于选择健康效用最大、风险最小的就医路径,从而表现为跨区域、跨层级的择院、择医行为。在患者经济承受能力允许的情况下,为避免耽搁病情会产生一步到位的就医行为,这与马斯洛需求层次理论(Maslow's hierarchy of needs)的生理需要和安全需要思想相吻合。

医疗流动人口的跨域医疗需求层级高,主要来自人们对生命健康的关注和重视,以及由真实情景中生命渴望动机所形成的"求名医"行为,这也是医疗流动人口会大批量流向北京、上海等一线城市三级医院的原因。从需求分析可知,医疗流动人口的跨域医疗需求的真实性仍然需要深入挖掘分析。

医疗流动人口对优质医疗服务资源的追求,形成了跨区域、跨层级的患者流,不仅产生了推动医疗流动人口形成合理的就医流向、就医秩序的需求,而且产生了优质医疗服务资源跨域优化配置的需求。面对医疗流动人口跨域医疗的高层级需求,应致力于在全局范围内培育一个用于满足需求的医疗水平高地。

## 2. 需求侧主导的医疗服务资源跨域配置方法

需求侧主导的医疗服务资源跨域配置,重点关注流动人口和医疗流动人口两类流动医疗人口的就医需求。在最大化满足需求动力驱动下,医疗服务资源在区域内优化配置的目的在于降低流动医疗人口规模,医疗服务资源在区间优化配置的目的在于保障流动医疗人口病有所医。

1)流动人口的医疗服务资源跨域配置方法

流动人口的跨域医疗需求低、层级低,流动人口总体上处于不利地位,基本医疗服务需求与医疗服务可及性矛盾要求彻底改变资源配置方式。流动人口家庭化趋势增加了医疗服务需求(李争,2017;甘行琼等,2015),必然对流入地医疗服务资源均衡配置、均等享受提出更高的要求。

为了保障流动人口大规模流入后不影响流入地医疗服务资源供给水平和社会总福利效用,应以包含流动人口和户籍人口在内的常住人口规模为基础进行医疗服务资源配置。户籍制度改革的推进,最终必然会将流动人口变为户籍人口,当前意义上的流动人口将不复存在。

在影响流动人口公平享有公共医疗服务权限的相关制度中,户籍制度、异地结算制度和医疗保险制度等影响最大。"人人享有基本医疗卫生服务"的目标,要求在制度上保障医疗服务资源均等化,保障每一位公民都能享受到与生俱来的公平与平等。

2)医疗流动人口的医疗服务资源跨域配置方法

由于医疗流动人口的跨域医疗需求高、层级高,所以医疗服务资源跨域配置应以优质资源为主,致力于构筑医疗水平高地,以更好地满足医疗流动人口的跨域医疗需求。为了避免邻近区域的医疗流动人口都集中涌向高地,应以分级诊疗思想在多个区域之间建设一个有序的分级诊疗体系,例如,图7-13中的虚线部分就是三个区域的分级诊疗体系。

在无法彻底消除医疗流动人口的现实环境中,多个关联区域应综合分析医疗流动人口的跨域医疗需求,形成需求驱动的医疗服务资源跨域综合配置方法。通过医疗服务资源跨域综合配置形成的分级诊疗跨域优化体系,能够依据医疗流动人口的跨域医疗需求引导就医行为,不同程度地满足医疗流动人口的医疗需求,进一步提高优质医疗服务资源使用效率和利用率。

需求侧主导的医疗服务资源跨域综合配置,能够全方位满足医疗流动人口的医疗需求,释放跨域医疗需求集聚效应,建立区域之间跨域医疗需求的关联性,以优化的分级诊疗跨域体系建立符合国情的分级诊疗制度。跨域综合配置方法,致力于在多个关联区域内最大限度地满足跨域医疗需求,最大限度地减少多个关联区域内的医疗流动人口数量。

## 7.3.3 数据侧主导的医疗服务资源跨域配置

在医疗服务资源配置网络中,供需匹配依赖于数据侧的数据价值网络,以智能匹配构造一个流向、流量和流效合理的集成式(integrated)资源配置体系。供给侧和需求侧主导的医疗服务资源跨域配置方式(图7-13)都致力于建立符合国情的分级诊疗制度,但是两者的路径和效果却截然不同。供给侧和需求侧主导的医疗服务资源跨域配置,都没有涉及数据侧的数据价值网络,在供需不匹配的环境中无法精准地实现医疗服务资源跨域优化配置。

1. 医疗服务资源跨域错配现象分析

供给侧主导的医疗服务资源跨域配置方式,推动着资源向医疗机构或者医联体配置,而需求侧主导的医疗服务资源跨域配置方式,则拉动着资源向用于满足需求的医疗机构或者医联体配置,在缺乏数据价值网络的作用下,并未实现真正意义上的供需匹配。医疗服务资源跨域错配现象,主要表现为高配和低配两种类型。

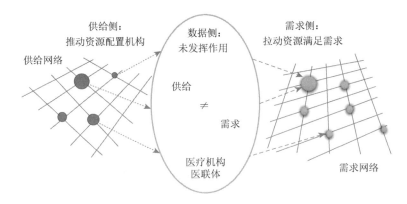

图 7-13　供给侧和需求侧主导的医疗服务资源跨域配置方式

1）医疗服务资源跨域高配现象

在资源有限的情况下，高配现象产生于两类情景，一是将高端资源配置在低端；二是将用于满足低端需求的资源配置在了高端。医疗服务资源跨域高配现象不仅降低了资源使用效率和利用率，而且影响了资源应有价值作用的发挥，例如，为了满足医疗流动人口的需求，在社区卫生服务中心配置了一台高档检测设备，但医疗流动人口的流向主要以三级医院等优质医疗服务资源为主，会造成设备利用率低的问题。

医疗服务资源跨域配置的目的，在于满足输入型人口的流动就医需求，应与需求对象、需求结构、区域发展趋势等因素相吻合。流动人口和医疗流动人口跨域医疗服务资源需求的层级不同，如果将用于满足流动人口的资源配置在三级医院就属于跨域高配现象，因为用于满足医疗流动人口的资源才应该配置在三级医院。

在有限的医疗服务资源环境中，医疗服务资源跨域高配与资源价值最大化利用观念相悖，资源价值无法充分发挥作用，带来的就是医疗服务资源的浪费。有效避免医疗服务资源跨域高配，最重要的就是充分了解输入型人口的流动就医需求，以需求驱动医疗服务资源合理配置。

2）医疗服务资源跨域低配现象

在资源有限的情况下，低配现象产生于两类情景，一是将低端资源配置在高端；二是将用于满足高端需求的资源配置在低端。医疗服务资源跨域低配现象，不仅影响了资源价值和效用，而且降低了高端资源的竞争力，例如，为了满足流动人口的需求，在三级医院配置了一台低档检测设备，但流动人口的流向主要以基层资源为主，会造成设备利用率低的问题。

流动人口和医疗流动人口跨域医疗服务资源需求的层级不同，如果将用于满足医疗流动人口的资源配置在基层医疗机构就属于跨域低配现象，因为用于满足流动人口的资源才应该配置在基层医疗机构。医疗服务资源跨域低配现象，同样带来医疗服务资源的浪费，应采取有效的措施加以避免。

2. 数据侧主导的医疗服务资源跨域配置方法

医疗服务资源跨域高配和低配等错配现象，反映了供需不匹配带来的负面影响，在静态资源一次配置中应尽量避免。为了满足输入型人口的流动就医需求，应采用数据侧主导的医疗服务资源跨域配置方法，依托数据价值网络实现供需匹配，以需求侧精准的资源需求量驱动供给侧合理的资源供给量，从而实现医疗服务资源价值最大化目标。

1）医疗服务资源跨域以消定量配置方法

流动医疗人口跨域医疗择院、择医行为，反映了医疗服务资源跨域需求，并且能转化为相应资源的消耗量。通过不同区域医疗服务资源数据分析，能够精准地描述流动医疗人口最终选择医院、选择医生的情况，并且能够精准描述每一个医疗机构或者医联体某一时间段内各类资源的消耗量。如果知道在此期间相应资源的拥有量，就可以应用数据侧主导的医疗服务资源跨域以消定量配置方式进行资源配置（图7-14）。

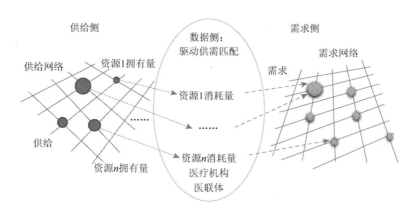

图7-14 数据侧主导的医疗服务资源跨域以消定量配置方式

在不同区域之间，能否准确把握流动医疗人口的动向是影响资源跨域配置效率的重要因素。如果能够准确把握流动医疗人口的流向、流量和流效，以满足需求侧的资源消耗量为基准，供给侧依据相应资源的拥有量进行配置。从而形成以资源消耗量决定资源拥有量的配置方法，会出现资源$i$消耗量≥资源$i$拥有量的局面。

因为流动医疗人口是一个动态量，而且处于不同区域内、不同时间段的流动医疗人口对不同资源的需求量不同，所以医疗机构或者医联体的资源消耗量也不同。在需求不确定的环境中，资源消耗量和资源拥有量难以实现精准匹配，从而影响医疗服务资源跨域以消定量配置方式的价值作用。数据侧凭借拥有的医疗服务数据资源，能够更加精准地描述需求侧资源消耗量和供给侧资源拥有量，实现供需精准匹配。

2）医疗服务资源跨域智能匹配配置方法

医疗服务资源跨域配置涵盖了供给网络与需求网络价值共创的过程，数据侧依托输入型人口的流动就医数据进行分析，实现从价值生成到价值实现的共同决策过程。输入型人口的流动就医数据描述了流动医疗人口的择院、择医行为，可以从流动医疗人口跨域医疗的行为轨迹中挖掘供需匹配关系，应用大数据分析、认知计算等技术，建立资源 $i${供给量：需求量}智能匹配集合，以此提高资源配置效率和效益。数据侧主导的医疗服务资源跨域智能匹配配置方式如图 7-15 所示。

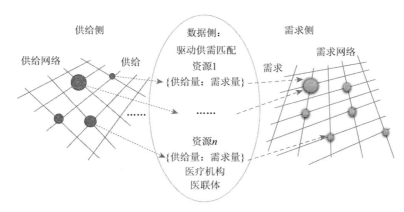

图 7-15 数据侧主导的医疗服务资源跨域智能匹配配置方式

大数据分析、认知计算等技术，为医疗服务资源跨域配置提供了有益的运作环境和技术手段，有助于建立输入型人口流动就医数据之间的关联关系，实现供给网络与需求网络之间的实时、动态跨域配置。基于流动医疗人口就医数据之间的互动性、关联性，为跨越空间维度、时间维度的医疗服务资源跨域配置奠定了基础，数据价值在数据价值网络、供给网络、需求网络之间的传递、共享成为实现智能匹配的关键。

医疗服务资源跨域智能匹配配置方式产生于流动医疗人口就医数据价值生成和价值实现过程，驱动着医疗服务资源跨域配置。医疗服务资源跨域智能匹配配置方式仅考虑了流动医疗人口就医数据，并未涉及流动医疗人口的健康医疗数据，因为医疗服务静态资源一次配置重点在于考虑资源流向、流量和流效的科学性、合理性。流动医疗人口的健康医疗数据能够更加精准地反映输入型人口的健康状况，可以在医疗服务动态资源二次配置中予以考虑。

医疗服务资源跨域配置方式,涵盖供给侧主导、需求侧主导和数据侧主导等方式,致力于探索如何通过医疗服务静态资源一次配置,最大限度地满足输入型人口的流动就医需求。通过科学合理的医疗服务资源跨域配置方式,彻底消除流动人口跨域医疗,有效降低医疗流动人口规模,为实现医疗服务资源均等化创建理想化环境。

## 7.4 医疗服务资源均等化跨域数据策略

输入型人口的健康医疗数据有效融合了基于时序性特征的健康医疗数据时间价值和基于流动性特征的健康医疗数据空间价值,可以从微观上描述一个个体全生命周期健康状态演化过程,特别是跨域医疗行为轨迹中的健康状态演化过程;从宏观上描述一个群体全生存空间健康状态演化过程,特别是不同群体在不同区域接受不同层级医疗服务的健康状态演化过程。医疗服务资源均等化跨域数据策略,就是基于输入型人口的健康医疗数据进行医疗服务动态资源二次配置,可以分别从健全医保、规范医药、创新医疗的三医联动的视角进行探索(图 7-16)。

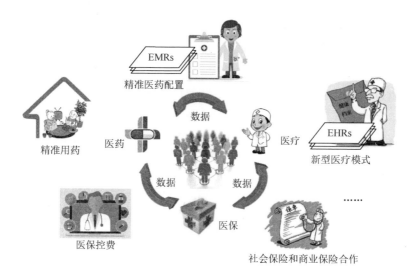

图 7-16 医疗服务资源均等化跨域数据策略

### 7.4.1 数据驱动的跨域医保互联策略

医保对医疗、医药资源合理配置与科学使用具有核心杠杆作用。医疗保险等保障制度最基本的功能就是保障公民的基本生活和基本权利(宋月萍和宋正亮，2018），在具体的医疗保险制度下，由医疗保险所有组成部分、因素及其相互关系形成的医疗保险模式（何立辉，2008）成为影响医疗服务资源均等化的重要因素。

1. 流动医疗人口的医疗保障体系现状

20世纪90年代中期，我国开始探索医疗保险制度改革，现在已经逐步形成了新农合、城镇职工基本医疗保险和城镇居民基本医疗保险三项制度。目前这三项医疗保险的覆盖率稳定维持在95%以上，基本实现了"广覆盖、保基本"的制度目标。我国医疗保险制度以城乡分割的二元户籍制度、不同职业划分为依据，并且以县市一级为单位进行统筹，使我国医疗保险制度始终陷于碎片化、不均衡的局面，深层次影响了流动医疗人口的就医行为。

1）流动人口的医疗保障体系

长期以来，受人们的健康理念和就医观念影响，我国医疗服务资源结构仍不合理，治疗性医疗服务资源占据着主导地位，预防性医疗服务可及性不理想。流动人口存在的"健康移民效应"和"三文鱼偏误效应"表明，流动人口对流入地医疗服务利用低，流动人口两周患病未就诊率为30.72%（刘胜兰等，2018）；生病后大部分会选择回户籍所在地恢复健康状态。

由于医疗保险制度设计的原因，户籍制度制约了流动人口公平享有公共医疗服务权利，流动人口的医疗保险需求与医疗保障水平之间存在巨大差距（马超等，2018）。在治疗性医疗服务可及性方面，医疗费用垫付制度抑制了医疗保险对流动人口医疗服务利用的促进作用；在预防性医疗服务资源方面，流动人口回户籍所在地进行健康体检的可能性小。以农民工为例，新农合保险未能提高医疗服务可及性，但是对农民工具有双面影响（周江，2014）。

医疗保险制度改变了医疗服务价格、投保者收入和患病机会成本等，减轻了流动人口的经济负担，所以有必要深入探讨医疗保险模式对医疗服务可及性的影响，从而提高流动人口医疗服务利用。在健全医保的过程中，我国应加快完善流动人口医疗保障体系，突破医疗费用垫付制度和异地报销制度缺陷，推广新农合等跨域医保实时报销的互联策略，改善流动人口整体健康状况。

2）医疗流动人口的医疗保障体系

医疗流动人口跨域医疗产生于跨域向上转诊需求，大部分危急重症、疑难复杂疾病等患者不能在区域内确诊和接受有效的救治，医疗流动人口跨域大病医疗必然产生高额的医疗成本。由于我国基本医疗保障制度的保障水平比较低，医疗流动人口跨域大病医疗费用负担仍然很重。

为完善我国医疗保障制度，2012年8月24日，国家发展和改革委员会、卫生部、财政部、人力资源和社会保障部、民政部、保险监督管理委员会六部门联合发布《关于开展城乡居民大病保险工作的指导意见》(发改社会〔2012〕2605号),致力于在基本医疗保障制度基础上,开展城乡居民大病保险工作。

人们健康理念和就医观念的变化,推动着医疗服务的重心从疾病治疗转向预防保健,扩大了预防性医疗服务资源在整个医疗服务体系中的价值作用。通过个性化健康管理实时分析个体的健康状态,有针对性地建立保险机制、预防干预机制,充分发挥基本医疗保险、大病保险、重特大疾病医疗救助等协同互补作用,全方位保障医疗流动人口的健康状况。

2. 数据驱动的跨域医保互联策略分析

在新医改的推动下,我国跨省异地就医直接结算推进很快,异地安置退休人员、异地长期居住人员、常住异地工作人员和异地转诊人员等四类人员的住院费用可以直接结算,江苏省13个市都已完成了与国家异地就医系统对接(江苏省医疗保险基金管理中心,2017)。城镇居民基本医疗保险显著提高了流动人口的社会融合度,提高了医疗服务利用层级(钱泽慧等,2016)。数据驱动的跨域医保互联策略如图 7-17 所示。

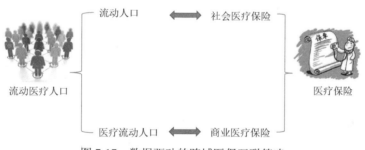

图 7-17　数据驱动的跨域医保互联策略

1) 社会医疗保险制度

社会医疗保险属于政策性保险,根本目的在于保障民众的基本医疗保障权,属于现代社会的一项基本权利。1998年12月,国务院发布《关于建立城镇职工基本医疗保险制度的决定》(国发〔1998〕44号),要求在全国范围内建立以城镇职工基本医疗保险制度为核心的多层次的医疗保障体系。2002年10月,《中共中央、国务院关于进一步加强农村卫生工作的决定》(中发〔2002〕13号)明确指出要逐步建立以大病统筹为主的新农合制度。

随着城镇职工基本医疗保险、新型农村合作医疗等基本医疗保险制度的完善,我国社会医疗保险制度快速发展,城乡居民有了多层次的医疗保障体系。由于流动人口的特殊性,以户籍制度为基础的基本医疗保险制度尚存在缺陷,流动人口无法充分享有公共医疗服务权利。面对人们健康理念和就医观念的变化，我国社会医疗保险制度应该坚持普惠、公平的原则，朝着医疗服务资源均等享受的目标迈进。

由于流动人口的异质性和复杂性，需要提供综合的医疗保险方案，针对不同个体健康医疗数据反映的健康状况，有针对性地选择基本医疗投保金额、类型，组合选择合适的商业保险，使每一个流动人口都能得到社会医疗保险的保障。在综合的医疗保险方案中，借助数据驱动的跨域医保互联策略，能够全过程保障医疗流动人口跨域医疗，全方位保障医疗流动人口的健康状况。

2) 商业医疗保险制度

商业医疗保险（insurance for medical care）属于健康险，是医疗保障体系的组成部分，单位和个人自愿参加。商业医疗保险已经成为城乡居民投保的重要选择，尤其在我国家庭结构日趋单一、家庭规模逐渐减小的情境下，城乡居民通过购买商业医疗保险，降低家庭成员因重大疾病带来的经济风险。

在新农合、城镇居民基本医疗保险和城镇职工基本医疗保险等社会医疗保险基础上，医疗保险机构通过对投保人全生命周期健康数据动态、精准的分析，以差异化的商业医疗保险实现社会医疗保险的有益补充，一旦投保人进入医疗流动人口行列，能够多层级地帮助投保人抵御可能由重大疾病带来的"因病致贫、因病返贫"风险。

面对医疗流动人口这一特殊群体，应实施数据驱动的跨域医保互联策略，提高医疗流动人口跨域医疗服务可及性，降低流动医疗人口的经济负担。通过数据驱动的跨域医保互联策略的应用，更好地满足流动人口社会医疗保险、商业医疗保险的保障需求，全方位保障流动医疗人口的健康需要和医疗服务需求。

## 7.4.2 数据驱动的跨域医药协同策略

在流动医疗人口跨域医疗服务体系中，医药发挥了不可替代的价值作用。流动医疗人口跨域医疗精准用药行为，受不同区域、不同医疗机构或者医联体医药价格差、用药指导等因素影响。数据驱动的跨域医药协同策略的应用，有助于协调流动医疗人口跨域医疗精准用药行为，有效提高跨域医疗服务效率。

### 1. 数据驱动的精准用药和配置

在精准医疗过程中，精准药学发挥了重要作用，涵盖药物研发和临床用药。由于疾病种类多、单一疾病药物种类多，实现精准用药、个体化用药离不开健康医疗数据的支持。数据驱动的精准用药和配置，需要观察医生的处方行为和患者的用药行为，以患者需求驱动药品资源优化配置。

1）数据驱动的精准用药

大型综合医院和专科医院凭借医疗水平和技术优势，在临床实践中积累了大量的患者诊疗数据、用药数据等健康医疗数据资源，奠定了数据驱动的精准用药体系构建基础。在以患者为中心的医疗服务体系中，社区卫生服务中心等各层级医疗机构都可以应用数据驱动的精准用药体系为患者提供精准用药服务，并依托医生的处方行为数据分析结果有效提高患者的诊疗效果。

患者的用药行为可以通过个体和群体的用药行为进行观察分析。对于患者个体，应依据患者病情变化情况实时、动态监管患者的用药品类、用药数量、用药频率等，避免出现过度用药、耐药性不良反应等；对于患者群体，不同个体的用药行为存在一定的差异性，通过患者群体用药行为数据分析，能够更有效地挖掘患者临床用药的剂量、效果、适应人群等，以精准用药提高药品疗效。

在数据驱动的精准用药体系中，通过医生的处方行为和患者的用药行为动态监测，建立药品不良反应知识库和检索系统，便于医生、患者、科研人员等检索药品不良反应知识，获得药品不良反应知识和决策支持，实现药品不良反应知识共享与交流。在数据驱动的精准用药体系支持下，医生的处方行为和患者的用药行为将更加规范，不会因地域偏远、医疗机构层级低下而产生差异化效果。

2）数据驱动的药品精准配置

数据驱动的精准用药是实现药品精准配置的润滑剂，能够改变以医疗机构层级配置药品的现状。在医药分开的背景下，我国应彻底改变医药资源配置存在的医院层级越高药品品类越丰富的现状，按照分级诊疗的患者行为轨迹配置医药资源，将用于治疗慢性病、常见病、多发病等药物，并将以药物为载体的医疗康复过程下沉到基层医疗机构。

数据驱动的药品精准配置，主要基于患者实际用药需求数据的特征提取和分析，尤其是重大疾病、慢性病用药规律挖掘，构建按需配置医药资源的体系。通过健康医疗数据分析，挖掘患者个体、群体的用药品类、用药数量、用药频率等需求规律，及其与治疗效果之间的内在关系，以作为医药资源配置体系设计的关联性指标。

在以患者为中心的医疗服务网络中，基于数据驱动实现按需动态配置药品，能够在医药分开背景下彻底改变我国医疗机构或者医联体医药库存量、库存结构，有效提高库存周转率。数据驱动的药品精准配置，能够有效支撑医疗服务供应链和医药供应链的集成，以科学合理的药品流向、流量和流效支持分级诊疗制度，支持医疗服务资源均等化目标的实现。

2. 数据驱动的跨域医药协同策略分析

流动医疗人口跨域医疗涉及治疗阶段的精准用药和康复阶段的用药指导，不仅需要不同区域医疗机构或者医联体之间协同运营,而且需要疾病检测、诊断、治疗、康复等多个阶段的协同运营。流动医疗人口健康医疗数据价值生成和价值实现,有助于更好地支撑精准用药和药品精准配置,提高流动医疗人口跨域医疗的准确性、科学性。数据驱动的跨域医药协同策略如图 7-18 所示。

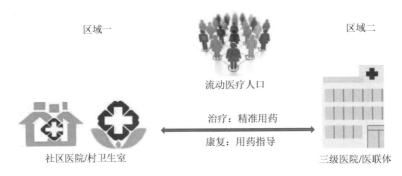

图 7-18　数据驱动的跨域医药协同策略

1)数据驱动的跨域治疗精准用药协同策略

在医疗服务体系中,流动人口和医疗流动人口跨域治疗用药的主体结构、流程结构、资源结构等不同,应依托健康医疗数据采取不同的精准用药协同策略。流动医疗人口个体或者群体健康医疗数据,能够更加清晰地描述个体、群体的用药品类、用药数量、用药频率等数据,形成数据驱动的精准用药服务体系。

流动人口跨域治疗精准用药决策,需要关联分析患者户籍所在地和流入地医疗机构电子病历中的用药数据,以更加深入地挖掘患者用药需求和规律。医疗流动人口跨域治疗用药决策,需要综合分析患者跨域向上转诊前医疗机构电子病历中的用药数据,通过关联分析、聚类分析等技术挖掘患者用药需求和规律。

流动医疗人口跨域治疗前的用药品类、用药数量、用药频率等数据,对于疾病检测、诊断、治疗、康复等都具有参考价值,从而形成不同区域医疗机构或者医联体之间、不同医疗阶段之间的精准用药协同策略。跨域治疗精准用药协同策略,充分揭示了健康医疗数据价值和多主体协同价值,从精准用药的视角提高跨域医疗质量。

2)数据驱动的跨域康复用药指导协同策略

流动医疗人口跨域医疗进入康复阶段,患者存在跨域向下转诊回到户籍所在地的可能性,空间距离的增加加大了患者术后回访的难度,对跨域康复用药指导提出了更高的要求。根据分级诊疗制度的要求,流动医疗人口跨域向下转诊会回到所在区域的基层医疗机构,治疗机构和康复机构之间需要实施跨域康复用药指导协同策略。

流动人口跨域康复回到户籍所在地或者流入地基层医疗机构，患者治疗过程中涉及的每一家医疗机构电子病历中的用药数据都需要共享，康复机构才能依据治疗机构提供的用药指导信息做出科学合理的精准用药决策。流动人口跨域回到基层医疗机构康复的行为，决定了医药供应链运营范围和康复用药指导的准确性。

医疗流动人口跨域下转诊回到所在区域的基层医疗机构，患者治疗经历的每一家医疗机构、每一个医疗阶段的用药数据都应该充分共享，基层医疗机构才能在跨域医疗机构的用药指导下做出更加科学的精准用药决策。医疗流动人口跨域康复行为，为基层医疗机构、家庭护理提供了发展空间，有助于释放跨域医疗水平高地的资源，提高医疗服务资源使用效率和利用率。

### 7.4.3 数据驱动的跨域医疗补偿策略

健全医保、规范医药、创新医疗的三医联动的重心在创新医疗，医疗服务资源均等化跨域数据策略的重心也在创新医疗，以动态资源二次配置集聚的资源实施跨域医疗补偿策略。输入型人口的流动就医规模严重影响了流入地医疗服务资源均等化水平，迫切需要探索创新的机制，既要满足流动医疗人口的迫切需求，又要满足流入地居民的优质医疗服务需求。

1. 基于新型医疗模式的分层补偿策略

流动医疗人口跨域医疗行为，作为个体全生命周期、群体全生存空间健康管理的一部分，可以从个体、群体不同的视角观察分析健康医疗数据，从数据"脉象"中精准把握个体、群体的健康状况，在时空维度上精准地描述流动医疗人口的健康"画像"。互联网医疗、远程医疗和移动医疗等新型医疗模式，提供了在更大时空范围内集聚动态资源的能力，并且能够应用集聚的资源在区域内满足潜在流动医疗人口的跨域医疗需求，推动医疗服务资源均等化目标的实现。基于新型医疗模式的分层补偿策略如图7-19所示，致力于通过新型医疗模式降低流动医疗人口规模。

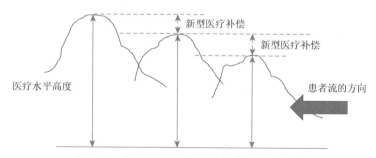

图 7-19 基于新型医疗模式的分层补偿策略

1）流动人口的分层补偿策略

在户籍制度改变之前，流动人口跨域仍然会大规模存在，仍然会占据流入地的医疗服务资源。从流动人口跨域医疗需求分析可知，流动人口跨域医疗需求主要呈现需求低、层级低的特点，并不会给医疗水平高地的优质医疗服务资源带来更大的影响。流动人口跨域医疗行为的影响，主要集中在流入地这一单一区域，而且影响的传导性比较低。

新型医疗模式的应用，能够有效集聚区域内和区域外的医疗服务资源，形成对区域内流动人口跨域医疗需求的补偿。流动人口分层补偿策略实施的关键，在于新型医疗模式集聚动态资源、集聚流动人口健康医疗数据的能力，在于健康医疗数据价值生成和价值实现的数据分析能力。

流动人口健康医疗数据转化的医疗服务方案，有助于提升流动人口跨域医疗机构的医疗水平和医疗服务水平，形成基于新型医疗模式的分层补偿策略。面向流动人口的分层补偿策略，主要体现在流动人口流入地区域对户籍所在地区域的补偿，集聚的动态资源可能来自多个区域，有助于驱动跨域医疗服务资源均等化。

2）医疗流动人口的分层补偿策略

医疗流动人口跨域医疗具有需求高、层级高的特点，必然会消耗流入地大量优质医疗服务资源，而且会随着医疗流动人口跨域医疗的行为轨迹呈现多层特性，即需要跨越多个区域医疗机构或者医联体进行诊疗。面对危急重症、疑难复杂疾病等跨域医疗流动人口，基于新型医疗模式的分层补偿策略需要综合考虑多个区域。

医疗流动人口的分层补偿策略主要以集聚的动态资源二次配置补偿各个区域无法及时满足的跨域医疗需求，如果能够在医疗流动人口跨域医疗行为之前进行有效补偿，就会有效降低医疗流动人口跨域医疗规模。新型医疗模式并不是简单地引导动态资源从医疗水平高地向洼地补偿，而是依据医疗流动人口跨域医疗需求的迫切程度进行补偿。

新型医疗模式凭借集聚的动态资源，针对医疗流动人口跨域医疗原始需求，能够以动态资源二次配置提高资源使用效率和利用率。新型医疗模式在需求引导下对医疗流动人口跨域医疗的补偿，有助于降低医疗流动人口跨域医疗的可能性或者降低跨域医疗的层数，以提高的诊疗效果降低医疗流动人口规模。

2. 数据驱动的跨域医疗补偿策略分析

数据驱动的跨域医疗补偿策略，致力于以集聚的动态资源二次配置，有效降低跨域医疗人口规模，有效规范流动医疗人口跨域医疗就医秩序。流动医疗人口健康医疗数据价值生成和价值实现，能够从个体、群体视角更加精准地描述跨域医疗需求，在基于新型医疗模式的分层补偿策略基础上实现精准补偿。数据驱动的跨域医疗补偿策略如图 7-20 所示，其建立在基于新型医疗模式的分层补偿策略基础上，涵盖流动人口跨域医疗的内涵式补偿和动态式补偿策略，以及医疗流动人口跨域医疗的分工协作式医疗服务模式。

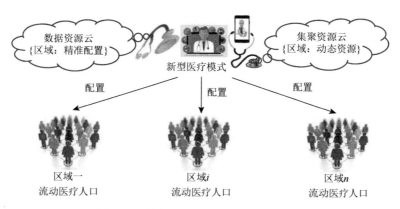

图 7-20　数据驱动的跨域医疗补偿策略

1）流动人口跨域医疗补偿策略

流动人口跨域医疗源于户籍制度，在流入地空间上的"零位移"换来了跨域医疗之名，实际上在流入地并不存在跨域医疗。大规模流动人口的加盟增加了区域内医疗服务资源的负担，如果不采取有效的补偿策略就会影响区域内医疗服务能力，因此在静态资源一次配置基础上进行动态资源二次配置成为重要的途径。

流动人口跨域医疗补偿策略应用的情境，主要集中在流动人口生活、工作所在地区域，涵盖内涵式补偿和动态式补偿两种方式。内涵式补偿以区域内分级诊疗制度优化流动人口跨域医疗的就医秩序，合理释放被不合理占用的医疗服务资源；动态式补偿以集聚的动态资源满足流动人口跨域医疗需求，实现动态资源二次配置的优化。

流动人口跨域医疗补偿策略，提供了以有限的资源最大化满足跨域医疗需求的机遇，以及区域之间协同运营的机遇。随着相关制度的完善，流动人口的健康医疗数据采集、存储、管理、分析和使用，必将纳入一个统一的常住人口健康管理体系，从而增强区域流动人口健康保障能力。

2）医疗流动人口跨域医疗补偿策略

医疗流动人口在寻求解决危急重症、疑难复杂疾病的名院、名医的过程中，进入跨域医疗行列，占据了流入地医疗服务资源。面对医疗流动人口跨域医疗刚需，应以"一站式"满足医疗流动人口跨域医疗需求，意味着基于新型医疗模式的分层补偿策略应逐步优化，最终被分工协作式医疗服务模式所取代，应建立跨域分级诊疗制度，逐步规范就医秩序。

医疗流动人口跨域医疗需求高、层级高的特点，决定了流入区域应该拥有丰富的、满足需求的医疗服务资源。数据驱动的分工协作式医疗服务模式，能够更经济、更有效地满足医疗流动人口跨域医疗需求。根据健康医疗数据分析结果，有针对性地组建分工协作式医疗服务团队，尽早确诊、给出最佳救治方案，避免在一次次的转诊中浪费资源、降低诊疗效率。

医疗流动人口跨域医疗择院、择医行为，应该在健康医疗数据分析基础上科学合理地加以引导，以跨域分级诊疗制度实现动态资源二次配置后的最优效率。数据驱动的跨域分级诊疗制度，以智能导诊的科学性提高跨域诊疗效率和治疗效果，以规范有序的就医行为降低资源消耗。

医疗服务资源均等化跨域数据策略，充分展现了个体、群体数据脉象价值在资源服务资源配置中的作用，从健全医保、规范医药和创新医疗的视角展开，突破政策壁垒、资源壁垒和模式壁垒，以动态资源优化配置和合理利用，提高跨域医疗服务可及性，逐步降低或消除不同区域医疗服务资源配置不均衡、享受不均等的问题。

## 7.5 本章小结

医疗服务资源均等化跨域策略，清晰地描述了静态资源一次配置在医疗服务资源跨域配置中的关键作用，以及动态资源二次配置在医疗服务资源均等化跨域数据策略中的关键作用。以户籍制度改革消除流动人口跨域医疗需求，以动态资源二次配置形成的跨域医疗补偿策略消减医疗流动人口规模，驱动区域医疗服务资源均等化目标的实现。跨域削峰以增强医疗水平洼地的医疗服务能力为目标，相对缩小医疗水平高地与洼地之间的医疗水平差，在跨域削峰过程中数据脉象价值得以充分挖掘、使用。

# 第 8 章 医疗服务资源均等化跨国策略

医疗服务资源均等化跨国策略，就是以"国际视野、中国情景"探索跨国输入型人口的流动就医问题时的静态资源一次配置和动态资源二次配置方法，提升我国医疗服务国际影响力和竞争力。医疗服务资源数据脉象价值为跨国增峰构筑资源高地提供了契机，能够有效降低国家医疗水平高地差、药品价格洼地差和跨国医疗人口的流动就医需求，驱动国家医疗服务资源均等化目标的实现。

## 8.1 概　　述

随着经济全球化的发展及人们健康理念和就医观念的变化，跨国医疗成为一个全球性发展的趋势。数据显示，全球每年跨国医疗人次超过 1200 万，仅美国 2016 年就有 140 万人次赴海外就医，全球医疗旅游市场正以 15%~25%的惊人速度增长，我国是跨国医疗发展最快的国家（博思商通医健游，2018；顾泳，2017）。

1. 跨国医疗人口特点分析

从全球化视角来看，跨国医疗人口的急剧增加产生于医疗服务资源配置不均衡，产生于国内无法满足的健康需要和医疗服务需求。在人们持续增长的健康需要和医疗服务需求及高消费能力驱动下，跨国医疗人口规模快速增长，迫切需要从全球化高度优化医疗服务资源配置，优化跨国医疗行为。

1) 跨国医疗基本概念

跨国医疗人口主要涉及两类人群，一是外籍人口接受国内医疗，国内医疗机构服务于跨国输入型人口的流动就医需求；二是国内人口接受国外医疗，国外医疗机构服务于国内人口的流动就医需求。随着我国国际化进程的加快，外籍工作人员和留学生规模也逐步加大，外籍人口国内医疗必将步入规模化轨道。在国外优质医疗服务资源和生命健康动力吸引下，具有一定经济能力的国内人口进入国外医疗行列。

从跨国医疗涉及人群分析可知，跨国医疗是指外籍人口的国内医疗和国内人口的国外医疗，能够在全球范围内深层次影响医疗服务资源均等化水平。面对医疗服务资源配置不均衡、享受不均等的现实环境，如何在全球范围内优化配置医疗服务资源才能让更多的患者受益，如何在全球医疗服务资源共享的环境中支持跨国医疗科学发展，都是我国医疗服务领域迫切需要解决的问题。

跨国医疗应该纳入国家战略，一方面，以优质医疗服务资源构筑医疗水平高地，以优质医疗服务资源和医疗服务能力满足跨国输入型人口的流动就医需求；另一方面，以全球医疗服务资源共享社区满足国外医疗需求，以有效的全球医疗服务可及性，保障海外医疗人口的生命健康。在跨国医疗国家战略中，依据"内筑高地、外联高地"的跨国医疗服务体系建设目标，联合国外医疗机构共创价值、共赢发展。

2）跨国医疗人口主要特点

因为跨国医疗费用很高，所以跨国医疗人口需要具备两个基本条件，一是应具备一定的消费能力，能够支付所需要的跨国医疗服务产品；二是应具有强烈的需求，足以驱动跨国医疗行为。医疗服务资源均等化跨国策略研究，致力于探索有效降低跨国医疗费用和跨国医疗需求的途径和方法。

（1）消费能力导向。消费能力导向描述了跨国医疗人口进入的门槛，以国内医疗费为参照对象，美国平均医疗费用比我国高3～4倍、欧洲国家比我国高30%，我国赴海外就医的居民人均花费突破15万美元（陆子衿，2016）。高昂的医疗费用使许多人望而却步，高净值人群逐步成为跨国医疗人口主力军。泰康保险集团股份有限公司和胡润百富公司联合发布的《2017中国高净值人群医养白皮书》显示，截至2017年5月，中国大陆地区千万高净值人群数量已经达到147万人，亿万高净值人群人数约10.2万人。在高净值人群带动下，将会有越来越多的人口跨越跨国医疗费用门槛，享受国际优质医疗服务资源。

（2）需求导向。需求导向描述了跨国医疗人口需求的紧迫程度，可以通过跨国医疗人口服务产品和目的地国家选择行为进行观察。2016年跨国医疗人口服务产品选择：重症医疗（癌症、肿瘤等）40.8%、精密体检24.6%、医美抗衰12.8%、辅助生殖10.0%、儿科7.1%（亿欧网，2017；中商产业研究院，2017）。2017年跨国医疗目的地国家选择：美国49.0%、日本21.0%、印度13.0%。我国跨国医疗人口主要选择医疗水平高、医疗仪器设备先进的美国，选择接受癌症、肿瘤等重症医疗服务。

2. 跨国医疗现状分析

跨国医疗的发展可以追溯到服务于外籍人口的流动就医需求的早期阶段，国内医疗机构设立用于接纳外籍患者的国际门诊，成为专业跨国医疗服务机构的雏形。全球跨国医疗发展的浪潮，推动着我国跨国医疗的快速发展，逐步形成了传统跨国医疗服务机构、国外医疗机构中国办事处、专业跨国医疗服务机构、互联网跨国医疗服务平台四分天下的跨国医疗服务体系。在跨国医疗发展过程中，医疗旅游跨国医疗模式和互联网跨国医疗模式成为两类重要的形式，分别代表了跨国医疗的现在和未来。

1）医疗旅游跨国医疗模式

医疗旅游作为一类跨国医疗服务方式，能够带动人们寻求更高质量、更低成本的医疗服务。医疗旅游协会（Medical Tourism Association，MTA）发布的医疗旅游指数显示，全球有 41 个国家参与了医疗旅游市场，全球医疗旅游市场主要受严格的文件程序、签证批准和有限的医疗保险三大制约因素影响（博思商通医健游，2018），全球医疗旅游市场规模达 400 亿～600 亿美元（前瞻产业研究院，2018）。美国咨询公司 Transparency Market Research 研究报告预测，2013～2019 年全球医疗旅游业将会保持 17.9%的复合年均增长率（卢杉，2017）。

医疗旅游是指为了享受高质量、低成本医疗服务而跨国旅游的一种形式，是医疗产业与旅游产业有机集成的产物。世界旅游组织（World Tourism Organization）将医疗旅游定义成"以医疗护理、疾病与健康、康复与休养为主题的旅游服务"。"医疗+旅游"式组合模式，能够形成由优质医疗服务资源构筑的医疗水平高地与高度专业化旅游项目集聚的"双资源"优势，更好地满足人们的健康需要和医疗服务需求。

由于我国医疗旅游尚未形成核心竞争力，具有医疗旅游需求的人口只能进入跨国医疗行列。我国每年到韩国、日本、美国等国家接受美容、抗衰老、亚健康状态恢复、体检等健康医疗服务的医疗旅游人口的消费总额超过 50 亿美元（金涛，2018），巨大的市场需求成为推动我国医疗旅游发展的动力。在跨国医疗国家战略体系下，我国应选择具有自然环境、医疗服务资源和高性价比优势的区域，构建国家级医疗旅游示范区，吸引国外医疗旅游人口国内医疗旅游，推动我国医疗旅游产业健康发展。

2）互联网跨国医疗模式

传统跨国医疗费用昂贵、无法保证治疗连续性，逐步衍生出远程问诊模式，即请求国外医师就患者病历、病征、检验报告等做出第二诊疗意见。远程问诊模式获得的第二诊疗意见仍然存在难以跨越的障碍，如难以得到国内医师的支持、难以获得国外医师建议的治疗药物等，从而影响跨国重症医疗患者的治疗效果。

虚拟医院（virtual hospital）凭借集聚的技术能力和医疗服务资源，创建了一种不用跨国的跨国医疗模式——基于虚拟医院的跨国医疗模式（图 8-1）。根据预测，到 2022 年，美国虚拟医院的营业额将达到 35 亿美元，年平均增长率将达到 49.8%。基于虚拟医院的跨国医疗模式，通过云端会诊平台，国内外医生可以共同为患者拟定治疗方案和随访计划，国内医生负责执行治疗方案、国外医生提供跟踪随访，国外医院负责将尚未进入国内市场的处方药通过国际配送渠道配送给患者。

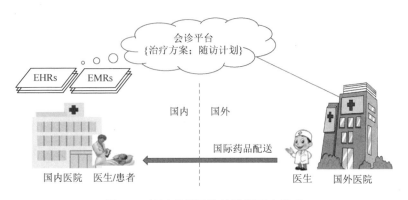

图 8-1　基于虚拟医院的跨国医疗模式

虚拟医院跨国医疗不跨国的创新思想，能够有效解决跨国医疗费用昂贵、无法保证治疗连续性的问题，能够让更多的重症医疗患者便捷、低成本地及时得到治疗。"互联网＋医疗"在跨国医疗服务领域的应用，能够深入探索人工智能、大数据分析、物联网等技术集成应用方法，提高虚拟医院的医疗水平和医疗服务水平，从国家战略高度构筑跨国医疗这道重症医疗患者最后的生命健康保障线。

3）医疗服务资源均等化跨国策略需求分析

跨国医疗以集聚的技术能力和医疗服务资源，满足跨国医疗人口的健康需要和医疗服务需求，已经成为全球化医疗服务利用的重要渠道。为了弥补我国一些领域医疗水平不高、优质医疗服务资源不足、医药品种不丰富等缺陷，从国家战略层面推动跨国医疗服务体系的完善，有助于从全球化视角推动我国医疗服务资源均等化目标的实现。在健康医疗数据价值驱动下，跨国医疗需要在全球范围内统筹配置资源，以医疗服务资源均等化配置满足跨国医疗精益化管理、精细化运作、精准化服务的需求。

（1）跨国医疗精益化管理。

跨国医疗运营在一个或者多个国际医疗服务供应链环境中，需要在全球范围内统筹医疗服务资源，提升跨国医疗人口医疗服务可及性。面对国际医疗服务供应链环境和跨国医疗服务的复杂性，需要将跨国医疗服务流程、资源、技术等纳入精益化管理体系，以跨国医疗服务创新模式追求价值共创，为跨国医疗人口、医疗机构等医疗服务供应链成员创造价值。

医疗服务静态资源一次配置，没有充分考虑跨国输入型人口的流动就医需求，必然造成医疗服务静态资源存量缺口,引发医疗服务资源供需不平衡。国外医疗机构中国办事处的发展,始终伴随着外籍人口的流动就医需求的增长而增长,只是增幅无法满足国际化进程快速发展的需要。为了弥补静态资源存量缺口,在动态资源二次配置过程中应依托健康医疗数据资源实现精准配置,以更加充分地满足跨国输入型人口的流动就医需求。

国外医疗以国外医疗水平高地满足重症医疗患者需求,不仅需要建立国内外优质医疗服务资源之间的有效关联,而且需要建立跨国转诊的规范流程、资源、技术等精益化管理体系。以国内医疗水平高地为基础,建立跨国双向转诊平台,有效规范海外医疗人口跨国医疗就医秩序,以精益化管理保障便捷、低成本国外医疗服务可持续健康发展。

(2)跨国医疗精细化运作。

跨国医疗需要跨越不同的国家,地域和文化的差异不仅影响着国际医疗服务供应链的整体运作能力,而且影响着跨国医疗服务的整体运作效果。医疗旅游、互联网跨国医疗等服务模式,不仅需要国内外医疗机构、医生之间协同运作,而且需要疾病检测、诊断、治疗、康复等多个阶段的协同运作,才能保障跨国医疗的运作效果。在健康医疗数据价值驱动下,有助于实现跨国医疗精细化运作,更加精准地提升跨国医疗水平和医疗服务水平。

为了精准地满足跨国输入型人口的流动就医需求,国外医疗机构中国办事处等国内医疗机构应该充分获取外籍人口的健康医疗数据,在数据分析基础上实现流程、资源和技术等的优化与配置。数据驱动外籍人口国内疾病检测、诊断、治疗、康复等阶段,以及需要国外转诊治疗、康复等阶段的精细化运作,医疗服务资源也伴随着跨国医疗精细化运作而实现精准配置。

海外医疗人口流动就医需求的增长,必将带动国内医疗服务供给侧改革,在有效对接国外医疗水平高地的基础上构建精细化运作体系。基于健康医疗数据提升国外医疗供需匹配能力,帮助海外医疗人口寻找更适合的医疗机构、医生和治疗药品等,提供便捷、低成本的国外医疗服务。国外医疗精细化运作涵盖整个医疗服务全过程,需要充分整合、精准配置国内外医疗服务资源。

(3)跨国医疗精准化服务。

跨国医疗必须保持国内外医疗服务的连续性,以医疗服务流程、资源、技术等无缝衔接,从全球化视角提高跨国医疗精准化服务能力。跨国医疗人口健康医疗数据成为精准化服务的重要基础,能够更加科学地调高健康医疗数据"脉象"的精准度,依托国内外医疗水平双高地,提高跨国医疗疾病检测、诊断、治疗、康复等精准化服务能力。

跨国输入型人口的健康医疗数据,不仅驱动着国内医疗服务资源的优化配置,而且引导着国内外医疗机构、医生提供精准化服务。外籍人口健康医疗数据分析,有助于更加精准地描述外籍人口的医疗服务需求，提供治疗解决方案、个性化康复方案，构筑国内医疗水平高地。

海外医疗人口中的重症医疗患者的健康医疗数据，能够帮助国内医疗机构、医生制定更加精准的跨国转诊方案，帮助国外医疗机构、医生在转诊方案基础上制定更加精准的治疗解决方案、个性化康复方案。海外医疗人口健康医疗数据分析能够引导国内外医疗机构、医生提供协同医疗服务，协同保障海外医疗人口的健康状态改善。

国内外医疗水平、医疗服务水平之间存在的差距，成为驱动跨国医疗人口流动就医需求产生的原动力，成为医疗服务资源跨国配置、医疗服务资源均等化跨国数据策略的核心动力。跨国医疗往往伴随着跨域医疗，国外重症医疗患者择院、择医行为数据分析，有助于更加精准地配置资源。人类智慧与人工智能在跨国医疗服务领域的融合，为深入探索医疗服务资源跨国配置方式和医疗服务资源均等化跨国数据策略奠定了基础。本章结构如图 8-2 所示。

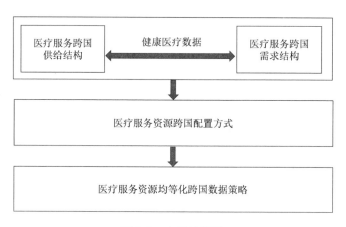

图 8-2　本章结构图

## 8.2　医疗服务跨国体系设计

医疗服务跨国体系涉及国内外医疗机构、一个或者多个国际医疗服务供应链，我国已经形成了传统跨国医疗服务机构、国外医疗机构中国办事处、专业跨国医疗服务机构、互联网跨国医疗服务平台四类供给结构，以及外籍工作人员及留学生、高净值人群、特色医疗需求人群等需求结构。医疗服务跨国体系设计需要在个人健康数据、医学知识数据等数据驱动下，明确整个体系的供给结构和需求结构，才能保障医疗服务跨国体系运营效率和效益。医疗服务跨国体系结构如图 8-3 所示。

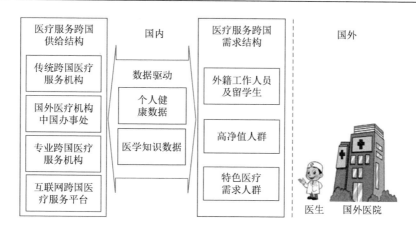

图 8-3 医疗服务跨国体系结构图

医疗服务跨国体系正常运营必须建立在供需精准匹配基础上,数据脉象价值成为医疗服务跨国供给网络和需求网络价值增值的重要驱动力,动态资源二次配置成为弥补静态资源一次配置缺陷的关键。医疗服务跨国体系设计,致力于实现"内筑高地、外联高地"的跨国医疗服务体系建设目标,以全球化优质医疗服务资源驱动我国医疗服务资源均等化。

## 8.2.1 医疗服务跨国供给结构

医疗服务跨国供给来自国内和国外,保障着跨国医疗服务的正常进行。国内保障主要来自传统跨国医疗服务机构、国外医疗机构中国办事处、专业跨国医疗服务机构、互联网跨国医疗服务平台,用于满足跨国输入型人口的流动就医需求,以及海外医疗人口的跨国转诊、康复等医疗服务需求。国外保障主要来自国外医疗水平高地的优质医疗服务资源,用于满足海外医疗人口的重症医疗等流动就医需求。

1. 跨国医疗保障力

跨国医疗服务离不开信息、资源和能力等基本保障,需要国际医疗服务供应链成员共同努力,只是国内外成员的价值作用、担负责任、承担风险等有所不同。医疗服务跨国供给网络,致力于便捷、低成本地提供医疗服务,保证医疗服务质量、可及性和连续性,最大限度地满足跨国医疗人口的流动就医需求。

1) 跨国医疗国内保障力

不同类型的跨国医疗人口的流动就医需求不同,需要的信息、资源和能力也不同，所以应有针对性地建立不同类型的保障体系。在国内外医疗水平高地之间互动交流的过程中，应保障跨国医疗人口流向、流量和流效的合理性，由高地之间的水平差形成规范的就医秩序。跨国医疗服务国内保障体系，应具有信息、资源和能力集聚能力，以满足跨国医疗人口跨国双向转诊需要。

在跨国医疗服务体系中，满足跨国输入型人口的流动就医依赖于国内医疗服务资源，在国内进行疾病检测、诊断、治疗、康复等过程中，如果能够得到外籍人口的健康医疗数据，则有助于以精准医疗提高医疗服务效果。外籍人口的就医选择决定了医疗服务资源配置的方向，应集中资源构筑医疗水平高地或者以国外医疗水平高地为支撑提供高质量医疗服务。

尽管满足海外医疗人口的流动就医需求依赖于国外医疗服务资源，但是需要建立国内外无缝衔接的国内保障体系，以保障跨国医疗的连续性。为国外医疗机构、医生提供跨国转诊的海外医疗人口的健康医疗数据，保障国外医疗决策的科学性；为国内医疗机构、医生提供海外医疗人口的转诊信息，保障康复决策的科学性。

2）跨国医疗国外保障力

跨国医疗涉及不同的国家和地区，受不同国家和地区法律、政策和文化等因素影响，所以应建立具有不同国家和地区特色的国际化保障体系。在全球范围内寻找最适合的医疗水平高地的优质医疗服务资源，以跨国医疗联盟实现信息、资源和能力的互联互通，保障跨国医疗服务正常运营。

跨国输入型人口具有国外医疗服务可及性的先天优势，面向个体、群体的国外信息、资源和能力的全过程追踪溯源，有助于精准地满足外籍人口的健康需要和医疗服务需求。国外保障为国内外籍人口的流动医疗打开了一扇观察分析的窗口，同时也打开了一扇转诊康复的大门，有助于国内外协同保障外籍人口的生命健康。

海外医疗人口更多地依赖于国外医疗机构、医生的信息、资源和能力，能否建立一个闭环的跨国医疗服务国外保障体系，直接影响着国外医疗服务质量。数据驱动的国外医疗服务流程、资源、技术等优化与配置，有助于增强国外保障能力，最终使国外医疗形成便捷、低成本的竞争优势。

2. 医疗服务跨国供给结构分析

医疗服务跨国供给结构是由一个或者多个国际医疗服务供应链构成的网络，供应链核心成员为具有接纳外籍患者资质和能力的医疗机构。在跨国医疗服务体系中，根据服务对象接受服务的类型和方式，可以将跨国医疗服务提供商分为跨国医疗中介服务机构和专业跨国医疗服务机构。跨国医疗中介服务机构可以分为两大类：一是传统跨国医疗服务机构；二是国外医疗机构中国办事处。随着互联网技术的发展,具有远程医疗、虚拟医院功能的互联网跨国医疗服务平台成为一类新型的专业跨国医疗服务机构,代表了跨国医疗新的发展趋势。

1)传统跨国医疗服务机构

传统跨国医疗服务机构主要担负着跨国医疗中介服务职责,是一类典型纯中介的第三方跨国医疗服务机构。在跨国医疗服务市场需求驱动下,能够连接国内医疗服务需求与国外医疗服务供给的跨国医疗中介服务机构应运而生,并逐步演化为我国跨国医疗服务的主要形式。

作为纯中介的第三方跨国医疗服务机构,传统跨国医疗服务机构发展很早,主要以海外医疗人口作为服务对象,提供跨国转诊、医疗旅游等中介服务。传统跨国医疗服务机构为患者推荐国外医院、联系并预约医生,翻译病历及体检报告、办理签证、机票、住宿等基本服务,并且提供国外陪诊、翻译等增值服务。

经过多年的实践,传统跨国医疗服务机构业务较为成熟,已经形成了相对稳定的医疗服务供应链网络、运营模式,但是收费昂贵。由于国内外资源的局限性,传统跨国医疗服务机构达成合作协议的国外医疗机构数量较少,跨国转诊时可供患者选择的目标医院和医生较少,一定程度上制约了传统跨国医疗服务机构的发展。

2)国外医疗机构中国办事处

除了纯中介的第三方跨国医疗服务机构之外,一些国外医疗机构在中国设立办事处提供跨国医疗服务。国外医疗机构中国办事处凭借自身在国外的资源优势,一方面为国内外籍人口提供跨国医疗服务,如果遇到重症医疗患者可以直接完成跨国转诊;另一方面为中国患者提供跨国转诊服务。

国外医疗机构中国办事处设立之初,致力于满足国内本国人口国外就医需求,例如,面向外籍工作人员及留学生,由于一些医疗服务技术人员都是直接来自国外医疗机构,便于与患者的沟通与交流。大部分国外医疗机构中国办事处都拥有外籍工作人员及留学生的电子病历和电子健康档案,不仅有助于保持数据的完整性,而且有助于面向患者的精准医疗和个性化健康管理服务。

在长期的运营实践中,国外医疗机构中国办事处与国内大型医疗机构之间已经建立了长期的合作转诊绿色通道,主推癌症、儿童病、血液病等重症医疗患者跨国转诊,以此吸引大量中国患者,如美国的梅奥诊所、克利夫兰等医疗机构在北京设立的跨国转诊机构。国外医疗机构中国办事处已经发展成为国外医疗机构跨国医疗的桥头堡,并成为国外医疗双向转诊的重要环节。

3)专业跨国医疗服务机构

随着经济全球化的发展及跨国医疗人口流动就医需求的快速增长,国内外专业跨国医疗服务机构呈现快速发展之势。由于传统跨国医疗服务机构无法满足跨国医疗人口便捷、低成本的流动就医需求，在潜在的治病救人精神动力和巨大的经济利益驱动下，专业跨国医疗服务机构凭借优质医疗服务资源在医疗水平高地成长，并逐步发展成为全球医疗服务的风向标和顶级的生命救护站。

在经济全球化背景下，我国国际化合作与交流日益深入，外籍人口的流动就医需求与日俱增，极大地促进了大型医疗机构国际医疗业务的发展和开拓，北京、上海、深圳等一线城市的大型医疗机构纷纷设立国际门诊，以满足外籍患者的就医需求。专业跨国医疗服务机构发展应该纳入国家战略，以全面提升我国医疗水平和医疗服务水平，确保未来吸引更多的跨国输入型人口的流动就医。

面对巨大的跨国医疗服务需求，国外大型医疗机构建立了各具特色、具有国际影响力和国际竞争力的专业跨国医疗服务机构，并逐步发展成为国际医疗服务供应链的核心企业。遍布全球的专业跨国医疗服务机构，以各自的优势吸引着具有不同需求的跨国医疗人口，以巨大的虹吸效应构筑医疗水平高地。国内外专业跨国医疗服务机构的直接关联，降低了纯中介的第三方跨国医疗服务机构的影响力，成为跨国医疗新趋势——虚拟医院模式的重要基础。

4）互联网跨国医疗服务平台

互联网技术的发展推动着远程医疗、虚拟医院等创新模式的发展，在跨国医疗服务体系中的融合逐步演化成互联网跨国医疗服务平台。互联网跨国医疗服务平台能够关联更多的国际医疗服务供应链成员，能够凭借信息、资源和能力集聚优势为跨国医疗人口提供更具优势的医疗服务。

远程医疗技术的发展带动了跨国医疗的广泛普及，推进了我国"互联网＋医疗"的发展，培育了具有成熟运营经验的互联网跨国医疗服务机构，它们专注于在全球范围内整合优质医疗服务资源，已经搭建遍布美国、日本、韩国、泰国等多国的专业服务团队，为跨国医疗人口提供远程医疗服务，涵盖远程问诊、跨国转诊、精密体检、辅助生殖等一站式国外就医服务。

随着远程医疗服务线上线下的深度融合，诞生的虚拟医院模式成为跨国医疗新趋势，必将颠覆重症医疗患者跨国医疗模式。虚拟医院凭借集聚的国内外医疗水平高地优质医疗服务资源，形成双高双优的竞争优势，能够为跨国医疗人口提供更便捷、更低成本的跨国医疗服务，从而提高全球医疗服务资源集聚和应用能力。

## 8.2.2 医疗服务跨国需求结构

医疗服务跨国需求来自国内和国外，成为跨国医疗服务的原动力。国内驱动力产生于跨国医疗人口的流动就医需求，跨国寻找能够满足需求的医疗服务资源；国外驱动力产生于国外医疗机构动态资源的释放，跨国寻找能够释放资源的医疗服务对象。在跨国医疗服务驱动力作用下，国内医疗服务对象需求与国外医疗服务资源供给的精准匹配，构成了医疗服务跨国需求的基本结构。

1. 跨国医疗服务驱动力

全球化医疗服务资源的利用，成为跨国医疗服务的重要驱动力。面对一个区域或者国家内不能确诊和接受有效救治的疾病，患者在经济条件允许的情况下都会选择跨域或者跨国医疗，患者的择院、择医行为传递了对生命和健康的渴望。在全球范围内寻找更适合的医疗服务资源，满足患者的健康需要和医疗服务需求，成为跨国医疗服务的动力源泉。

1）跨国医疗服务国内驱动力

外籍人口和海外医疗人口成为跨国医疗的主要需求源，驱动着跨国医疗人口的流动就医行为，成为跨国医疗服务国内驱动力。个体、群体的健康医疗数据分析，能够更加精准地挖掘人们的健康需要和医疗服务需求，从而更加精准地制定跨国医疗决策，在国内医疗水平高地满足需求的情况下，以跨域转诊代替不必要的跨国转诊。

外籍人口的流动就医需求，来自人们就近就医的基本需要。由于工作、学习等，外籍人口无法回国接受治疗，只能就近选择国外医疗机构中国办事处或者具有国际门诊的大型医疗机构。随着我国医疗水平和医疗服务水平的提高，未来将会吸引越来越的外籍人口进入国内接受医疗服务，从而推动我国跨国医疗服务的发展。

海外医疗人口的流动就医需求，来自人们对高质量医疗服务的追求。由于我国就医环境、医疗水平和医疗服务水平等与国外医疗机构存在一定的差距，水平差成为跨国医疗的主要动力。在国家战略支持下，我国应致力于缩小水平差，以逐步降低因水平差而产生的海外医疗人口规模。

2）跨国医疗服务国外驱动力

在我国跨国医疗服务体系中，海外医疗人口的流动就医需求主要由国外医疗机构满足，国外驱动力直接影响着跨国医疗服务水平。在"内筑高地、外联高地"的跨国医疗服务体系建设目标驱动下，我国应建立国内医疗水平高地与国外医疗水平高地的实质性关联，以双方的优势提升跨国医疗的整体优势。

在国外医疗水平高地存在优质医疗服务动态资源的情况下，跨国医疗人口的流动就医需求成为动态资源释放的有效空间，从而驱动国外医疗服务资源有效供给。面对医疗服务的多样化需求，不同国家依据自身的特色和优势，构建了差异化、多层级的跨国医疗服务体系，以吸引不同需求的跨国医疗人口。

在跨国医疗服务体系中，专业跨国医疗服务机构逐步积累了大量跨国医疗人口的健康医疗数据，集聚数据资源优势逐步成为国外医疗机构新的驱动力。面对重症医疗患者跨国医疗需求，国外医疗机构在救治过程中能够积累丰富的经验、集聚丰富的数据资源，从而形成医疗服务资源马太效应。

2. 医疗服务跨国需求结构分析

在现有的市场环境中，跨国医疗人口主要有三类，即外籍工作人员及留学生、高净值人群和特色医疗需求人群，相信随着虚拟医院等新型跨国医疗模式的发展，普通患者也会享有跨国医疗的权利。

1）外籍工作人员及留学生

跨国医疗最初起源就是为了满足外籍工作人员及留学生的基本医疗服务需求，他们是早期跨国医疗的基础群体。在经济全球化推动下，我国国际贸易、旅游、高等教育等全球化业务蓬勃发展，进入国内工作学习的外籍人口越来越多，外籍工作人员及留学生仍然是跨国输入型人口流动就医的主体力量。

根据国家统计局调查，2016年驻我国工作人员入境人数已达471.75万人次，而且近年来呈现增速加快之势（图8-4）。教育部公布的数据显示，2017年共有48.92万名来自204个国家和地区的外国留学生，在我国31个省（自治区、直辖市）的935所高等院校学习，规模增速连续两年保持在10%以上。外籍工作人员及留学生规模的快速增长，必然带来跨国输入型人口流动就医需求的增长。

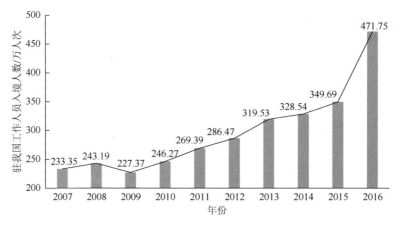

图8-4 2007~2016年驻我国工作人员入境人数

根据国家统计局数据整理

面对外籍工作人员及留学生就医需求的快速增长，我国应进一步完善跨国输入型人口的医疗服务体系。一方面，支持国外医疗机构中国办事处的发展，完善以办事处为节点的跨国医疗、跨国转诊体系；另一方面，加大力度支持专业跨国医疗服务机构建设，以满足更多的跨国医疗人口的流动就医需求。

2）高净值人群

高净值人群凭借对高质量医疗服务的追求及其高支付意愿，已经成为跨国医疗人口的中流砥柱。高净值人群是指资产净值在 600 万人民币（约 100 万美元）以上的群体。泰康保险集团股份有限公司和胡润百富公司联合发布的《2017 中国高净值人群医养白皮书》显示，截至 2017 年 5 月，中国千万高净值人群数量已经达到 147 万，比 2016 年增加 13 万人，增长率达到 9.7%；亿万高净值人群人数约 10.2 万，比 2016 年增加 1.3 万人，增长率高达 14.6%。

高净值人群不仅拥有较高的可投资资产，大部分已经成为财务自由人士，而且具有高端医疗消费的强烈意愿，愿意以高额的服务费用换取低时间成本、高质量服务。高净值人群的跨国医疗偏好主要由两个原因导致，一是跨国医疗水平高，国外医疗水平高地凭借优质医疗服务资源优势，能够为高净值人群提供高满意度的跨国医疗服务；二是跨国医疗服务水平高，国外医疗机构以医疗服务流程、资源、技术等优势，能够给予高净值人群满意的就医体验。

从高净值人群的年龄结构来看，跨国医疗主要以精密体检、医美抗衰、辅助生殖为主，预示着个性化健康管理将成为高净值人群的首选。面对高净值人群的高需求，我国应大力推动数据驱动的优质医疗服务，为高净值人群提供个性化健康管理，以健康状态改善增强高净值人群的获得感。随着我国医疗水平、医疗服务水平的提高，高净值人群跨国医疗将逐渐被更具价值的国内优质医疗所取代。

3）特色医疗需求人群

在医疗服务跨国需求结构中，特色医疗需求人群占据着一定的优势地位。随着人们健康理念和就医观念的变化，"治未病"思想改变着跨国医疗人口的行为，使其从寻求疾病治疗转向寻求预防保健的特色医疗服务。在多样化特色医疗服务需求驱动下，世界各国凭借技术发展、传统文化孕育的丰富的医学知识，为特色医疗需求人群提供了多样化的选择。

随着人们自我健康管理意识和能力的增强，特色医疗需求人群开始从被动接受医疗服务向主动发掘自身需求转变，以医疗养生、康复疗养等疗养休闲消费逐步替代传统的跨国医疗消费。特色医疗需求是一类个性化需求，反映了跨国医疗人口对自身健康状况的了解程度、选择能力，离不开健康医疗数据价值的支持。

特色医疗需求人群锁定一类高端的预防保健服务，并以医疗旅游的方式接受跨国医疗消费，形成"寓医于乐"的健康体验。在跨国医疗服务选择过程中，特色医疗需求人群更加看重跨国医疗目的地的地理位置、疗养环境及服务质量、行程安排等，形成"特色医疗+特色旅游"的双重优势叠加。面对特色医疗需求人群，我国应从国家战略高度推动中医药产业发展，以中医养生服务特色医疗服务，创建"特色医疗 + 特色旅游"优势，吸引更多的特色医疗需求人群产生跨国医疗行为。

## 8.3 医疗服务资源跨国配置方式

跨国医疗需要在全球范围内配置医疗服务资源，不同国家会根据跨国医疗人口的流动就医需求动态调整医疗服务资源配置，以更好地提升自己的竞争优势。供给侧主导、需求侧主导的跨国配置描述了国内外静态资源一次配置策略，数据侧主导的跨国配置描述了数据驱动环境下动态资源二次配置策略，需要把握两个关键点，一是尽可能在国内满足跨国医疗人口的流动就医需求；二是跨国医疗人口返回国内尽可能做好后续治疗和病情跟踪服务。

### 8.3.1 供给侧主导的医疗服务资源跨国配置

国外医疗水平高地的优质医疗服务资源是跨国医疗的主要驱动力，供给侧主导的医疗服务资源跨国配置用于满足跨国医疗人口的流动就医需求。以我国国外医疗情况为例，网络调查数据显示，2016 年我国公民赴国外医疗旅游共计约 50 万人次，比 2014 年增加了 5 倍。随着"一带一路"倡议的深入推进，在中国资本和商品"走出去"的同时，"走出去"赴国外就医的患者人数也迅速增长（OFweek，2017）。

1. 我国跨国医疗服务现状

面对巨大的跨国医疗服务需求，医疗服务资源向跨国医疗服务领域配置，进一步推动了跨国医疗服务领域的快速发展。我国跨国医疗人口规模快速增长，已经成为跨国医疗需求高地、资源洼地，从而驱动着国内跨国医疗人口流向国外、国外医疗服务资源流向国内，有助于整体提高我国医疗水平和医疗服务水平。

1) 跨国医疗服务国内状况

在跨国医疗服务体系中，跨国医疗服务国内状况描述了国内医疗机构的准备状态，即应对跨国医疗快速发展趋势的能力。面对外籍工作人员及留学生规模的快速增长，国外医疗机构中国办事处、一线城市大型医疗机构国际门诊快速发展，在一定程度上解决了这类人群的跨国医疗、跨国转诊等就近医疗问题。问题的关键在于跨国医疗服务需求远高于、快于医疗服务供给能力的增长，无法完全、完美地满足跨国输入型人口的流动就医需求。

随着跨国医疗需求的增长，越来越多的国外医疗机构进入中国市场。一方面，国外医疗机构与国内民营医疗机构、商业保险机构等合作共建专业跨国医疗服务机构，为我国患者提供第二诊疗意见和治疗方案，对于难以救治的重症医疗患者进行跨国转诊；另一方面，国外医疗机构与国内大型保险公司、金融机构等合作以获得病患资源，通过引进全球最先进的医学知识和医疗服务能力，在国内帮助患者完成治疗（卢杉，2017）。

由于跨国输入型人口规模的增长，迫切需要持续增强国内医疗服务能力。虚拟医院跨国医疗不跨国的创新思想使其迅速发展，并成为国内外医疗机构合作与交流的纽带。虚拟医院集聚了全球一流的国外医疗服务资源，国内专业跨国医疗机构与国外虚拟医院的合作，使国内医生获得在国外虚拟医院医生远程指导下完成治疗的机会，从协同医疗的视角提升了国内医疗机构的医疗水平和医疗服务水平。

2）跨国医疗服务国外状况

跨国医疗服务国外状况反映了国外医疗机构的准备状态，主要涉及高净值人群、特色医疗需求人群。面对我国跨国医疗人口的快速增长，全球范围内具有医疗优势的国家陆续做好了跨国医疗准备工作，以美国麻省总医院（Massachusetts General Hospital）为例，医院帮助患者解决旅行和住宿等方面的问题，美国麻省总医院、梅奥诊所和波士顿儿童医院还提供翻译服务。

我国海外医疗人口的流动就医需求，已经从精密体检、医美抗衰转向重症医疗。据不完全统计，2011~2016 年，我国海外重症医疗患者从数十人增长到约 5000 人，年均增长率达 150%（马晓华，2018）。美国、德国、以色列和瑞士等国家凭借医疗技术优势，逐步发展成为国外重症医疗水平高地。

面对跨国医疗人口多样化需求，不同国家依托自身优势构筑了各具特色的医疗水平高地，例如，日本、新加坡和马来西亚的精密体检、巴西和匈牙利的医美抗衰、泰国和以色列的辅助生殖等（马晓华，2018）。印度、泰国、马来西亚和新加坡凭借价格优势，逐步发展成为各自领域的医疗水平高地。可见，在"内筑高地、外联高地"的跨国医疗服务体系建设目标驱动下，我国全球化跨国医疗供给网络已经初步形成。

2. 供给侧主导的跨国医疗分类

医疗服务是一类典型的高度定制化产品。由于不同国家在医疗水平、就医体验、药物可得性等方面存在差异，从而驱动着具有多样化需求的跨国医疗人口在全球范围内流动。我国在诊断、治疗、药品之间的差距，成为跨国医疗的主要驱动力。根据拉动就医需求的医疗服务资源的不同，可以将供给侧主导的跨国医疗分为诊断驱动、治疗驱动和药品驱动三类。供给侧主导的跨国医疗模式如图 8-5 所示，从国外医疗服务资源拉动就医需求和跨国医疗人口促进服务升级的视角，描述了跨国医疗供给网络的价值作用。

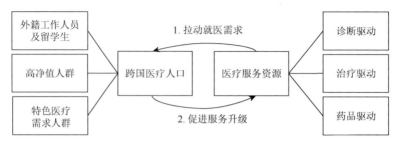

图 8-5 供给侧主导的跨国医疗模式

1）诊断驱动

在跨国医疗人口中重症医疗占 40.8%，这也是我国重症医疗患者会大量出现在全球顶级医院的原因。我国癌症 5 年生存率为 30.9%，英国为 54%、美国为 66%（重庆晨报，2015），巨大的生存差异让癌症患者跨国医疗成倍增长。在选择跨国医疗的癌症患者中，求药的比例仅为 17%，大部分追求国外多学科专家团队细致的检查和谨慎的评估，以寻求为自身制订最适合病情的个性化诊疗方案（刘颖，2018）。

跨国重症医疗患者从"选新药"向"选方案"决策焦点的转移，取决于国外医疗机构不可替代的诊断经验、用药经验、治疗经验和健康医疗数据资源，以及提供个性化医疗（精准医疗）服务方案的能力。尽管跨国重症医疗患者已经在国内最权威的医疗机构接受过治疗，但是国外医疗机构仍然调整了 77%的治疗方案，包括增减药物、调整药物剂量，甚至重新选择和组合手术、化疗、放疗、靶向治疗等手段（马晓华，2018），还纠正了大量的病理诊断错误（李妍，2017）。

供给侧主导的跨国医疗诊断驱动，能够拉动重症医疗患者诊断需求，在全球范围内寻求国际顶级专家的诊断方案。从远程医疗的第二诊疗意见到虚拟医院的综合性诊断方案，都充分展现了医疗水平高地优质医疗服务资源的优势。事实证明：供给侧主导的跨国医疗是形成竞争优势的重要基础，我国应站在国家战略的高度构筑具有竞争优势的医疗水平高地。

2）治疗驱动

二十多年来，我国卫生健康事业的进步已经得到全球认可，但是中外医疗质量仍存在很大差距。2015 年，《柳叶刀》杂志一项研究发现，中国医疗服务在 188 个国家中排名第 92 位。2017 年 5 月，《柳叶刀》刊发了医疗可及性和质量指数的全球排名，中国排名第 82 位（OFweek，2017）。事实证明：国内外医疗水平高地之间存在的水平差，能够形成诊断、治疗和药品驱动力。

在跨国医疗诊断基础上，真正让患者受益最多的还是"患者中心型"的多学科治疗、一体化手术的综合解决方案，即围绕患者组建专家团队，采用分工协作式医疗服务模式，制定的诊疗方案力求符合患者全流程需求。国外医疗机构在治疗过程中，注重就医环境、就医体验等医疗服务细节，不管是药物还是治疗方案上的差异，最终都反映在治疗结果上（刘颖，2018）。

供给侧主导的跨国医疗治疗驱动，能够拉动重症医疗患者治疗需求，在全球范围内寻求国际顶级专家的治疗方案和医疗服务。全球跨国医疗的实践证明，只有构筑了具有竞争优势的医疗水平高地，才能吸引更多的跨国重症医疗患者，从而在诊断经验、用药经验、治疗经验等积累中进一步提升竞争优势。

3）药品驱动

随着我国新药上市逐步与国际接轨，新药审批速度加快，跨国医疗药品驱动力将会逐步缩小、逐渐消失。2017年5月31日~6月1日，人用药品注册技术要求国际协调会议（International Council for Harmonization，ICH）通过了国家食品药品监督管理总局的申请，我国正式成为ICH成员。国际创新药在我国上市时间差的消失，使我国企业也能同步进行国际注册，有助于提升我国制药行业创新能力和国际竞争力。

跨国医疗药品驱动不仅来自新药上市的时间差，而且来自国内外的药品价格差，以及由药品时间洼地、药品价格洼地转化的药品驱动。在全球范围内，由于新药物研发、市场准入等因素的影响，必然会在不同的国家产生药品时间差和价格差。面对疾病治疗的时效性要求，跨国医疗药品驱动仍然会持续存在。

供给侧主导的跨国医疗药品驱动，能够拉动重症医疗患者药品需求，在全球范围内寻求先进的治疗药物。从跨国医疗药品驱动由强变弱的历程来看，世界各国应从管理创新、保障人类生命健康的视角，致力于降低药品时间差和药品价格差，最终将药品驱动融入治疗驱动。

3. 供给侧主导的跨国医疗阻碍

在诊断驱动、治疗驱动和药品驱动下，供给侧主导的跨国医疗能够在全球范围内构筑医疗水平高地，以高质量、低成本满足跨国医疗人口的流动就医需求。随着跨国医疗人口规模的快速增长，国内外医疗机构之间沟通与交流存在的障碍，会使供给侧主导的跨国医疗也存在一些阻碍。

1）医疗连续性问题

对于跨国重症医疗患者，在国外医疗机构接受了优质医疗服务，围绕后续康复医疗主要有两个选择。一是继续在国外进行康复医疗，有助于医生很好地控制病情，但是医疗成本很高；二是回国进行康复医疗，尽管医疗成本能够得到控制，但是由于距离医生较远，难以有效处理突发事件。

在供给侧主导的跨国医疗服务体系中，如果没有充分考虑治疗后的康复医疗问题，特别是跨国转诊回国后的后续治疗和病情跟踪问题，就会影响跨国重症医疗的整体效果。缺乏医疗连续性，不仅会影响康复医疗效果，而且如果遇到的突发事件难以得到有效处理，将会前功尽弃，使之前花费的所有时间和成本失去应有的价值。

在跨国医疗服务体系中，医疗连续性建立在国内外医疗服务一体化基础上，以国内外互联互通的医疗水平高地满足跨国双向转诊需要，确保患者跨国转诊回国后的医疗连续性。远程医疗、虚拟医院等创新模式的发展，能够便捷、低成本地搭建国内外医疗机构沟通与交流的渠道，为跨国双向转诊服务创造了条件，有助于更好地解决医疗连续性问题。

2）文化差异性问题

供给侧主导的跨国医疗构筑了一个全球化的医疗服务供给网络，聚集了不同国家和地区、不同文化背景、不同生活方式的医生和患者，医患双方不同的健康理念和就医观念，产生了跨国医疗急需解决的文化差异性问题，如隐私保护问题、优先权问题、医患关系问题等，如果文化差异性问题不能得到有效解决，就会影响就医环境和医疗服务成效。

以隐私保护为例，长期以来国内患者缺乏隐私保护意识，导致国外就医时不仅会忽略自己的隐私保护，而且会无意侵犯他人隐私。为了更好地保护个人隐私、数据隐私等，有必要开展跨国医疗培训和教育，在跨国就医前深入了解相应国家的文化背景和生活方式，提高隐私保护意识和能力，熟悉跨国就医流程、风险防范流程等，以规避各类跨国医疗风险。

跨国医疗文化差异性问题，充分反映了不同国家医生和患者在健康理念、就医观念等方面的文化差异，应采取有效措施加以规避。从国家战略层面，应建立完善健康医疗数据资产保护制度，完善个人隐私、数据隐私保护机制，从根本上提高患者隐私保护意识，在国内外均保护好患者隐私。

3）成本控制性问题

供给侧主导的跨国医疗体现了"质量优先"原则，以此集聚全球医疗水平高地的优质医疗服务资源，按照"优质优价"定价原则确定的跨国医疗价格一定不菲。我国跨国医疗人口仍然以高净值人群、中产阶层等高收入人群为主体，跨国医疗的巨额开销并非普通人群所能承受。

随着新医改的深入推进，"人人享有基本医疗卫生服务"的目标终究会成为现实。面对多样化的医疗服务需求，我国应致力于构建以公立医院为主体的基本医疗服务体系和基本医疗保险体系，以民营医院为主体的高端医疗服务体系和商业医疗保险体系，形成基本医疗、高端医疗协调发展的新局面。

跨国医疗成本控制性问题，是医疗服务定制化、个性化和市场化发展的必然趋势，每一个国际医疗服务供应链成员都应为此做出努力。在一个健全的医疗保障体系中，高端医疗服务不应成为一个社会贫富差距的试金石，应将跨域医疗人口、跨国医疗人口等纳入商业医疗保险范畴，以提高投保人群的支付能力。

## 4)需求多样性问题

我国跨国医疗人口的流动就医需求具有多样性,涵盖重症医疗(癌症、肿瘤等)、精密体检、医美抗衰、辅助生殖、儿科等,需要寻求全球化的医疗服务资源。供给侧主导的跨国医疗在全球范围内集聚优质医疗服务资源,致力于满足全球多样化的医疗服务需求,从而形成一个美国治疗癌症、日本精密体检、英国心脏手术、韩国美容整形、泰国试管婴儿、瑞士注射羊胎素等供给网络,以提高跨国医疗服务效率和效益。

跨国医疗需求多样性经常面临多种选择决策,以跨国转诊为例,在如图 8-6 所示的跨国分级诊疗体系中,跨国转诊存在 A→B 和 A→C 两条路径,以质量优先会选择路径 A→C,成本自然会高;以成本优先会选择路径 A→B,成本自然会低,但是存在再次选择路径 B→C 的可能性,先 A→B 再 B→C 可能会付出更高的成本。

数据驱动的个性化医疗(精准医疗)服务、个性化健康管理成为跨国医疗的新需求,该需求并不是供给侧主导的跨国医疗能够满足的,需要国内医疗机构提供健康医疗数据及其分析结果。如图 8-6 所示,国外医疗机构 B 和 C 只有与国内医疗机构 A 互联互通,充分利用 A 提供的健康医疗数据资源,才能更加精准地诊断、治疗和用药,更加全面地满足跨国医疗人口的流动就医需求。

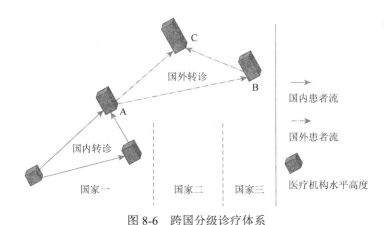

图 8-6  跨国分级诊疗体系

### 4. 供给侧主导的医疗服务资源跨国配置策略

为了实现"内筑高地、外联高地"的跨国医疗服务体系建设目标,在供给侧主导的医疗服务资源跨国配置过程中,应致力于实现医疗服务资源均等化。国外医疗机构具有国外医疗服务资源配置和选择国内医疗机构的主动权,能够依据跨国医疗需求规模进行静态资源一次配置,依据远程医疗、虚拟医院等平台进行动态资源二次配置。供给侧主导的医疗服务资源跨国配置,可以采用诊断驱动、治疗驱动和药品驱动三大策略。

1) 诊断驱动策略

跨国医疗的主要群体是重症医疗患者,诊断成为跨国转诊前后的关键环节,也是医疗服务资源跨国配置的核心驱动力。一是无论是国内医疗机构的第一诊疗意见,还是国外医疗机构的第二诊疗意见,跨国前的诊断直接影响着患者的跨国医疗决策行为;二是患者国外的综合性诊断非常重要,会直接影响国外医疗机构后续的治疗和康复计划的制定。

国内医疗水平高地应通过优质医疗服务资源配置,或者通过与国外医疗水平高地的关联而提高诊断能力,以精准诊断为重症医疗患者提供跨国医疗辅助决策。诊断驱动的国内医疗水平高地建设,致力于以国内静态资源、国内动态资源和国外动态资源配置提高诊断能力,有效降低无法确诊的重症医疗患者数量,从诊断入口降低跨国转诊规模。

国外医疗水平高地由不同国家和地区依据各自优势建设,致力于以各自的静态资源配置提高诊断能力,以精准诊断能力提高跨国医疗人口诊断能力。远程医疗和虚拟医院等创新模式,能够在静态资源一次配置基础上进行动态资源二次配置,在全球范围内集聚具有竞争优势的医疗服务动态资源,提高国外医疗机构的诊断能力。

2) 治疗驱动策略

任何精准的诊断发挥作用时都离不开科学的治疗,通过治疗使重症医疗患者消除疾病、恢复健康,治疗已经成为医疗服务资源跨国配置的重要驱动力。一是国内医疗机构的治疗能力,直接导致重症医疗患者的跨国行为;二是国外医疗机构的治疗能力,直接影响着重症医疗患者的跨国疗效。

国内医疗水平高地通过动态资源二次配置,或者通过与国外虚拟医院关联而提高治疗能力,以科学治疗提高重症医疗患者治疗能力。治疗驱动的国内医疗水平高地建设,致力于以国内外动态资源配置提高治疗能力,有效降低无法接受有效救治疾病的患者数量,从根本上降低跨国转诊规模。

国外医疗水平高地产生于具有竞争优势的不同国家和地区,凭借自身具有的治疗能力吸引跨国医疗人口。基于虚拟医院的跨国医疗模式,能够在静态资源一次配置基础上进行动态资源二次配置,实时对接全球的医疗服务资源,以一种不用跨国的跨国医疗创新模式提高关联的国外医疗机构的治疗能力。

3) 药品驱动策略

药品不仅是跨国医疗的一大驱动力,而且是跨国医疗效果的主要影响因素。一是国内特殊药品可得性,直接影响依赖于药品治疗的重症医疗患者的跨国行为;二是国外特殊药品可得性,直接影响重症医疗患者跨国医疗效果。国际创新药在我国上市时间差的消失,以及我国新药上市与国际接轨、新药审批速度的加快,将会使国内特殊药品可得性增强、药品驱动减弱。

为了全面提高国内特殊药品可得性,应以提升患者健康水平为目标,增强创新药研发、新药流通能力,提高创新药上市审批效率。一方面,依赖于药品创新能力,国家应鼓励创新药研发,为创新药审批开辟绿色通道;另一方面,依赖于国外药品流通和管制政策,国家应制定新的政策,在控制用药安全的同时拓宽国外合格低价新药的流通渠道。

为了全面提高国外特殊药品可得性,应以全方位保障人类健康状态为目标,提升重症医疗患者的药品供给能力。在全球范围内提升创新药研发能力、用药数据采集分析能力,以健康医疗数据推进新药物研发和药物再利用,以全球范围内的数据脉象价值,支持国外医疗机构利用创新药提高治疗能力。

事实证明:供给侧主导的医疗服务资源跨国配置策略,是形成竞争优势的重要基础。我国应站在国家战略的高度构筑具有竞争优势的医疗水平高地,充分挖掘诊断驱动、治疗驱动和药品驱动的医疗服务资源跨国配置策略,依托健康医疗数据价值,持续优化国内外医疗服务资源配置,全方位保障人类健康。

## 8.3.2 需求侧主导的医疗服务资源跨国配置

国内医疗水平高地的优质医疗服务资源是跨国医疗行为的主要影响因素,需求侧主导的医疗服务资源跨国配置,用于满足跨国输入型人口的流动就医需求。随着我国国际化进程的加快,外籍工作人员人数及留学生规模逐年增长,2016年就已经达到了 500 万人次,这必然带来跨国输入型人口流动就医需求的增长。面向跨国医疗人口的需求进行医疗服务资源配置,有助于提高跨国医疗服务质量、医疗服务资源使用效率和利用率。

1. 我国跨国输入型人口的医疗状况

跨国输入型人口的流动就医,主要由国外医疗机构中国办事处和大型医疗机构国际门诊等国内医疗机构承担。需求侧主导的医疗服务资源跨国配置,致力于以国内优质医疗服务资源对接国外医疗水平高地,满足跨国输入型人口的流动就医需求和跨国转诊回国后的后续治疗及病情跟踪服务需求。我国跨国输入型人口的医疗状况分析,应重点探讨更加具有主导权的大型医疗机构国际门诊的发展状况。

1)大型医疗机构国际门诊患者特征

我国大型医疗机构国际门诊作为专业跨国医疗服务机构,在长期的跨国医疗实践中积累了丰富的经验,为了更好地提升跨国医疗服务质量,应深入分析外籍患者特征,从外籍患者的"画像"中提炼未来的发展趋势。目前,我国大型医疗机构国际门诊接待的外籍患者年龄分布在30~59岁,以游客、商务人士、文化学术交流人士、留学生为主,具体呈现如下特征。

(1)文化差异大。来自不同国家的外籍患者,带来不同国家、不同个体的风俗文化、就医流程、生活习惯等定势,不同程度地影响着跨国医疗服务的效果。跨国医疗文化差异主要体现在患者不同的宗教信仰、就诊流程及患者参与度三个方面,对我国专业跨国医疗服务机构提出新的要求。

面对不同宗教信仰的外籍患者,医院在提供医疗服务时,需充分注意生活习惯和文化背景差异,在接诊和订餐时充分考虑患者宗教信仰和饮食习惯;由于不同国家就诊流程的不同,外籍患者难以适应如挂号、候诊、检验、缴费等各种排队,医院应在优化流程的基础上,清晰标明各种流程;医疗过程要求患者参与度高,医院应重视患者的知情同意权,在制定医疗决策和签署医疗文书时,应由外籍患者直接参与。

(2)隐私保护意识强。外籍患者非常重视个人隐私保护问题,对就医环境私密性要求高。面对外籍患者极强的个人隐私保护意识,医院在提供医疗服务时,需要保证诊疗过程的私密性,主治医生在向医疗服务人员交代病情前必须事先征得外籍患者本人同意,并将患者个人隐私数据控制在有限的范围内。

在现有的医疗服务体系中,很多外籍患者认为个人隐私没有得到应有的保护和足够的尊重。由于诊疗过程中缺乏私人空间,患者向主治医生介绍的既往疾病史、个人信息等,很容易被其他医护人员甚至其他患者所掌握,不仅影响外籍患者对主治医生的信任,而且影响外籍患者对医疗服务体系的信任。

(3)沟通交流难度大。由于外籍患者来自不同的国家和地区,说不同的语言,患者就医时容易出现沟通交流障碍。大型医疗机构国际门诊可以招募不同语种的专职人员或者实习生,帮助前来就诊的外籍患者进行沟通交流,有效避免沟通交流不畅造成就医流程冗长、耽误病情的现象。

随着我国大型医疗机构国际门诊量的提高,从国际化视角改善就医环境、持续升级医疗服务水平,成为众多国际化医疗机构的选择。在这一过程中,坐诊医生的外语水平得到提高,很大程度上消除了语言阻碍,医院的标识、处方、报告等也由中文变成了多语种,以消除沟通交流障碍。

(4)问诊病情多样性。外籍患者在我国大型医疗机构国际门诊就诊,问诊的病情十分多样。医生不仅会遇到慢性病、常见病、多发病等一般性疾病,而且会遇到危急重症、疑难复杂疾病,甚至会遇到一些外源性罕见疾病。问诊病情多样性在大型医疗机构国际门诊的出现,对我国医疗水平提出了新的要求和挑战。

面对问诊病情多样性,我国大型医疗机构国际门诊需要做好救治处理和预防工作，经过长期的诊疗实践和数据积累，危急重症、疑难复杂疾病和外源性罕见疾病的救治能力将进一步提高。问诊病情多样性集聚的患者群、数据等资源，有助于提高医疗机构、医生的医疗水平和医疗服务水平，为全球范围内医疗水平高地建设奠定基础。

2）大型医疗机构国际门诊发展趋势

随着我国医疗水平的提高，大型医疗机构国际门诊逐步发展成为跨国输入型人口的流动就医平台和跨国转诊的医疗服务平台，并致力于发展成为全球范围内的医疗水平高地。尽管外籍患者在我国大型医疗机构国际门诊就医经历了各种各样的阻碍和困难，但是随着新医改的深入推进，大型医疗机构国际门诊向国际化专业跨国医疗服务机构演化。

（1）医生专业素质更高。我国医学教育的发展，从根源上提升了医生资源的专业素养与技术能力，通过广泛的国际合作交流，医生的医学理论创新能力逐步提高。大型医疗机构国际门诊量的增加，为医生医术水平的提高积累了丰富的实践经验和充足的健康医疗数据资源，为医生持续精进医术创造了条件。

调查显示，我国医生每年人均问诊患者数量是欧美等发达国家和地区医生的5~10倍，危急重症、疑难复杂疾病和外源性罕见疾病治疗实践，为我国医生诊疗能力的提高提供了丰富的实践场景。经过长期的医疗实践，我国大型医疗机构国际门诊医生的专业素质越来越高，在保持跨国输入型人口治疗能力的基础上，医疗水平和医疗服务水平越来越高。

（2）医疗设备更加先进。随着我国在医疗服务领域投资力度的加大，大型医疗机构国际门诊配备的医疗设备越来越先进，但与欧美等发达国家和地区相比，我国医院配备的医疗设备仍存在数量不足的问题。先进的医疗设备，有效提高了大型医疗机构国际门诊的诊疗能力，已经成为我国医疗机构接纳外籍患者所展现出来的重要优势。

我国医疗设备的先进性和治疗效果，已经得到外籍患者的肯定，必将接纳越来越多的跨国输入型人口的流动就医。高专业素质的医生、先进的医疗设备等优质医疗服务资源，在大型医疗机构国际门诊的集聚，使其逐步发展成为国内医疗水平高地，以专业跨国医疗服务机构的身份跻身全球医疗水平高地之列。

（3）特色中医治疗更有成效。以"望闻问切"而闻名于世的中医，已经逐步被大型医疗机构国际门诊的外籍患者所接受，从而推动特色中医治疗进入全球化医疗服务体系。特色中医以有效的疾病诊断能力、治疗能力和保健能力，构建了一个便捷、低成本的诊疗体系。

为保障和促进我国中医药事业发展，应严格遵守2016年12月25日颁布的《中华人民共和国中医药法》，在全球范围内完善中医药产业链、供应链，构建具有竞争优势的中医药医疗服务供应链。特色中医治疗在大型医疗机构国际门诊的推广应用,奠定了以此为高地的跨国医疗服务能力提升的基础。

(4)预约流程更加规范。随着我国预约挂号平台的推广应用,我国医疗机构的预约流程更加规范。一方面,外籍患者的预约挂号更加便捷、时间成本更低,有效提高了患者诊疗效率;另一方面,以预约制保证患者在就医过程中能够充分享用医疗服务资源,医护人员有足够的时间为患者提供最佳的服务。

根据我国急救体制,大部分医院的急诊严格遵守医学上衡量病情严重性的标准对患者进行优先排序,如果外籍患者急诊入院就能够获得更加快速的治疗救助。相比于加拿大、美国、新加坡、英国、澳大利亚、日本等发达国家,我国医疗机构的预约等待时间更短、更合理,从而形成了我国医疗机构在全球范围内的竞争优势。

2. 需求侧主导的跨国医疗分类

需求侧主导的跨国医疗,跨国医疗人口具有选择医疗服务资源的主动权,通过医疗服务资源配置降低跨国医疗规模、提高跨国医疗患者回国后的后续治疗和病情跟踪能力。需求侧主导的跨国医疗模式如图 8-7 所示,其致力于最大限度地满足人们健康需要和医疗服务需求。根据跨国输入型人口的流动就医需求,可以将需求侧主导的跨国医疗分为健康需要、医疗服务需求和特殊需求三大类。

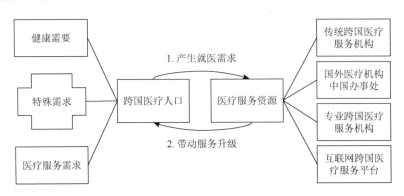

图 8-7 需求侧主导的跨国医疗模式

1)健康需要

人们的健康需要驱动着"治未病"思想的形成,驱动着跨国医疗人口的行为从疾病治疗转向预防保健的健康管理服务,如精密体检。健康需要主导的跨国医疗,强调了需求侧跨国医疗人口健康需要的驱动作用,以满足健康需要为目标进行医疗服务资源配置,在全球范围内优化配置预防性医疗服务资源,满足跨国医疗人口的健康需要。

在健康需要驱动下，预防性医疗服务资源在国内配置的优化、服务质量的提高、体验环境的改善，致力于在国内满足健康管理需求人群的需要，有效降低跨国医疗人口规模。以满足健康需要为目的的国内医疗水平高地，能够与全球范围内的医疗水平高地相关联，从而进一步提升医疗水平和医疗服务水平。

在国家战略驱动下，我国应结合医疗养生和康复疗养等疗养休闲消费、"特色医疗＋特色旅游"、中医药养生等特色医疗服务项目，广泛吸纳跨国输入型人口在国内开展健康管理。健康需要主导的跨国医疗，以最大限度地满足精密体检等健康需要为目标，集聚国内优质预防性医疗服务资源，全面提升人们的健康水平。

2）医疗服务需求

由于重症（癌症、肿瘤等）、儿科等医疗服务需求在跨国医疗中占据了主要地位，所以医疗服务需求主导的跨国医疗成为全球高地连接的纽带。医疗服务需求主导的跨国医疗，从需求侧描述了医疗服务资源跨国配置的动力源，以医疗服务资源流向、流量和流效的合理性、科学性，最大限度地满足跨国医疗人口的医疗服务需求。

面向医疗服务需求，应依托个体、群体、区域和国家健康医疗数据价值优势，提高治疗性医疗服务可及性，一方面满足跨国输入型人口的医疗服务需求；另一方面满足跨国转诊回国后的医疗服务需求。优质治疗性医疗服务资源在国内医疗水平高地的集聚，有助于满足国内外医疗人口的医疗服务需求，提高跨国医疗人口的医疗服务能力。

医疗服务需求主导的跨国医疗服务资源配置，致力于实现"内筑高地、外联高地"的跨国医疗服务体系建设目标，以国内医疗水平高地连接全球医疗水平高地的虚拟医院，形成虚实对接的跨国医疗服务体系。在医疗水平高地建设虚拟医院应纳入国家战略，以跨国医疗不跨国的创新思想，满足跨国输入型人口的流动就医需求。

3）特殊需求

在跨国医疗服务体系中，存在医美抗衰、辅助生殖等特殊需求，在需求驱动下跨国医疗人口流向全球医疗水平高地。特殊需求主导的跨国医疗，能够充分挖掘医美抗衰、辅助生殖等特殊需求的特性、人群特征，以及国内医疗转化为跨国医疗行为的动力，以更加充分地在国内满足人们的特殊需求。

在医美抗衰、辅助生殖等特殊需求驱动下，国外医疗机构凭借医疗技术、医疗设备等优势构筑了全球医疗水平高地，面向全球接纳特殊需求人群。国内医疗水平高地的建设，一方面以竞争优势吸纳和满足跨国输入型人口的特殊需求；另一方面以医疗连续性满足跨国医疗人口回国后的需求。

国内外特殊需求人群数据分析，能够支持特殊需求主导的跨国医疗服务资源配置，驱动资源流向国内医疗水平高地，构筑优势中的优势资源和能力。特殊需求关乎高质量生活、人口质量等民生问题，在国家战略体系中应予以高度重视，充分整合国家在特殊需求领域的信息、资源和能力，构筑全球医疗水平高地。

3. 需求侧主导的跨国医疗阻碍

面对人们的健康需要、医疗服务需求和特殊需求，需求侧主导的跨国医疗能够从国内为主、关联全球的视角，揭示需求内在动力的来源和演化趋势，以更加充分地满足跨国医疗人口的需求。尽管需求侧主导的跨国医疗模式已经得到应用，但是在实践中仍然存在一些阻碍其发展的问题值得探讨。

1）环境国际化问题

需求侧主导的跨国医疗服务配置，形成了一个连接全球医疗水平高地的国际化网络。国内医疗水平高地作为国际化网络节点，如果缺乏应有的国际化医疗服务环境，就会在全球竞争中失去竞争优势。在跨国医疗服务体系建设过程中，医疗服务环境国际化问题是必须要克服的基本问题，标志着我国进军全球化医疗服务领域的基本能力。

我国专业跨国医疗服务机构存在的环境国际化问题，成为需求侧主导的跨国医疗发展的阻碍因素。医疗服务环境国际化问题不仅是语言问题，更为重要的是个人隐私保护、就医流程优化、尊重宗教信仰等国际化环境塑造，为国内外跨国医疗人口创建一个能够产生满意体验的国际化医疗服务环境。

2）能力连续性问题

"内筑高地、外联高地"的跨国医疗服务体系建设目标，涵盖了医疗连续性能力建设问题，以满足跨国医疗人口国内外的医疗服务需求。医疗服务能力连续性问题的根源在于国内外医疗水平差距过大，国内较低的医疗水平无法承接跨国医疗人口回国后的后续治疗和病情跟踪服务，制约了跨国医疗服务质量的提升。

医疗服务能力连续性问题，影响了国内外医疗水平高地之间的双向转诊，跨国医疗人口只能在国外接受诊断、治疗和康复等医疗服务，从而付出高额的医疗费用。只有以国内优质医疗服务资源提升医疗水平，才能有效解决医疗服务能力连续性问题，为跨国医疗人口创建便捷、低成本的跨国医疗服务体系。

3）服务创新性问题

虚拟医院跨国医疗不跨国的创新思想，充分展现了医疗服务创新性的价值作用，以医疗技术和医疗服务模式创新为跨国医疗人口带来更大收益。医疗服务创新性问题，已经成为一个备受全球瞩目的国际化问题，面对日益增长的健康需要和医疗服务需求，我国应加大政策支持力度，提高医疗服务创新能力。

医疗服务创新性问题，直接影响了我国跨国医疗服务体系的竞争优势，难以构筑全球医疗水平高地。面对跨国医疗新环境、新技术和新需求,只有持续不断地进行医疗技术和医疗服务模式创新,才能在全球跨国医疗服务体系中争得一席之地。创新仍然是我国医疗服务发展的主动脉,只有创新才能赢得未来的发展空间和机遇。

4) 资源拓展性问题

跨国医疗的有效性依赖于国内外医疗服务资源对接,特别是跨国重症医疗患者,如果无法获得第二诊疗意见或者无法得到回国后的后续治疗,都会影响跨国医疗服务质量。医疗服务资源拓展性问题,不仅体现在国内静态资源和动态资源供给网络的连通上,而且体现在国内外医疗服务资源的对接上,直接影响着跨国医疗的服务效率。

国内外医疗水平高地各自关联着一个复杂的网络——国内医疗服务网络和国外医疗服务网络,网络之间的连通性决定了医疗服务资源的可拓展性。国内外双辐射型(hub-and-spoke)跨国医疗服务网络建设,是解决医疗服务资源拓展性问题的关键,以国内医疗服务资源优化配置,提升国内高地连通国外高地的能力,提高全球资源的使用效率和利用率。

4. 需求侧主导的医疗服务资源跨国配置策略

为了最大限度地满足人们的健康需要和医疗服务需求,从需求侧探索医疗服务资源跨国配置策略,有助于构建国内外一体化的医疗服务网络,全面提高跨国医疗服务质量。由于在需求侧主导的跨国医疗中,跨国医疗人口具有选择医疗服务资源的主动权,静态资源一次配置和动态资源二次配置都会依据跨国医疗人口的需求,形成按需配置的基本原则。需求侧主导的医疗服务资源跨国配置,可以采用健康需要、医疗服务需求和特殊需求三大策略。

1) 健康需要策略

健康需要主导的医疗服务资源跨国配置策略,以预防性医疗服务资源为主,国内满足跨国输入型人口的健康需要,以及跨国转诊人口回国后的后续服务;国外满足医疗水平高地对接需要,满足精密体检、预防保健等健康需要,依赖于预防性医疗服务资源配置及其提高的医疗服务可及性。

在国内专业跨国医疗服务机构设置"治未病"中心,提高预防性医疗服务可及性。一方面,满足跨国输入型人口的健康需要,通过国内外医疗水平高地对接集聚健康医疗数据,支持外籍人口个性化健康管理;另一方面,在健康需要驱动下支持跨国医疗人口双向转诊,在国外接受健康服务、国内接受后续服务。

2) 医疗服务需求策略

医疗服务需求主导的医疗服务资源跨国配置策略,以治疗性医疗服务资源为主,在国内医疗水平高地配置优质医疗服务资源,缩小国内外医疗水平高地之间的水平差，最大限度地满足跨国医疗人口的流动就医需求。以重症（癌症、肿瘤等）、儿科等医疗服务需求驱动的医疗服务资源配置策略，既满足跨国双向转诊需要，又满足跨国输入型人口的流动就医需求。

在医疗服务需求驱动下，医疗服务资源跨国配置应保证患者健康医疗数据的完整性，国内实现与医疗机构之间的共享，国外实现与外籍患者家庭医生之间的共享。医疗服务资源跨国配置应保证医疗服务资源分布的合理性，国内实现跨域分级诊疗的合理性，国外实现跨国分级诊疗的合理性。

3）特殊需求策略

特殊需求主导的医疗服务资源跨国配置策略，致力于以优质医疗服务资源满足医美抗衰、辅助生殖等特殊需求，以国内医疗水平高地满足跨国双向转诊需要，以满足更多的跨国输入型人口的特殊需求。特殊需求主导的医疗服务资源跨国配置，能够将有限的资源引向最适合的医疗机构，提高资源的价值和价值增值能力。

在全球范围内，特殊需求人群流向、流量、流效分析，有助于更加精准地描述特殊需求特性和特殊需求人群特征，使特殊需求驱动的医疗服务资源跨国配置更加科学合理。特殊需求个体、群体健康医疗数据分析，能够更加精准地描述接受跨国医疗服务后的预期效果，作为调整医疗服务资源配置的依据。

事实证明：需求侧主导的医疗服务资源跨国配置策略，是满足跨国医疗人口流动就医需求的重要途径。我国在深入刻画全球跨国医疗服务需求的基础上，应充分挖掘健康需要、医疗服务需求和特殊需求主导的医疗服务资源跨国配置策略，以更加科学合理的医疗服务资源跨国配置策略保障跨国医疗人口的生命健康。

### 8.3.3 数据侧主导的医疗服务资源跨国配置

供给侧主导的医疗服务资源跨国配置的重点在国外供给，而需求侧主导的医疗服务资源跨国配置的重点在国内需求，并未充分考虑供需匹配程度的影响。医疗服务资源跨国配置，涉及多个国家、多个医疗机构的多个配置主体，难以以一个统一的尺度评价供需匹配程度，但是供需匹配程度却影响着医疗服务资源的使用效率和利用率。数据侧主导的医疗服务资源跨国配置，致力于集聚供给侧和需求侧的数据资源，提高供需匹配程度。

1. 数据侧主导的跨国医疗分类

数据侧主导的跨国医疗创建了便捷、低成本的跨国医疗服务体系，以全球优质医疗服务资源构筑医疗水平高地，提高跨国医疗服务质量。数据侧主导的跨国医疗模式如图 8-8 所示，致力于以供给与需求的最佳匹配满足跨国医疗人口的流动就医需求。根据全球范围内跨国医疗供需匹配程度,可以将供需匹配的跨国医疗分为供大于求、供不应求和供需平衡三大类。

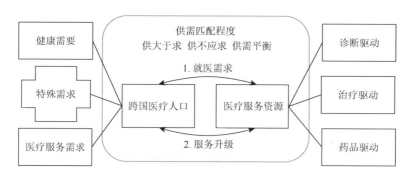

图 8-8　数据侧主导的跨国医疗模式

1) 供大于求

在一个具体的医疗服务领域,全球投入资源的服务能力大于需求量,意味着供给大于需求。全球范围的"供大于求",会使一些国家和地区的医疗服务资源出现闲置,但是仍然会出现一个或者多个国家和地区的医疗服务资源处于"供不应求"的状况,从而出现整体"供大于求"、局部"供不应求"的局面。

我国医疗服务资源整体上处于"供不应求"的状况,国家应从全球化视角规划医疗服务资源跨国配置方案。一方面,在需求驱动下扩大医疗服务资源供给量,满足人们的健康需要和医疗服务需求;另一方面,充分利用全球医疗服务资源,以跨国医疗满足人们追求高品质、高层次的医疗服务需求。

在"供大于求"的全球环境中,面对我国有限的医疗服务资源,应充分考虑医疗服务资源配置的层次性。一是由社会医疗保险所覆盖的满足基本医疗服务需求的医疗服务资源配置,应致力于实现"人人享有基本医疗卫生服务"的目标;二是由商业医疗保险所覆盖的满足高层次医疗服务需求的医疗服务资源配置,应以跨国医疗模式充分利用全球资源。

2) 供不应求

在一个具体的医疗服务领域,如果全球投入资源的服务能力小于需求量,也就意味着供给不能满足需求。全球范围的"供不应求",仍然会出现整体"供不应求"、局部"供大于求"的局面。不同国家和地区应该根据自己的供需匹配程度进行决策,以更加科学合理地进行医疗服务资源跨国配置。

在"供不应求"的全球环境中,医疗服务资源跨国配置必须追求差异化。一是集聚医疗服务资源满足人们的基本医疗服务需求,实现"人人享有基本医疗卫生服务"的目标;二是集聚医疗服务资源构筑全球医疗水平高地,在具有优势的医疗服务领域转变成国内"供大于求"的状况，以更加充足的医疗服务资源接纳全球的跨国医疗人口。

医疗服务资源跨国配置，必须以"国际视野、中国情景"探索国内外医疗服务资源供需匹配程度的影响，最大限度地满足基本医疗服务需求，最大限度地接纳全球的跨国医疗人口。差异化配置策略，必须正确把握基本和高层次医疗服务差异、优势和非优势医疗服务领域差异，将有限的医疗服务资源转化成"保基本民生，筑全球高地"的资源优势。

3）供需平衡

在一个具体的医疗服务领域，如果全球投入资源的服务能力与需求量大体相当，也就意味着供给与需求基本平衡。在全球范围内的"供需平衡"，仍然无法保证不出现局部的供求不平衡现象，问题的关键在于全局的"供需平衡"对局部的"供大于求"或者"供不应求"究竟会产生怎样的影响。如果数据侧的数据价值网络能够拓展到全球环境，那么数据脉象价值就会成为供需不平衡的表征。

在"供需平衡"的全球环境中，医疗服务资源跨国配置必须追求平稳性，以维持全球的"供需平衡"。在"供大于求"的领域，以优质医疗服务资源作为增量资源替代存量资源，更广泛地吸纳跨国输入型人口；在"供不应求"的领域，以有限的资源拓展跨国医疗渠道，引导高净值人群进入跨国医疗行列。

以不打破供需平衡为原则的医疗服务资源跨国配置，致力于保证全局的稳定和局部的优化，跨国医疗成为新型平衡关系的杠杆。在国内不平衡环境中，在提高医疗服务质量目标驱动下，通过优质医疗服务资源配置和跨国医疗服务体系完善，建立国内外医疗水平高地关联渠道，满足国内外高层次医疗服务需求。

2. *数据侧主导的跨国医疗阻碍*

全球范围内跨国医疗供需匹配程度分析能够依据全局、局部的供需匹配程度和关联关系，刻画医疗服务资源跨国配置策略。但是供大于求、供不应求和供需平衡的跨国医疗在分析、评价、描述中存在障碍，难以科学合理地描述供需匹配程度，使数据侧主导的跨国医疗出现一些阻碍。

1）主体多元化问题

数据侧主导的跨国医疗需要面对多个主体，跨国医疗人口和跨国医疗服务提供商来自不同的国家，必然产生医疗服务资源跨国配置主体多元化问题。在供给与需求匹配分析中，由于多元化主体存在的复杂关系，供给侧与需求侧之间难以沟通、难以协调，给数据侧精准的供需匹配增添了困难。

在全球范围内，供给侧通过预测分析全球医疗服务需求及其发展趋势，依据现有的资源和优势进行配置，形成供给侧医疗水平高地。需求侧在观察分析供给侧医疗服务资源配置的基础上，结合国内全球医疗服务需求及其发展趋势，构筑需求侧医疗水平高地，以降低跨国医疗人口规模。

供需匹配决策难以在同一个平台上由同一个人或者同一个群体做出，供给侧和需求侧分别在各自的范围内做出决策，以不同的利益点构筑自己的医疗水平高地。在全球医疗服务需求驱动下，如果形成外高内低的水平差，就会涌出大量跨国输出型医疗人口；如果形成内高外低的水平差，就会涌入大量跨国输入型医疗人口。

2) 数据可靠性问题

数据侧主导的跨国医疗依赖于数据资源进行供需匹配决策，由于决策数据来自不同国家和地区的多个主体，必然会产生医疗服务资源跨国配置决策数据可靠性问题。在数据采集、存储、管理和分析过程中，每一个环节都可能存在影响数据可靠性的因素，所以数据侧若用存在可靠性问题的数据进行供需匹配决策，决策结果的可靠性会受到影响。

面对供需匹配决策数据可靠性问题，供给侧和需求侧分别在不同的范围内从不同的视角进行决策，决策过程难以观察分析，但是决策后的结果可以作为对方重要的参考依据。以供给侧先决策为例，供给侧建立的医疗水平高地可以作为需求侧决策的依据，以此为基础建立需求侧医疗水平高地。

有限范围、有限数据的决策，可以避免数据可靠性问题，但是决策结果却需要采用分布式方法进行观察分析，以持续改进自己的决策结果。为了彻底解决数据可靠性问题，在数据采集、存储、管理和分析的每一个环节，都要严格遵守相应的规范和标准，数据侧以规范的流程、标准保证数据可靠性。

3) 评价标准化问题

供需匹配决策的决策主体、利益点、决策机制等均不相同，而且缺乏一个统一规范的评价标准，所以在供需匹配决策时产生了评价标准化问题，影响了决策结果的可用性。供给侧和需求侧分别以自己的评价标准进行决策，形成了各自利益最大化的医疗服务资源跨国配置策略，数据侧难以应用一个统一的尺度进行分析比较。

跨国医疗供给侧的医疗水平高地，绝大部分为具有全球竞争优势的医疗机构，其在一个或者多个国家和地区集聚信息、资源和能力，医疗水平高地的评价标准建立在全球化基础上。跨国医疗需求侧的医疗水平高地，绝大部分为所在国家和地区具有竞争优势的医疗机构，能够集聚的信息、资源和能力有限，医疗水平高地的评价标准具有区域性。

需求侧与供给侧医疗水平高地的相对落差是产生跨国医疗需求的基本条件，需求侧只有深入挖掘跨国医疗人口选择决策行为规律，才能获得缩小落差的理论方法。需求侧的决策基于可观察分析的供给侧运营状况，是一个在全球范围内进行分析比较的过程，如果发现一个需求量巨大、可以超越供给侧的医疗服务领域，需求侧就获得了转化为供给侧的领域和机遇。

4）流程规范化问题

数据侧主导的跨国医疗依赖于供需匹配的结果，需要一个统一规范的决策流程，但是由于决策者处于不同国家和地区、具有不同的利益诉求，就产生了流程规范化问题。供需匹配决策存在的流程规范化问题，影响了多个主体决策结果的可比性，致使不同主体的医疗服务资源跨国配置方案无法直接进行分析比较。

供给侧医疗服务资源跨国配置方案产生于全球跨国医疗的需求，产生于所在国家和地区具有的竞争优势，从而通过集聚全球优质医疗服务资源而成为全球医疗水平高地。需求侧医疗服务资源跨国配置方案产生于跨国医疗人口的流动就医行为观察分析的结果，产生于与供给侧竞争优势分析比较的结果，与供给侧的决策流程完全不同。

数据侧主导的跨国医疗决策关键在需求侧，需求侧通过观察分析市场需求、供给侧医疗服务能力等变化趋势，做出医疗服务资源跨国配置决策。供给侧决策的焦点在于如何通过医疗服务质量的提高，扩大跨国医疗人口规模；需求侧决策的焦点在于如何通过医疗水平的提升，缩小跨国输出型医疗人口规模，提高跨国医疗人口回国后的后续服务质量。

### 3. 数据侧主导的医疗服务资源跨国配置策略

医疗服务资源跨国配置决策，必须考虑全球市场环境的动态变化，形成以市场为导向的资源配置决策机制。供需匹配具有两层含义，一是全球投入资源的服务能力与需求量之间供需关系的匹配；二是供给侧医疗水平与需求侧医疗水平之间竞争能力的匹配。在医疗服务资源跨国配置决策时重点考虑前者，在数据侧主导的跨国医疗阻碍分析时重点考虑后者。数据侧主导的医疗服务资源跨国配置，可以采用供大于求、供不应求和供需平衡三大策略。

1）供大于求策略

在激励竞争的市场环境中，数据侧可以依据数据资源优势，引导具有绝对竞争优势的一家或者多家医疗机构，采用"供大于求"的医疗服务资源跨国配置策略，构筑起竞争对手无法逾越的竞争壁垒。在"供大于求"的市场环境中，跨国医疗人口有了更多的选择，而且在跨国医疗人口的理性选择行为驱动下，处于劣势地位的医疗机构将会逐渐被淘汰，"供大于求"状态逐步向"供需平衡"状态演化。

"供大于求"策略的实施者必须具有绝对的竞争优势，优质医疗服务资源的集聚能够形成竞争壁垒，一家医疗机构或者由多家医疗机构组成的联盟成为"供大于求"策略实施的受益者。在全球化环境中，主动实施"供大于求"策略比较困难，决策者必须具备敏锐的市场洞悉能力，能够依托数据脉动价值准确地把握市场动态。

"供大于求"策略以自身的竞争优势换取未来的供需匹配，形成供给侧主导、需求侧受益的市场格局，供给侧决策的焦点集中在如何构筑竞争壁垒，而需求侧决策的焦点只能停留在如何缩小医疗水平差。需求侧与供给侧医疗水平形成的巨大落差，使需求侧几乎无所作为，唯一的希望在于能否加入医疗机构联盟。

2）供不应求策略

"供不应求"的市场环境通常产生于市场形成的初期，然而主动的"供不应求"策略则反映了决策者的一种营销策略。供给侧决策者采用"供不应求"的医疗服务资源跨国配置策略，不仅有助于规避市场需求变化带来的不利影响，而且能够提高医疗服务资源使用效率和利用率。

"供不应求"策略的实施，给需求侧带来巨大的发展空间，尽管无法填平需求侧与供给侧之间已有的医疗水平差，但是跨国医疗人口规模的显著降低，预示着国内医疗保障能力的增强。在全球"供不应求"的市场环境中，供给侧和需求侧医疗服务资源跨国配置都会产生巨大的收益，而且是直接给跨国医疗人口带来收益。

"供不应求"策略以国内有限的资源换取未来"国内+国外"的供需匹配，形成由供给侧和需求侧共同主导、跨国医疗人口受益的市场格局，供给侧决策的焦点集中在如何提高资源利用率，而需求侧决策的焦点停留在如何提高服务能力。"国内+国外"的供需匹配思想，来源于虚拟医院模式的发展，以虚拟医院带来的资源优势，提高跨国医疗整体的保障能力。

3）供需平衡策略

在全球范围内实现供需匹配，意味着全球投入资源的服务能力与需求量之间达到供需平衡，所以供需平衡策略成为理想的方法。供需平衡策略能够协调供给量与需求量之间的平衡，描述的是市场环境中供给与需求之间的关系，无法应用供需平衡策略实现供给侧与需求侧竞争能力之间的匹配。

供给侧投入资源提供服务的能力是面向全球的，而需求侧的需求量来自一个国家或者地区，全局和局部之间的供需平衡依赖于供给侧和需求侧之间的协调能力。跨国医疗源自供给侧构筑的全球医疗水平高地，全球范围内所有资源提供服务能力的总和为供给总量。供需平衡就是供给总量等于需求总量，即等于所有国家和地区需求量之和。

在全球供给总量一定的情况下，不同国家和地区的需求总量也应该保持动态均衡。在一个国家和地区，伴随国内优质医疗服务资源的聚集，接纳跨国输入型人口的能力提升，也会相应地减少跨国输出型人口数量以保持供需平衡，应在其他国家和地区新增同等规模的跨国医疗人口。

事实证明：供需匹配的医疗服务资源跨国配置策略充分利用市场供需关系，以更加科学合理的方式配置医疗服务资源。我国应从全球化视角和国家战略的高度，依托供大于求、供不应求和供需平衡的医疗服务资源跨国配置策略，应用数据侧集聚的数据资源，通过全局供给量和局部需求量的协调、供给侧和需求侧能力的协调，以供需匹配的方式满足跨国医疗人口的需求。

## 8.4 医疗服务资源均等化跨国数据策略

跨国医疗涉及全球的医疗服务资源、全球的供给网络与局域的需求网络，跨国医疗人口伴随着相应的数据资源在网络中流转，为数据驱动的医疗服务资源均等化跨国配置奠定了基础。在跨国医疗服务体系中，个人健康数据和医学知识数据的价值作用在于驱动需求网络中的跨国医疗人口找到最佳的医疗机构，实现需求网络与供给网络的最佳融合。医疗服务资源均等化跨国数据策略如图 8-9 所示。

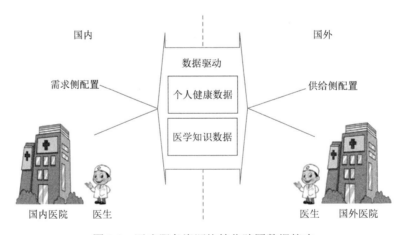

图 8-9 医疗服务资源均等化跨国数据策略

### 8.4.1 数据驱动的跨国配置目标

数据驱动的医疗服务资源跨国配置具有经济和社会双重属性，需要实现经济性和社会性双重目标，在双重目标驱动下保障医疗服务资源均等化目标的实现。在医疗服务资源跨国配置基础上，个体、群体、区域和国家的健康医疗数据价值调高了配置目标，推动着数据驱动的跨国医疗配置目标向着精准化、个性化方向转移。

1. 数据驱动的跨国医疗模式

跨国医疗作为一种高端的医疗消费模式,具有高端消费品的典型特性:定制化。健康医疗数据在跨国医疗服务领域的集成应用,数据脉象价值与医疗服务价值融合,驱动跨国医疗向着精准定制化方向发展。在数据脉象价值作用下,数据驱动的跨国医疗模式不仅呈现定制化→精准定制化趋势,而且智能化、个性化成为新的特性。

1)数据驱动的跨国医疗流程

跨国医疗人口包含跨国输入型人口和跨国输出型人口,两类人群的就医需求、就医行为不同,分别融入不同的跨国医疗流程。跨国输入型人口的健康医疗数据来自所在国家医疗机构或者家庭医生,从电子健康档案中获取数据;跨国输出型人口的健康医疗数据来自国内医疗机构等,从电子病历、电子健康档案中获取数据。在数据驱动的跨国医疗流程中,描述了跨国输入型人口、跨国输出型人口的流动就医过程(图8-10),展现了数据驱动下国内外多主体协同运营的过程。

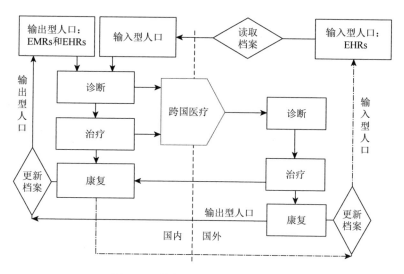

图 8-10　数据驱动的跨国医疗流程

跨国输入型人口和跨国输出型人口在国内都具有诊断、治疗、康复流程,在诊断和治疗阶段都会通过跨国医疗进入国外进行诊断、治疗、康复,也可以治疗后回到国内进行康复治疗。跨国医疗结束后,都会根据数据来源更新相应的档案,如跨国输出型人口更新电子病历和电子健康档案。

在如图 8-10 所示的跨国医疗流程中,跨国医疗人口择院、择医行为非常关键,就医目的地的资源能否满足跨国医疗人口的个性化需求,能否提供最佳的治疗方案,一方面依据跨国医疗人口的健康医疗数据报告是否完备,如既往疾病史、病情变化,国内医疗机构的诊疗意见或者国外医疗机构的第二诊疗意见等;另一方面依据第三方机构对国外医疗机构、医生的衡量与评价,如医疗水平、医疗服务质量等。描述医疗机构、医生的医疗能力,从而计算供需匹配程度,供跨国医疗人口就医目的地选择决策时参考。

2) 数据驱动的跨国医疗服务资源

在跨国医疗服务体系中,医疗水平和医疗服务水平依赖于医疗服务资源跨国配置,以及供给侧和需求侧医疗服务资源协同能力。在医疗服务资源跨国配置过程中,首先需要遵守医疗服务资源跨国配置中心准则(图8-11),就是人力、物力、财力、数据和技术等医疗服务资源跨国配置,能够最大限度地满足跨国医疗人口的健康需要和医疗服务需求。

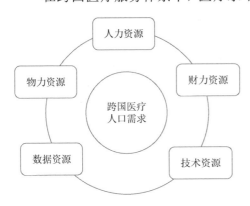

图 8-11 医疗服务资源跨国配置中心准则

数据驱动的跨国医疗服务资源,以数据脉象价值提高医疗服务资源价值,支持定制化、智能化和个性化的跨国医疗服务。在数据资源驱动下,供给侧能够充分整合全球优质医疗服务资源,为跨国医疗人口提供高度模块化的医疗服务产品,以满足全球跨国医疗人口的流动医疗需求。

在医疗服务资源跨国配置过程中,一是要破除资源配置中的虹吸效应,即避免大量的跨国输入型人口流入国内;二是破除资源配置中的逆虹吸效应,即避免大量的跨国输出型人口流入国外。数据驱动的跨国医疗服务资源配置,致力于以均衡的医疗服务资源配置,避免虹吸效应和逆虹吸效应。

2. 数据驱动的医疗服务资源跨国配置原则

跨国医疗已经超出了基本医疗的范畴,不再涉及用于满足基本医疗服务需求的医疗服务资源。医疗服务资源跨国配置,重点考虑由商业医疗保险所覆盖的满足高层次医疗服务需求的医疗服务资源,考虑如何以最小化的医疗服务资源投入,最大限度地保障人们的健康需要和医疗服务需求,即如何以跨国医疗模式充分利用全球资源。

1) 全球化

尽管医疗服务资源跨国配置在一个国家和地区内,但是需要面向全球的跨国医疗人口进行配置,医疗服务资源跨国配置具有全球化属性。"内筑高地、外联高地"的跨国医疗服务体系建设目标,体现了全球范围内寻找和关联医疗水平高地的内涵,以全球优质医疗服务资源提升医疗服务能力。

医疗服务资源跨国配置全球化原则,提供了以国内优质资源撬动全球优质资源的思想、思路,要求决策者将观察分析的视角放在全球,将医疗服务能力提升的动力放在全球,以全球的信息、资源和能力弥补国内高水平、高质量医疗服务能力的不足。全球化视角重点在于全球化资源,以全球化资源最大限度地满足跨国医疗人口的需求。

2) 协同化

在跨国医疗服务体系中,成员之间的协同性主要体现在国外供给侧与国内需求侧之间的协同,体现了国外医疗服务模式与国内医疗服务模式的协同。健康医疗数据在医疗服务资源跨国配置中的价值作用,在于以透明化资源提升信息不对称资源之间的协同性,资源协同性成为医疗服务资源之间有效集聚的重要基础。

医疗服务资源跨国配置协同化原则,用于揭示国内外医疗服务资源集聚、配置的理论基础,能够从资源最大化应用的视角提供提高资源利用率的理论方法。全球化医疗服务资源在跨国医疗服务领域的应用,提供了国内需求侧网络与国外供给侧网络协同运营的生态环境,能够从根本上提高跨国医疗服务质量。

3) 精准化

数据脉象价值在跨国医疗服务领域的应用,有效提高了医疗服务精准诊断、精准治疗的能力,从而驱动医疗服务资源流向最合适、最合理的医疗服务资源供给网络和需求网络。国内外医疗服务资源供需匹配,描述了供给侧与需求侧之间供给与需求形成的内在关系,以精准化提高医疗服务资源使用效率和利用率。

医疗服务资源跨国配置精准化原则,从全球化视角描述了数据脉象价值作用,供给侧将资源配置在国外医疗水平高地,需求侧将资源配置在国内医疗水平高地。国内外医疗服务资源配置以跨国医疗人口需求为导向,在数据驱动下形成资源流向、流量和流效更加科学合理的精准化配置方案,以此增强跨国医疗服务体系的精准化优势。

4) 智能化

智能化来源于数据脉象价值,以数据蕴涵的内核知识为驱动力形成资源配置方案,最大限度地满足跨国医疗人口的需求。跨国输入(出)型人口在国内(外)择院、择医行为分析,能够有效挖掘跨国输入(出)型人口的流动就医需求,从而更好地引导跨国输入(出)型人口的就医行为。

医疗服务资源跨国配置智能化原则,主要用于解决动态资源二次配置问题,即如何制定全球动态资源最优的配置方案。在全球范围内,动态资源的产生具有随机性、动态性,瞬间闲置的资源也会在瞬间被使用,所以动态资源二次配置就需要一种智能化解决方案。在医疗服务动态资源二次配置时,形成了按需求、按价值、按增值等供需匹配程度评价标准,使资源配置更加科学合理。

3. 数据驱动的医疗服务资源跨国配置目标

在数据驱动的医疗服务资源跨国配置原则指导下,医疗服务资源跨国配置更加系统、更加科学,但是仍然需要设置更加合理的配置目标。在充分利用全球医疗服务资源,最大限度地满足跨国医疗人口需求的目标驱动下,经济性、便捷性、完整性和可视性成为医疗服务资源跨国配置的目标。数据驱动的医疗服务资源跨国配置原则和目标如图 8-12 所示。

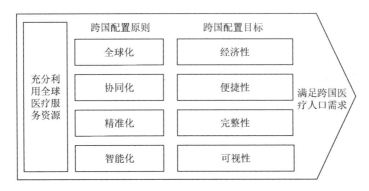

图 8-12　数据驱动的医疗服务资源跨国配置原则和目标

1) 经济性

由于跨国医疗费用昂贵,阻碍了部分具有跨国医疗需求患者的就医行为,影响了整个社会医疗的保障能力。在全球范围内,如何以国内最小化投入撬动国外优质医疗服务资源,从而使国内获得最大化医疗保障,这一问题已经成为医疗服务资源跨国配置决策的焦点。数据脉象价值的引入,增强了实现这一目标的可能性。

在跨国医疗实践中,远程医疗、虚拟医院等创新模式的应用成为降低跨国医疗成本的有益探索,以跨国医疗不跨国的思想助推跨国医疗。以经济性为目标的医疗服务资源跨国配置,致力于以全程优化的资源配置降低跨国医疗成本,以"内筑高地、外联高地"的跨国医疗服务体系满足跨国医疗人口的就医需求。

2) 便捷性

在便捷、低成本的跨国医疗服务体系建设目标驱动下,建立完善数据驱动的跨国双向转诊平台,实现跨国医疗人口的个性化需求与全球优质医疗服务资源的精准匹配。在供需匹配基础上的精准定制化,能够给优化的跨国医疗服务流程增添便捷性,更好地满足跨国医疗人口的流动就医需求。

在跨国医疗服务体系中，作为连接供给侧和需求侧的纽带，跨国双向转诊平台连接着国外的供给网络和国内的需求网络，跨国医疗人口能够便捷地进行择院、择医，接受诊断、治疗、康复。医疗服务资源跨国配置便捷性目标，致力于以精准定制化增强跨国医疗人口的就医便利性、有序性，提高跨国医疗服务的有效性。

3）完整性

在全球化环境中，跨国配置的资源既能满足跨国输入型人口的流动就医需求，又能满足跨国输出型人口的流动就医需求，既能避免国内的虹吸效应，又能避免国外的逆虹吸效应，提高医疗服务资源跨国配置的完整性。跨国双向转诊平台与国内外资源有效关联的能力，使跨国医疗人口能够在数据驱动下精准地接受诊断、治疗和康复服务。

在医疗服务资源跨国配置过程中，应充分考虑医疗服务资源的时空维度，形成一个全覆盖的跨国医疗服务网络，彻底消除时空维度上可能存在的医疗连续性问题。医疗服务资源跨国配置完整性目标，致力于消除医疗服务的盲点和医疗服务过程中的不可控因素，增强医疗服务可及性。

4）可视性

在跨国医疗服务体系中，数据脉象价值给跨国医疗人口带来精准诊断、精准治疗、精准康复的可视化解决方案，依赖于可视化的跨国医疗服务网络。在数据驱动下，跨国医疗人口形成可视化的行为轨迹，形成供需匹配、无缝衔接的跨国医疗服务网络，从而增强医疗服务资源跨国配置的可视化能力。

在跨国医疗服务网络的每一个节点，都应该以可视化的方式严格调控医疗服务资源的流向、流量和流效，实现个性化需求与全球优质医疗服务资源的精准匹配。医疗服务资源跨国配置可视性目标，致力于以资源配置的可视化实现医疗服务过程的透明化、精准化，全面提高医疗保障能力。

## 8.4.2 数据驱动的跨国配置方法

在全球化环境中，医疗服务资源均等化跨国数据策略，能够充分利用数据脉象价值，以国内有限的资源引导国外优质资源，最大限度地满足跨国医疗人口的需求。医疗服务资源跨国配置的目的在于提高医疗服务资源均等化水平、为重症医疗患者构筑跨国医疗生命健康保障线。数据驱动的跨国配置方法，首先需要关注数据驱动的跨国公共平台，其次才是具体的数据驱动的跨国配置方法。

1. 数据驱动的跨国公共平台

无论数据驱动的跨国配置方法如何发展，都需要构建数据驱动的跨国公共平台，以支撑跨国医疗服务体系正常运营。在"内筑高地、外联高地"的跨国医疗服务体系中，依托国内医疗水平高地搭建内嵌跨国分级诊疗平台、跨国双向转诊平台和跨国数据服务平台的数据驱动的跨国公共平台（图 8-13），以更有效地关联国外医疗水平高地。

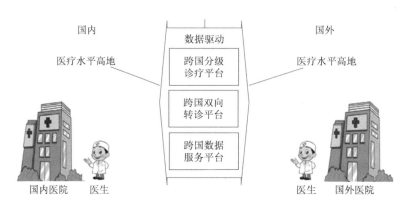

图 8-13  数据驱动的跨国公共平台

1) 跨国分级诊疗平台

在不同的国家和地区，不同的医疗机构集聚着不同的医疗技术和医疗设备、不同医疗文化的主治医师等医疗服务资源，面向跨国医疗人口提供不同的医疗服务产品。由于不同国家和地区的医疗评价指标不同，跨国医疗人口在比较各类医疗服务产品时会遇到许多阻碍，医疗服务产品的成本、治疗效果、药品可得性等都成为重要的考核指标，离开专业指导的择院、择医行为，既不能选出最适合的跨国医疗服务产品，又会耗费跨国医疗人口大量的时间和成本。

正如图 8-6 所示，跨国医疗人口面临择院、择医困境的问题，迫切需要一个专业的跨国分级诊疗平台。跨国分级诊疗平台应该成为引导跨国医疗人口有序就医的窗口，首先需要增强国外医疗服务资源信息公开、信息检索等功能，提高优质医疗服务资源透明度，缩短跨国医疗人口择院、择医时间；其次需要建立医疗评价指标体系，为跨国医疗人口择院、择医行为提供数据支持，以增强医疗服务可及性。

在跨国医疗服务体系中，国内医疗水平高地担负着跨国分级诊疗的首诊职能，并将符合跨国转诊条件的跨国医疗人口信息传递给跨国分级诊疗平台。数据驱动的跨国分级诊疗平台能够充分整合国内外医疗服务资源、数据资源，根据跨国医疗人口的经济条件、医疗服务需求，引导跨国医疗人口进入适合的、不同层级的国外医疗机构，以更好地满足跨国医疗人口的流动就医需求。

2）跨国双向转诊平台

跨国双向转诊平台建立在国内医疗水平高地，担负着引导跨国医疗人口转诊的使命。国内医疗水平高地在跨国医疗人口首诊时，可以借助跨国医疗人口的电子病历和电子健康档案信息进行诊断，做出是否需要跨国转诊的决策。如果需要跨国转诊，跨国双向转诊平台就可以根据跨国医疗人口的诊断结果，将电子病历、病征、检验报告等信息分享至国外医疗机构和医生，以获取国外医生的第二诊疗意见，并与跨国医疗人口协商跨国转诊方案。

跨国双向转诊平台帮助跨国输出型人口进行国外就医预约，在综合考虑跨国医疗人口的既往疾病史、国外医疗机构就医行程安排等信息的基础上进行跨国医疗定制化服务，以及跨国医疗人口在国外就医后跨国转诊回国时的康复治疗；对于跨国输入型人口，如果国内医疗机构无法确诊或者无法治疗，就需要跨国转诊到国外医疗机构，同样需要跨国双向转诊平台提供帮助。

在跨国医疗服务体系中，数据驱动的跨国双向转诊平台通过预约制、定制化服务等增值服务，不仅有助于聚集国外医疗服务资源、缓解国外医疗机构的诊疗压力，而且能够提高医疗服务可及性，降低跨国医疗人口获取优质医疗服务资源的时间成本、空间成本。跨国双向转诊平台能够满足不同国家和地区、不同层级跨国医疗人口的多样化需求，如重症医疗、精密体检、医美抗衰等，满足个性化医疗（精准医疗）服务、个性化健康管理的需要。

3）跨国数据服务平台

跨国分级诊疗平台和跨国双向转诊平台，致力于实现供需匹配基础上的精准定制化，向着精准化、智能化、个性化方向发展。在跨国医疗服务体系中，数据脉象价值来自个人健康数据和医学知识数据，数据价值生成和价值实现能力影响跨国医疗的效率和效果。为了更好地完成数据采集、存储、管理、分析和使用，应该在跨国公共平台上建立跨国数据服务平台以聚集和挖掘数据价值。

跨国数据服务平台管理着供给侧和需求侧来源数据的价值，满足供给侧优质医疗服务资源配置决策的需要，减少供给侧医疗机构盲目性的扩展行为；满足需求侧跨国医疗人口自我选择决策的需要，减少需求侧跨国医疗人口盲从性的择院、择医行为。数据驱动的跨国数据服务平台，能够帮助跨国医疗人口便捷、低成本地获得最佳的个性化治疗方案，提高跨国医疗人口的就医效率。

在跨国医疗服务体系中，跨国数据服务平台通过建立标准化医疗评价指标体系，支持跨国分级诊疗平台构建规范的分级诊疗体系，支持跨国双向转诊平台严格把控跨国转诊的审核和准入标准，提升国内医疗水平高地的医疗服务质量和国际影响力。跨国数据服务平台能够辅助国家制定相应的法律法规和政策，扶持具有潜力的医疗技术、制药技术发展，盘活国内闲置的优质医疗服务资源，为全球跨国医疗人口提供高质量医疗服务。

## 2. 基于新型医疗模式的跨国配置

互联网医疗、远程医疗和移动医疗等新型医疗模式的推广应用，奠定了医疗服务资源集聚共享的基础，能够更好地以全球优质医疗服务资源提高医疗保障能力。基于新型医疗的跨国增峰模式如图8-14所示，为缩小国内外医疗水平高度差提供了可行的方法，即由 $G_1$ 缩小为 $G_2$。基于新型医疗的跨国增峰模式，始终伴随着"内筑高地、外联高地"的跨国医疗服务体系建设过程，始终伴随着医疗服务能力整体提高的过程，患者流和资源流同向流动。

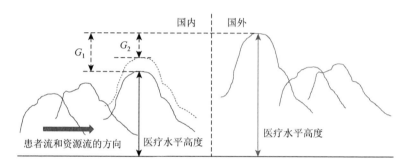

图 8-14　基于新型医疗的跨国增峰模式

1) "内筑高地"的医疗服务资源跨国配置

早期阶段的医疗服务资源跨国配置的主要目的，在于国家依托自身优势构筑具有特色的医疗水平高地，以增强国内医疗服务资源的"长板"优势。围绕国内医疗水平高地，国内各区域医疗机构跨域协调、合力抬高医疗水平高地的医疗服务能力，一方面提高各区域医疗服务资源使用效率和利用率；另一方面为一线城市优质医疗服务资源提供更大的发展空间。

以区域医联体为单元的分级诊疗体系建设，不仅能够在总体上提高患者的就医体验，而且能够优化医疗服务资源良性发展的生态环境。在医疗服务资源跨域配置方面，能够协调国内医疗服务资源下沉，引导患者形成合理的就医秩序，为优质医疗服务资源提供一个更加松弛的发展环境，不断提高我国医疗服务领域的国际水平。

医疗服务资源跨域配置以合理的患者流向、规范的就医秩序，提升了国内医疗水平和医疗服务水平，为基于新型医疗模式的跨国配置创造了条件。在全球化视角下，医疗服务资源跨域配置的合理性增加了国内医疗水平高地跨国增峰的势能，国内外医疗水平高度差开始从 $G_1$ 向着 $G_2$ 转变，国内医疗水平高度逐步提高。

2) "外联高地"的医疗服务资源跨国配置

医疗服务资源跨国配置的后期阶段，开始将跨国配置的目标调整为：通过国内外医疗水平高地之间的合作共赢，弥补国内医疗水平高地的"短板"劣势。在"外联高地"的目标驱动下，国内医疗水平高地面临参与全球医疗服务竞争带来的机遇和挑战，以增加的动态资源增加国内医疗水平高地的高度。

可以预见，医疗服务逐渐成为全球范围内高度模块化的产品集合，不同国家和地区的医疗机构依托各自的优势和特色，在各自的优势领域占据主导地位。随着人们健康理念和就医观念的变化，人们对医疗服务质量的要求不断提高，从而激励着各国医疗机构进行模块化产品组合，新型医疗模式提供了创新发展的路径。

在国内外医疗水平高度差从 $G_1$ 向 $G_2$ 演变的过程中，跨国医疗人口规模的降低成为最大的驱动力，驱动着国内医疗水平高地持续提高医疗水平和医疗服务水平。随着全球竞争的加剧，国内外医疗水平高地之间的竞争转化为不同国家和地区医疗服务增值能力的竞争，国内外医疗水平高地优势互补、联合共建全球医疗水平高地。

3. 基于虚拟医院模式的跨国配置

基于虚拟医院的跨国医疗模式（图 8-1），提供了利用国外医疗水平高地的医疗服务资源增加国内医疗水平高地的机遇。基于虚拟医院的跨国增峰模式如图 8-15 所示，资源流的方向与患者流的方向不一致，而且资源流是由虚拟医院所在的国外流向国内的。国内医疗水平高地利用国外资源流，能够缩小医疗水平高度差，即由 $G_1$ 缩小为 $G_2$，而且高度差的调节能力取决于虚拟医院的医疗水平和医疗服务水平。应用于跨国医疗服务的虚拟医院，由国外医疗服务资源和国内医疗服务资源组合而成。

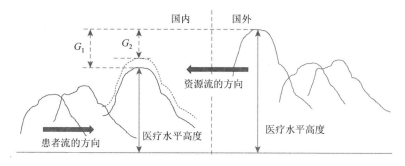

图 8-15 基于虚拟医院的跨国增峰模式

1) 国外医疗服务资源配置

虚拟医院的发展建立在大数据分析、人工智能、机器人等技术基础之上，特别是智能诊断设备、智能检测设备和智能机器人等智能医疗技术的发展，人类专家可以通过远程操作智能机器人达到异地手术的目的，或者通过远程医疗指导远程异地医生进行手术。虚拟医院建立的目的，就是要满足跨域医疗人口和跨国医疗人口的健康需要和医疗服务需求。

虚拟医院之所以能够成为全球医疗水平高地，是因为它集聚了全球一流的医疗服务资源，即一流的医生、一流的医疗技术、一流的医疗服务等资源。虚拟医院通过在全球范围内建立的合作关系，集聚了国内外诊断、治疗、康复等一流的医疗服务资源，能够提供一流的解决方案。

基于虚拟医院模式的国外医疗服务资源配置，致力于提高供给侧虚拟医院的医疗服务能力，以虚拟医院的延伸服务能力提高医疗服务资源的保障能力。依据需求侧需求分析的结果，有针对性地调整面向不同国家和地区、不同医疗机构的虚拟医院的医生、医疗技术、医疗设备等配置，以更好地保障国内外协同运营。

2）国内医疗服务资源配置

虚拟医院是由国内外医疗水平高地的医疗服务资源构成的一个整体，能够面向远程患者提供一体化的医疗服务。国内医疗机构需要按照虚拟医院运行要求配置医疗服务资源，才能满足远程诊断、治疗和康复等需要。国内医疗机构的医生能够在虚拟医院的医生远程指导下，共同完成跨国医疗人口的诊断、治疗和康复，所以虚拟医院模式提升了国内医疗水平高地的医疗水平和医疗服务水平。

虚拟医院凭借集聚的技术能力和医疗服务资源，构建了国内外一体化的跨国医疗服务体系，并以国内资源作为国外资源的补充。在跨国医疗服务过程中，国内医疗机构能够参与到虚拟医院提供的延伸服务之中，国外的信息、资源和能力经过国内医疗机构直达跨国医疗人口。国内医疗服务资源配置，应该满足延伸服务过程中每一项医疗服务细节的需求，用于提高虚拟医院的医疗服务能力。

基于虚拟医院模式的国内医疗服务资源配置，致力于满足供给侧虚拟医院的运营需要，以虚拟医院的医疗服务能力实现跨国医疗不跨国的目标。根据供给侧虚拟医院的要求，配置相应的医疗服务资源，重点在于虚拟医院医疗服务延伸所需要的资源，具有数据脉象价值的数据资源配置必不可少。

4. 基于联盟医院模式的跨国配置

医疗服务具有公益性，应充分利用人类在医学领域的智慧保障人类生命健康。为了人类共同发展、共享医学成果，集聚全球最优秀的医生、最先进的医疗设备等医疗服务资源，组建全球联盟医院，面向全球提供跨国医疗服务。跨越国界的全球联盟医院的设想，符合世界卫生组织提出的全民健康覆盖的思想，由一家中心医院和坐落在不同国家的多家卫星医院组成，能够集聚全球优质医疗服务资源。基于联盟医院的跨国增峰模式如图8-16所示，存在国内资源流和国外资源流集聚、共享的过程。国内医疗水平高地利用国内和国外资源流，能够缩小医疗水平高度差，即由 $G_1$ 缩小为 $G_2$。

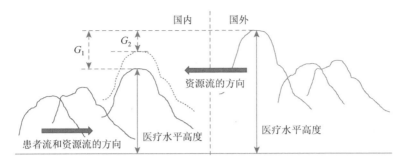

图 8-16　基于联盟医院的跨国增峰模式

1）国外医疗服务资源配置

在跨国医疗服务体系中，全球联盟医院的中心医院和不同国家各具特色、各具优势的卫星医院成为国外医疗服务资源，国内以卫星医院的形式构筑在全球联盟医院网络之中。全球联盟医院凭借集聚的全球优质医疗服务资源、各具特色的优势资源，面向全球的跨国医疗人口提供诊断、治疗、康复等医疗服务，能够以全球网络化资源将跨国医疗人口规模降到最低限度。

以全球联盟医院的中心医院为节点的全球联盟医院网络，集聚了全球最高端的医疗服务资源，致力于满足全球最高层次的医疗服务需求，构筑起全球生命健康的最后一道保障线。全球联盟医院网络连接各个卫星医院形成的双辐射型结构，具有虚实相融的特性，中心医院以远程医疗、虚拟医院等形式与设在不同国家和地区的卫星医院相连接。

基于联盟医院模式的国外医疗服务资源配置，致力于提高供给侧联盟医院的中心医院的医疗服务能力，以中心医院卫星医院的联盟结构共同提高医疗服务资源保障能力。依据需求侧需求分析的结果，有针对性地调整面向不同国家和地区、不同医疗机构的中心医院的医生、医疗技术、医疗设备等配置，更好地保障国内外的中心医院-卫星医院协调、协同运营。

2）国内医疗服务资源配置

在虚实相融的全球联盟医院网络中，国内医疗服务资源配置主要涉及卫星医院资源，以一个国内节点关联全球优质医疗服务资源。远程医疗、虚拟医院等创新模式，都将成为未来全球联盟医院配置的资源，只有少数重症医疗患者需要借助跨国医疗双向转诊平台进入全球联盟医院的中心医院。

随着大数据分析、人工智能、机器人等技术的发展，全球联盟医院网络已经成为一个具有智能感知、智能诊断等功能的健康管理平台，全球范围内的危急重症、疑难复杂疾病等都能得到及时有效的跟踪、诊断和治疗，数据价值生成、价值实现能力更加智能化，每一位医护人员形成的知识经验都会及时转化为全球联盟医院网络中的知识。

基于联盟医院模式的国内医疗服务资源配置，致力于满足供给侧联盟医院的中心医院的运营需要，以中心医院-卫星医院的医疗服务能力实现跨国医疗不跨国的目标。根据供给侧联盟医院的中心医院的要求，配置国内卫星医院的医疗服务资源，重点在于中心医院-卫星医院医疗服务延伸所需要的资源，具有数据脉象价值的数据资源配置必不可少。

## 8.5 本章小结

医疗服务资源均等化跨国策略，重点关注优质医疗服务动态资源二次配置问题，以国内最小的资源投入构筑全球跨国医疗服务网络，最大限度地满足跨国医疗人口的健康需要和医疗服务需求。应用虚拟医院、全球联盟医院等创新模式，以全球优质医疗服务资源助推跨国医疗不跨国目标的实现，驱动国内医疗服务资源均等化目标的实现。跨国增峰以增强国内医疗水平高地的医疗水平为目标，缩小国内外医疗水平高度差，在跨国增峰过程中数据脉象价值得以充分挖掘、使用。

# 参 考 文 献

艾瑞咨询. 2018. 艾瑞咨询：2018 年大数据时代下的健康医疗行业. http://www.199it.com/archives/729714.html. [2018-05-29].

鲍林杰, 韩锐, 王耀刚. 2014. 我国卫生人力资源配置现状分析与政策研究. 中华医院管理杂志, 30（3）：197-203.

毕丹, 董可男, 薛鲁宁, 等. 2017. 健康医疗大数据产业分析与前景展望. 大数据时代, （4）：8-22.

博思商通医健游. 2018. 2018-2020年全球医疗旅游业将持续强劲增长！亚洲尤为突出. http://www.sohu.com/a/217199168_816777. [2018-02-08].

卜勇力. 2015. 西藏自治区公共医疗资源网格配置研究. 成都：电子科技大学硕士学位论文.

曾望军, 邬力祥. 2014. 我国乡镇卫生资源二次配置模式探讨. 医学与哲学, （21）：44-47.

蔡宏伟. 2016. 传统医学统计学与医疗大数据应用的对比研究. 中国数字医学, 11（10）：12-14.

陈功, 熊虹, 于洁. 2009. 医院医疗数据交互的转变和建设方向. 医疗卫生装备, （4）：40-42.

陈建中. 1997. 互补原理及其认识论的新形势. 自然辩证法研究, 13（3）：31-33, 50.

陈君石, 李明. 2005. 个人健康管理在健康保险中的应用现状与发展趋势. 中华全科医师杂志, 4（1）：30-32.

陈龙. 2013. 城乡基本医疗资源配置均等化问题研究. 济南：山东财经大学硕士学位论文.

陈敏, 刘宁. 2017. 医疗健康大数据发展现状研究. 中国医院管理, （2）：46-48.

程学旗, 靳小龙, 王元卓, 等. 2014. 大数据系统和分析技术综述. 软件学报, （9）：1889-1908.

重庆晨报. 2015. 美国癌症患者五年生存率为66%中国仅为30.9%. [2015-04-16]. http://health.sina.com.cn/d/2015-04-16/1006169670.shtml.

代涛. 2016. 健康医疗大数据发展应用的思考. 医学信息学杂志, 37（2）：2-8.

代英姿, 王兆刚. 2014. 中国医疗资源的配置：失衡与调整, 东北财经大学学报, （1）：47-53.

邓大松, 严妮. 2014. 市场在我国医疗卫生资源配置中的作用. 经济纵横, （10）：26-29.

邸宁. 2018a. 20 分钟 3.6 万元：一位肺癌病人的网络问诊路. http://finance.sina.com.cn/roll/2018-01-18/doc-ifyquixe4044212.shtml. [2018-01-18].

邸宁. 2018b. 一位中国丙肝病人的印度求生之旅和她的经济账. http://www.sohu.com/a/217313808_114986. [2018-01-17].

董诚, 林立, 金海, 等. 2015. 医疗健康大数据：应用实例与系统分析. 大数据, 1（2）：78-89.

董恩宏, 李国红, 蔡雨阳, 等. 2016. 医疗卫生资源配置区域差异化研究综述. 中国卫生资源, 19（5）：390-393.

杜本峰, 韩筱, 付淋淋, 等. 2018. 流动人口医疗卫生服务需求、供给、利用与健康促进策略选择——基于医疗服务利用行为模型视角. 中国卫生政策研究, 11（2）：23-29

杜明超, 洪建, 颜雨春, 等. 2017. 健康医疗大数据的应用范围与价值分析. 中国卫生信息管理杂志，14（5）：652-654.

段成荣，刘涛，吕利丹. 2017. 当前我国人口流动形势及其影响研究. 山东社会科学，（9）：65-71.

冯云廷，陈昶志. 2016. 公共医疗卫生资源的城乡共享与一体化整合. 湖南社会科学，（3）：76-80.

甘行琼，刘大帅，胡朋飞. 2015. 流动人口公共服务供给中的地方政府财政激励实证研究. 财贸经济，（10）：87-101.

高伟. 2016. 数据资产管理. 北京：机械工业出版社.

顾泳. 2017. 全球每年跨国医疗超过1200万人次，"一带一路"引领旅游医疗风向. http://www.sohu.com/a/193851895_119707. [2017-09-22].

郭姣娜. 2017. 我国每年180万人猝死，这些猝死的征兆要留意. http://health.people.com.cn/n1/2017/0501/c14739-29246195.html. [2018-05-02].

郭振友，石武祥. 2011. 广西壮族自治区县级医疗卫生资源配置的公平性研究. 中国医院管理，31（12）：12-14.

国家统计局. 2018. 2017年居民收入和消费支出情况. http://www.stats.gov.cn/tjsj/zxfb/201801/t20180118_1574931.html. [2018-01-18].

韩和元. 2017. 新数据观与数据决策. 决策，（4）：76-78.

汉鼎好医友. 2016. 盘点跨国医疗需求现状与服务机构类型. https://www.cn-healthcare.com/articlewm/20161207/content-1008785.html. [2016-12-07].

郝雪阳，郭晓龙. 2018. 如何获取"高质量数据"——大数据于临床医学价值的全景剖析. https://www.cn-healthcare.com/article/20180322/content-501588.html. [2018-03-22].

郝义彬，裴青燕，鲁锋，等. 2017. "十二五"末期我国医疗卫生资源配置的公平性及效率研究. 中国卫生资源，20（6）：511-515.

何达，王贤吉，金春林. 2017. 发展社会办医，促进卫生体系的服务效率与公平性. 中国卫生资源，20（2）：88-91.

何剑虎，周庆利. 2013. 互联网环境下的医疗数据安全交换技术研究. 中国医疗设备，28（4）：44-47.

何立辉. 2008. 医疗保险模式对医疗保险水平的决定机制研究. 武汉：武汉科技大学硕士学位论文.

贺买宏，王林，贺加，等. 2013. 我国卫生资源配置状况及公平性研究. 中国卫生事业管理，30（3）：197-199.

胡荣. 2016. 供给侧视角下公共医疗资源配置策略探析. 新西部旬刊，（21）：16-17.

环球医学资讯. 2015. 患者隐瞒病史用药身亡 医院未建病历担责. https://www.iiyi.com/d-15-216368.html. [2015-05-15].

黄联. 2016. 超大型城市基本医疗卫生服务均等化研究. 上海：上海工程技术大学硕士学位论文.

黄小龙，罗旭，汪鹏，等. 2017. 健康医疗大数据驱动下的精准医疗实施进展. 医学信息学杂志，38（9）：17-21.

黄新霆，包小源，俞国培，等. 2014. 医疗大数据驱动的个性化医疗服务引擎研究. 中国数字医学，（8）：5-7.

黄阳涛. 2013. 江苏医疗卫生资源配置的人口分布及公平性研究. 中国医疗保险，（8）：27-31.

冀涛. 2013. 我国全科医生培养模式的思考. 中华医学教育杂志，33（2）：185-187.

健康报. 2018a. 跨省就医结算将覆盖所有县. http://www.rmzxb.com.cn/c/2018-01-10/1927103.shtml. [2018-01-11].

健康报. 2018b. 我国全科医生总数5年增长1倍总数已达25.3万人. http://mcq.people.com.cn/news/2018427/20184271035324386641.htm. [2018-04-27].

江苏省医疗保险基金管理中心. 2017. 我省跨省异地就医直接结算工作进展如何？ http://www.jshrss.gov.cn/xwzx/ztbd/jssydjy/jyzn/201707/t20170717_207206.html. [2017-07-17].

姜海珊. 2016. 流动人口的医疗保险与医疗服务利用状况研究——基于全国流动人口动态监测数据. 调研世界，2016（7）：14-20.

蒋培余, 沈志坤, 卢东民. 2017. 面向农村基层实施卓越全科医学人才培养模式的改革研究. 中国全科医学, 20（S2）：229-231.

金淑婷. 2017. 可达性视角：转型期混合、分级诊疗制度下的中国医疗卫生服务空间公平性研究. 兰州：兰州大学博士学位论文.

金涛. 2018. 发展健康医疗旅游正当时.http://www.ctnews.com.cn/art/2018/1/30/art_113_14809.html.[2018-01-30].

赖怡茵, 王立类. 2014. 城乡基本医保"三保合一"的探讨. 卫生经济研究，（5）：52-53.

黎亮, 张君雁. 2010. 医疗数据整合模式的研究. 中国生物医学工程学报，（2）：207-211.

李杰, 高红艳. 2015. 医疗资源的分配正义：谁之正义?如何分配?. 医学与哲学, 36（21）：4-8.

李蕾, 李靖宇, 刘兵, 等. 2017. 医疗卫生服务模式与资源配置的国际比较. 管理评论, 29（3）：186-196.

李娜. 2010. 国外电子病历档案发展现状. 档案学通讯，（2）：207-214.

李思民. 2015. 2016年底北京将完成50个医联体建设. https://www.iiyi.com/d-24-219633.html. [2015-07-24].

李铁. 2018. 当前我国人口流动的现状及变化趋势.http://www.sohu.com/a/209104119_99918184. [2018-01-29].

李伟胜, 方微. 2006. 基于供应链需求驱动原理下的营销管理. 物流技术，（5）：55-57.

李湘君. 2005. 浅谈信息化环境下的医院信息资源管理. 安徽医药, 9（12）：954-955

李晓雪, 郑静晨, 李明, 等. 2016. 我国医疗卫生资源配置现状与政策建议. 中国医院管理, 36（11）：33-35.

李学龙, 龚海刚. 2015. 大数据系统综述. 中国科学：信息科学, 45（1）：1-44.

李妍. 2017. 海外国外就医另一面：为何国外医院在中国"水土不服"？. https://www.cn-healthcare.com/article/20170103/content-488543.html. [2017-01-03].

李勇, 修燕, 温浩. 2015. 5.6万余例远程医疗咨询临床资料分析. 中国数字医学, 10（6）：19-22.

李勇, 修燕, 张玺, 等. 2016. 基于整合医学理念构建远程联网互动多中心协作模式探讨. 中国医院, 20（3）：66-67.

刘德香, 马海燕, 郭清. 2010. 我国电子健康档案建设面临的问题及对策. 医学信息学杂志, 31（6）：1-4.

刘涤西, 钟磊, 范絮妍. 2017. 开拓DT时代数据资产权益保护新视野. 中国信息安全，（12）：33-36.

刘杰, 马传景. 1991. 资源配置机制的比较与选择. 管理世界，（2）：216-217.

刘宁, 武琼, 陈敏. 2016. 个性化医疗服务类型及相关数据资源研究. 中国卫生信息管理杂志, 13（1）：93-98.

刘胜兰, 纪颖, 张代均, 等. 2018. 流动人口健康状况及卫生服务利用的公平性研究. 卫生经济研究，（1）：39-42.
刘挺. 1997. 区域"医疗规模经济"和卫生资源配置理论假说. 中华医院管理杂志，(10)：626-629.
刘婉姮，刘庆，鲍玉荣，等. 2017. 远程医疗与"互联网+"一体化发展现状与前景展望. 海南医学，28（5）：805-806.
刘蔚. 2016. 数据驱动的智慧城市信息整合和资源配置体系研究. 北京：中国科学院大学博士学位论文.
刘文韬，王仁佐. 2018. 医疗大数据建设现状及其应用发展对策研究. 中国发展，18（3）：84-87.
刘颖. 2018. 专访英国皇家马斯登医院：海外中国求医者正从"求药"变成"求方案". https://www.sohu.com/a/239251225_100041011. [2018-07-05].
卢杉. 2017. 跨国医疗下半场：国外医疗机构涌入中国市场. https://www.iyiou.com/p/60242. [2017-11-19].
陆子衿. 2016. 海外医疗：2016 或为行业爆发点逐步渗入小康家庭. http://business.sohu.com/20160127/n435948680.shtml. [2016-01-27].
罗小琴，桂江丰. 2014. 流动人口参加城镇职工医疗保障的行为及成因分析. 人口与发展，20（6）：43-50.
吕柯. 2007. 公平配置医疗卫生资源应坚持的原则. 学习论坛，23（3）：63-65.
吕炜，王伟同. 2008. 发展失衡、公共服务于政府责任——基于政府偏好和政府效率视角的分析. 中国社会科学，（4）：63-80.
吕正兵，何村. 2017. 三重视域下的大数据观. 编辑之友，（1）：69-74.
马灿. 2016. 国内外医疗大数据资源共享比较研究. 情报资料工作，37（3）：63-67.
马超，曲兆鹏，宋泽. 2018. 城乡医保统筹背景下流动人口医疗保健的机会不平等——事前补偿原则与事后补偿原则的悖论. 中国工业经济，（2）：100-117.
马惠娟，王安春，王燕，等. 2018. 远程医疗会诊系统在医疗匮乏地区的应用探索. 中国数字医学，13（1）：89-90.
马诗诗，于广军，崔文彬. 2018. 区域卫生信息化环境下健康医疗大数据共享应用思考与建议. 中国数字医学，13（4）：16-18，30.
马晓华. 2018. 中国新药审批改革催生跨国医疗大变局. http://www.yicai.com/news/5393320.html. [2018-01-18].
麦琪. 2018. 火爆全球的区块链技术，或让医疗行业迎来颠覆性变革. http://www.medsci.cn/article/show_article.do?id=a5a912655ebd. [2018-01-15].
毛鲁平，徐鑫. 2017. 精准医疗：重新定义健康医疗服务产业. http://www.sohu.com/a/205642178_99978260. [2017-11-28].
孟群，毕丹，张一鸣，等. 2016. 健康医疗大数据的发展现状与应用模式研究. 中国卫生信息管理杂志，13（6）：547-552.
缪叶佳，崔友洋. 2014. 基于健康管理理念的中医药预防保健服务体系建设研究. 产业与科技论坛，（16）：57-59.
彭慕君，廖旭晨. 2012. 医疗保障制度应注重预防性医疗服务的提供. 新财经（理论版），（2）：63-64.
戚伟，刘盛和，赵美凤. 2016. 中国城市流动人口及市民化压力分布格局研究. 经济地理，36(5)：55-62.

齐爱民, 盘佳. 2015. 数据权、数据主权的确立与大数据保护的基本原则. 苏州大学学报（哲学社会科学版）,（1）: 64-70, 191.

齐亚强, 牛建林, 威廉·梅森, 等. 2012. 我国人口流动中的健康选择机制研究. 人口研究, 36（1）: 102-112.

前夕. 2018. 跨国医疗半程：国际机构蜂拥入华，只为高净值客户. http://www.yicai.com/news/5393318.html. [2018-01-18].

前瞻产业研究院. 2017. 高净值人群扩大 跨国辅助生殖需求前景分析. http://www.sohu.com/a/200019794_115559. [2017-10-25].

前瞻产业研究院. 2018. 2018年医疗旅游行业现状与趋势分析 将迎来快速发展新时期. https://www.qianzhan.com/analyst/detail/220/180504-f964006a.html. [2018-05-06].

前瞻网. 2018. 2018年辅助生殖跨国医疗服务市场现状分析. http://www.sohu.com/a/220278280_114835. [2018-02-01].

钱泽慧, 林森林, 侯志远. 2016. 城镇基本医疗保险显著提高流动人口本地住院率：来自2014年全国流动人口动态监测调查的证据. 中国卫生经济, 35（9）: 44-46.

全网资讯. 2016. 2016年回顾十大（医闹）伤医事件. http://m9.baidu.com/feed/data/landingpage?dsp=wise&nid=8851467463230607616&n_type=&p_from=4. [2016-12-30].

任金玲. 2011. 基于慢性病病人需求的社区卫生服务研究. 广州：广州中医药大学硕士学位论文.

沈韬, 崔泳. 2015. 医疗大数据：期望与现实. 中国数字医学,（7）: 2-4, 32.

施卫星. 1989. 医院收费改革与医疗公正原则——优质优价、优先优价的伦理分析. 医学与哲学,（1）: 24-26.

史桂芬, 王佳. 2017. 人口流动对地方医疗卫生支出影响的实证分析——基于空间面板模型. 财税政策研究,（5）: 25-30.

史鸣奇. 2017. 大数据在健康医疗领域的应用发展研究. 科技视界,（7）: 11-12.

宋月萍, 宋正亮. 2018. 医疗保险对流动人口消费的促进作用及其机制. 人口与经济,（3）: 119-130.

苏晓馨. 2012. 城市外来人口健康与医疗服务利用行为研究. 上海：复旦大学博士学位论文.

汤兆云. 2018. 农民工参加医保及就医行为选择的代际比较——基于2014年全国流动人口卫生计生动态监测调查东部九省市数据. 广东社会科学,（1）: 210-217.

唐雨萌, 李茜, 何田静, 等. 2016. 中国流动人口就医行为研究进展及启示. 中国社会医学杂志, 33（5）: 435-438.

陶艺. 2015. 基于公平优先原则的卫生资源配置标准研究. 重庆：重庆医科大学硕士学位论文.

瓦赫特R. 2018. 数字医疗：信息化时代医疗改革的机遇与挑战. 郑杰译. 北京：中国人民大学出版社.

王灿. 2016. 中国国家基因库正式对外运营世界最大的基因库. https://news.qq.com/a/20160922/044743.htm. [2016-09-22].

王建华. 2003. 人口流动下的城乡社会保障制度研究. 上海：复旦大学博士学位论文.

王俊艳, 张志鹏, 姚振杰, 等. 2015. 健康医疗大数据的分析. 互联网天地,（9）: 4-10.

王萍, 姜鑫, 高丹丹. 2015. 我国现有医疗资源背景下医疗服务标准化建设问题诊断及对策. 医学与法学,（2）: 59-63.

王淑, 王恒山, 王云光. 2010. 面向医疗资源优化配置的区域协同系统动力机制分析. 科技管理研究，（13）：270-275.

王文录. 2010. 人口城镇化背景下的户籍制度变迁研究. 长春：吉林大学博士学位论文.

王熙照，杨晨晓. 2007. 分支合并对决策树归纳学习的影响. 计算机学报，（8）：1251-1258.

王小堃. 2011. 浅谈电子病历与电子健康档案发展历程. 中国卫生产业，（35）：181.

王晓凤. 2017. 江苏省人口转移的地区特征和影响因素分析. 南京：中共江苏省委党校硕士学位论文.

王勋. 2015. 我国医疗资源配置中的政府规制问题研究. 哈尔滨：黑龙江大学硕士学位论文.

王翌秋，王舒娟. 2010. 居民医疗服务需求及其影响因素微观实证分析的研究进展. 中国卫生政策研究，3（8）：55-62.

王元元. 2013. 语音识别技术在电子病历系统中的应用探索. 中国数字医学，（9）：105-106.

王振声，王秀梅. 1998. 卫生资源优化配置的原则与方法. 卫生经济研究，（6）：23-24.

王忠庆，邵尉，彭程，等. 2015. 医疗大数据时代对医院统计工作的新思考. 中国卫生统计，（3）：542-543.

吴春容. 2002. 全科医生与专科医生的区别. 中华全科医师杂志，（1）：40-42.

吴凌放. 2017. 上海医生人力资源区域分布公平性及影响因素研究. 上海：上海社会科学院博士学位论文.

吴祖谋. 2013. 法学概论.11 版. 北京：法律出版社.

夏慧，张红君，李雪龙. 2015. 医院 HIS 系统与省医保平台接口的设计与实现. 中国数字医学，10（06）：108-110.

肖冬梅，文禹衡. 2015. 数据权谱系论纲. 湘潭大学学报（哲学社会科学版），（6）：69-75.

肖建华，陈龙伟，朱一平，等. 2017. 对"精准康复"的理解. 中国卫生质量管理，24（3）：110-112.

新民晚报. 2017. 《中国流动人口发展报告 2017》：我国流动人口规模为 2.45 亿人 总量连续两年下降.http://shanghai.xinmin.cn/xmsq/2017/11/10/31332612.html. [2017-11-10].

熊娟. 2012. 基于可达性的医疗服务均等化研究——以湖北省松滋市为例. 武汉：华中师范大学硕士学位论文.

熊志强. 2017. 辅助生殖市场系列观察之二，跨国辅助生殖市场潜力大. https://www.qianzhan.com/analyst/detail/220/170505-80c36412.html. [2017-05-05].

徐继兵，陈青，唐荣才. 2013. 采供血机构卫生资源配置面临的问题及对策. 中国输血杂志，26（5）：492-494.

徐漪. 2017. 大数据的资产属性与价值评估. 产业与科技论坛，16（2）：97-99.

徐志祥，王莹. 2017. 我国医疗行业大数据应用现状及政策建议. 中国卫生信息管理杂志，14（6）：822-825.

许丽丽. 2013. 我国医疗卫生资源优化配置的经济学分析. 长春：吉林大学硕士学位论文.

闫菊娥，史少林，高建民. 2009. 西安市医疗资源配置基本原则探讨. 卫生经济研究，（6）：46-47.

严霄凤，张德馨. 2013. 大数据研究. 计算机技术与发展，（4）：168-172.

燕海霞，王忆勤，李福凤. 2005. 脉象信号分析方法的研究与应用新解. 中华中医药学刊，23(1)：129-130.

杨坤. 2016. 我国研究型医院的建设策略研究. 北京：中国人民解放军军事医学科学院博士学位论文.

杨婷婷，张建华. 2016. 基于文献计量的卫生资源配置公平性研究. 卫生经济研究，(3)：48-50.

杨铿，孙晓彤. 2016. 基础医疗资源配置与服务利用的研究——以上海城市空间为例. 甘肃行政学院学报,（5）：78-90.

姚国章. 2017. 英国医疗健康大数据 Care.data 的前车之鉴. 南京邮电大学学报（社会科学版），19（3）：38-50.

叶枫，陈莺莺，周根贵，等. 2011. 电子病历中命名实体的智能识别. 中国生物医学工程学报，30（2）：256-262.

亿欧网. 2017. 跨国医疗只是看起来很美，内地医疗机构"出海"为何会遭遇水土不服？. http://news.pedaily.cn/201708/20170803418066.shtml. [2017-08-03].

亿欧网. 2018. 消除信息孤岛："1＋7＋X"模式推动健康医疗数据互联. http://www.ciotimes.com/medical/147529.html. [2018-04-08].

佚名. 2018. 2017年中国流动人口现状分析及流动人口对城市发展的影响分析. http://www.chyxx.com/industry/201801/609311.html. [2018-01-30].

尹文. 2008. 论我国社会保障医疗资源配置. 武汉：武汉科技大学硕士学位论文.

于跃. 2016. 基于大数据挖掘的药品不良反应知识整合与利用研究. 长春：吉林大学博士学位论文.

余运江，高向东. 2018. 中国人口省际流动与省内流动的差异性. 人口与经济，（1）：38-47.

国家卫生和计划生育委员会流动人口司. 2014. 中国流动人口发展报告（2014）. 北京：中国人口出版社.

张斌，魏扣，郝琦. 2016. 个人健康数据资产价值分析国内外知识库研究现状述评与比较. 图书情报知识，（3）：15-25.

张才琴，齐爱民，李仪. 2015. 大数据时代个人信息开发利用法律制度研究. 北京：法律出版社.

张靖卓. 2014. 我国公共服务均等化的区域差异研究——以医疗为例. 天津：天津商业大学硕士学位论文.

张录法. 2016. 大城市"医疗病"与智慧医疗推助下的城市内涵建设. 上海城市管理，（2）：41-46.

张馨予. 2017. 基于公平与效率的我国卫生资源配置和服务供给研究. 天津：天津医科大学博士学位论文.

张振，周毅，杜守洪，等. 2014. 医疗大数据及其面临的机遇与挑战. 医学信息学杂志，（6）：1-8.

赵林度. 2015. 医药之痛：药品安全和医药分开. 北京：科学出版社.

赵林度. 2016. 远与近：远程医疗服务模式创新. 北京：科学出版社.

赵林度. 2017. 公平与效率：医疗服务资源均等化. 北京：科学出版社.

赵明慧，张琭，亓晋. 2017. 基于区块链的社会物联网可信服务管理框架. 电信科学，（10）：19-25.

赵艳花. 2014. 公共卫生资源配置：理论、原则与政府责任. 管理观察，（32）：15-17.

郑真真，杨舸. 2013. 中国人口流动现状及未来趋势. http://theory.people.com.cn/n/2013/0514/c112851-21473033.html. [2013-05-14].

中国经济网. 2018. 2017年京医通就医数据报告出炉 周一就诊人最多. http://mini.eastday.com/mobile/180313103403526.html. [2018-03-13].

中华人民共和国国家卫生健康委员会. 2018. 流动人口数据平台. http://chinaldrk.org.cn/wjw/#/home. [2018-01-18].

中商产业研究院. 2017. 2016年中国国外医疗规模已达千亿美元重症治疗为主因. http://www.askci.com/news/dxf/20170103/15210686015.shtml. [2017-01-03].

钟俊华，刘宝妹，陈金雄. 2013. 构建区域医疗云平台创新医疗服务模式. 中国数字医学，（9）：12-14.

周江. 2014. 人口流动与财务风险: 新型农村合作医疗制度的可持续性发展研究. 成都: 西南财经大学硕士学位论文.

周芹, 魏永长, 宋刚, 等. 2016. 数据资产对电商企业价值贡献案例研究. 中国资产评估, (1): 34-39.

周晓英, 冯向梅. 2017. 电子健康档案: 特征、构成和标准化问题研究. 档案学通讯, (6): 85-90.

周雪晴, 罗亚玲. 2015. 信息化建设中医疗大数据现状. 中华医学图书情报杂志, (11): 48-51.

周玉涛. 2013. 京东重启医药电商. 中国药店, (15): 28-29.

朱晨姝. 2010. 医疗卫生资源配置中的公平与效率. 济南: 山东大学硕士学位论文.

朱琳. 2017. 深圳市综合医院空间公平性测度及评价研究. 深圳: 深圳大学硕士学位论文.

朱宇, 林李月. 2011. 流动人口的流迁模式与社会保护: 从"城市融入"到"社会融入". 地理科学, 31 (3): 264-271.

庄严. 2011. 向数据的实验设计及统计分析理论. 数理医药学杂志, 24 (1): 75-77.

庄琰. 2015. 机器识字: 复杂文档/图像/视频文本识别新技术. 科技纵览, (10): 61-63.

OFweek. 2017.《纽约时报》: 中国人海外国外就医面临三大困难挑战. [2017-06-05]. http://news.pconline.com.cn/933/9331444.html.

Alyass A, Turcotte M, Meyre D. 2015. From big data analysis to personalized medicine for all: challenges and opportunities. BMC Med Genomics, 33 (8): 1-12.

Anliker U, Ward J, Lukowicz P, et al. 2004. AMON: A wearable multiparameter medical monitoring and alert system. IEEE Transactions on Information Technology in Biomedicine, 8 (4): 415-427.

Ball M J, Gold J D. 2006. Banking on health: personal records and information exchange. Journal of Healthcare Information Management, 20 (2): 71-83.

Barrett M, Humblet O, Hiatt R A, et al. 2013. Big data and disease prevention: From quantified self to quantified communities. Big Data, 1 (3): 168-175.

Burgun A, Bodenreider O. 2008. Accessing and integrating data and knowledge for biomedical research. Yearbook of Medical Informatics, 17 (1): 91-101.

Chauhan R, Kaur H, Alam M A, 2010. Data clustering method for discovering clusters in spatial cancer databases. International Journal of Computer Applications, 10 (6): 9-14.

Cohn S P. 2006. Privacy and Confidentiality in the Nationwide Health Information Network. http://bok.ahima.org/doc?oid=75960#.XMZY5HbAiL0.[2017-01-03].

Curry E. 2016. The big data value chain: Definitions, concepts, and theoretical approaches//New Horizons for a Data-Driven Economy. Berlin: Springer.

Davis D, Chawla N V. 2011. Exploring and exploiting disease interactions from multi-relational gene and phenotype networks. PloS One, 6 (7): e22670.

Delen D, Walker G, Kadam A. 2005. Predicting breast cancer survivability: A comparison of three data mining methods. Artificial Intelligence in Medicine, 34 (2): 113-127.

Esfandiari N, Babavalian M R, Moghadam A M E, et al. 2014. Knowledge discovery in medicine: Current issue and future trend. Expert Systems with Applications, 41 (9): 4434-4463.

Faught I C, Aspevig J, Spear R. 2014. New means of data collection and accessibility//Public Health Informatics and Information Systems. London: Springer: 375-398.

Feldman D, Schmidt M, Sohler C. 2018. Turning big data into tiny data: Constant-size coresets for k-means, PCA and projective clustering. New Orleans: 24th Annual ACM-SIAM Symposium on Discrete Algorithms: 1434-1453.

Fu W, Gittelman R, Bamshad M, et al. 2014. Characteristics of neutral and deleterious protein-coding variation among individuals and populations. The American Journal of Human Genetics, 95(4): 421-436.

Gamberger D, Lavrač N, Krstačić A, et al. 2007.Clinical data analysis based on iterative subgroup discovery: Experiments in brain ischaemia data analysis. Applied Intelligence: The International Journal of Artificial Intelligence, Neural Networks, and Complex Problem-Solving Technologies, 27(3): 205-217.

Gatta R, Vallati M, Cappelli C, et al. 2016. Bridging the gap between knowledge representation and electronic health records. Barcelo: 9th International Conference on Health Informatics.

Glowniak J V. 1995. Medical resources on the internet. Annals of Internal Medicine, 123(2): 123-131.

Habetha J. 2006. The MyHeart project-fighting cardiovascular diseases by prevention and early diagnosis. New York: 28th Annual International Conference of the IEEE Engineering in Medicine and Biology Society: 6746-6749.

Jacobs A L. 2009. The pathologies of big data. Communications of the ACM-A Blind Person's Interaction with Technology, 52(8): 36-44.

James M, Michael C, Brad B, et al. 2011. Big data: The next frontier for innovation, competition, and productivity. http://www.mckinsey.com/business-functions/business-technology/our-insights/big-data-the-next-frontier-for-innovation. [2016-03-18].

Longhurst C A, Harrington R A, Shah N H. 2014. A 'green button' for using aggregate patient data at the point of care. Health Affairs, 33(7): 1229-1235.

Loshin D. 2001a. Chapter 4-Economic Framework of Data Quality and the Value Proposition in Enterprise Knowledge Management. Cambridge: Academic Press: 73-99.

Loshin D. 2001b. Enterprise Knowledge Management: The Data Quality Approach. Ishn, 31(3), 123-143.

Mǎnsdotter A, Lindholm L, Ŏhman A. 2004. Women men and public health—How the choice of normative theory affects resource allocation. Health Policy, 69: 351-364.

National Research Council. 2011. Toward Precision Medicine: Building a Knowledge Network for Biomedical Research and a New Taxonomy of Disease. Washington DC: The National Academies Press.

Patrício L, de Pinho N F, Teixeira J G, et al. 2018. Service design for value networks: Enabling value cocreation interactions in healthcare. Service Science, 10(1): 76-97.

Poplin R, Varadarajan A V, Katy B, et al. 2017. Prediction of cardiovascular risk factors from retinal fundus photographs via deep learning. Nature Biomedical Engineering, 2: 158-164.

Puschmann P, Donrovich R, Matthijs K. 2017. Salmon bias or red herring? Comparing adult mortality risks (ages 30-90) between natives and internal migrants: Stayers, returnees and movers in rotterdam, the netherlands, 1850-1940. Human Nature, 28(4): 481-499.

Rapsomaniki E, Thuresson M, Yang E, et al. 2016. Using big data from health records from four countries to evaluate chronic disease outcomes: A study in 114364 survivors of myocardial infarction. European Heart Journal-Quality of Care and Clinical Outcomes, 2 (3): 172-183.

Rolim C O, Koch F L, Westphall C B, et al. 2010. A cloud computing solution for patient's data collection in health care institutions. St. Maarten: 2nd International Conference on eHealth, Telemedicine, and Social Medicine: 95-99.

Rolland E, Patterson R A, Messinger P R, et al. 2013. Dual rules for service evaluation. Service Science, 5 (4): 279-295.

Schultz T W. 1966. Transforming traditional agriculture: Reply. Journal of Farm Economics, 48 (4): 1015-1018.

Sibbald S L, Wathen C N, Kothari A. 2015. An empirically based model for knowledge management in health care organizations. Health Care Management Review, 41 (1): 64-74.

Toder R. 2002. DNA arrays as diagnostic tools in human healthcare. Expert Review of Molecular Diagnostics, 2 (5): 422-428.

Wachter R. 2015. The Digital Doctor: Hope, Hype, and Harm at the Dawn of Medicine's Computer Age. New York: McGraw Hill Education.

Wang X Z, Huang Z X. 2015. Editorial: uncertainty in learning from big data. Fuzzy Sets and Systems, 258: 1-4.

Wherry L R, Burns M E, Leininger L J. 2014. Using self-reported health measures to predict high-need cases among medicaid-eligible adults. Health Services Research, 49 (S2): 2147-2172.